Krankheit und Kulturkritik

Volker Roelcke, geb. 1958, Dr. med., M. Phil., hat nach abgeschlossenem Studium der Medizin sowie der Ethnologie, Alten Geschichte und Philosophie zunächst eine Ausbildung zum Facharzt für Psychiatrie absolviert. Seit 1992 ist er als Wissenschaftlicher Mitarbeiter am Medizinhistorischen Institut der Universität Bonn tätig; 1997 Habilitation für Geschichte der Medizin. In seinen Publikationen und Arbeiten beschäftigt er sich mit der Psychiatrie und Psychotherapie im 19. und 20. Jahrhundert, der Geschichte der »Zivilisationskrankheiten« sowie der Medizinethnologie.

Volker Roelcke

Krankheit und Kulturkritik

Psychiatrische Gesellschaftsdeutungen im bürgerlichen Zeitalter (1790–1914)

Campus Verlag
Frankfurt/New York

Für Brigitte, Annegret und Teresa

2. Auflage, unveränderter Nachdruck 2021
Druck und Bindung: Books on Demand

Die Deutsche Bibliothek – CIP-Einheitsaufnahme

Roelcke, Volker:
Krankheit und Kulturkritik: psychiatrische Gesellschaftsdeutungen im bürgerlichen Zeitalter (1790–1914) / Volker Roelcke. – Frankfurt/Main; New York: Campus Verlag, 1999
ISBN 3-593-36208-2

Umschlaggestaltung: Atelier Warminski, Büdingen
Druck und Bindung: KM-Druck, Groß-Umstadt
Gedruckt auf säurefreiem und chlorfrei gebleichtem Papier.
Printed in Germany

Inhalt

"Die Fortschritte in der Verfeinerung der Sitten sind aber auch mit der Weichlichkeit genau verbunden. ... Nie waren in der Welt, nach dem Urtheil der gelehrtesten Aerzte, die Krankheiten so haeufig wie itzt; nie gab es mehr kränkelnde, verzaertelte, entnervte Menschen."

Johann Wilhelm von Archenholz,
Publizist und Herausgeber der *Minerva* (1790)

[Der Sieg gegen die Nervosität und Ueberreizung] "kann nur erwachsen aus sozialen Kämpfen gegen jene Schicht der Gesellschaft, die an der Erhaltung der gegenwärtigen Uebelstände interessiert - zu sein *glaubt*, nicht wahrhaft interessiert *ist* ... Sicherlich aber gebührt den Nervenärzten, dabei in erster Schlachtreihe zu stehen."

Willy Hellpach,
Psychiater und Politiker (1902/03).

1. Einleitung

1.1. Zum Begriff Zivilisationskrankheit

Krankheitsbegriffe beziehen sich nicht nur auf die individuelle Befindlichkeitsstörungen oder ihre biologischen Korrelate. Sie sind auch kulturelle Produktionen, in denen sich – neben dem jeweiligen medizinischen Wissensbestand – charakteristische Wahrnehmungs-, Denk-, und Handlungsmuster einer Zeit widerspiegeln. Darüber hinaus wirken diese medizinischen Begriffe und die mit ihnen verbundenen Theorien auch selbst strukturierend auf gesellschaftliche Wahrnehmungs- und Handlungsformen ein.

Der Begriff Zivilisationskrankheit tauchte im deutschen Sprachraum gegen Ende des 19. Jahrhunderts auf und fand rasch eine sehr weite Verbreitung. In diesem Begriff lassen sich wie in einem Brennglas die zeitspezifischen Einflüsse auf die medizinische Theoriebildung, wie auch komplementär die Bedeutung dieser Begrifflichkeit für den öffentlichen Diskurs, für individuelles und kollektives Erleben und Handeln nachvollziehen.

Gegenstand der vorliegenden Untersuchung ist die Analyse der Entstehungsbedingungen des medizinischen Deutungsmodells Zivilisationskrankheit. Dieses Deutungsmodell entstand im Kontext der Psychiatrie, einer medizinischen Disziplin, deren Formierung eng an die Geschichte der bürgerlichen Gesellschaft gebunden ist. Die im psychiatrischen Diskurs seit dem ausgehenden 18. Jahrhundert verhandelten Gesellschafts"diagnosen" spiegelten nicht nur die gesellschafts- und kulturkritischen Diskussionen der weiteren Öffentlichkeit wieder. Vielmehr wurde die bürgerliche Selbst- und Weltwahrnehmung im Medium der Psychiatrie in spezifischer Weise aufgenommen und umformuliert, und die resultierenden Diagnosen ("Nervosität", "Degeneration") entfalteten ihre eigene Dynamik nicht nur innerhalb des psychiatrischen Fachpublikums, sondern auch in der weiteren Gesellschaft, mit zeitweise erheblichen politischen Implikationen.

Zivilisationskrankheiten sind ein Thema, das nicht nur in medizinischen und gesundheitspolitischen Fachkreisen - beispielsweise in Hygiene, Sozialmedizin oder einer in Umrissen sichtbar werdenden Umweltmedizin -, sondern auch in der breiten Öffentlichkeit oft und kontrovers diskutiert wird. Im Gegensatz zu vielen anderen Erkrankungen besteht für die Zivilisationskrankheiten allerdings kein Konsens über Verursachung, Symptomatik sowie Behandlungs- bzw. Präventionsstrategien. Während heute meistens Herz- Kreislauferkrankungen oder Allergien als durch die moderne Lebenswelt bedingt gelten, so richtete sich noch vor nicht allzu langer Zeit die Aufmerksamkeit im Zusammenhang mit diesem Begriff auf diverse psychiatrische Erkrankungen, Infektionskrankheiten oder - in den Jahrzehnten nach der Jahrhundertwende – auf die Infertilität und den "Geburtenschwund".[1] Heterogen ist auch das Spektrum von Interventionen, die zur Behandlung oder Verhütung der Zivilisationskrankheiten propagiert wurden: Die Unterschiede hierbei zeigen sich jedoch weniger davon abhängig, welche einzelnen Krankheitsbilder jeweils mit dem Begriff assoziiert wurden, als vielmehr vom sozial- und allgemeinpolitischen Kontext derjenigen Zeit, in welcher eine spezifische Variante des Konzepts Zivilisationskrankheit diskutiert wurde. Dies ist der Ansatzpunkt der vorliegenden Untersuchung.

Bei der Frage nach einer Geschichte der Zivilisationskrankheiten[2] muß die historische Diskussion über die Existenz und das Wesen solcher Erkrankungen unterschieden werden von der Geschichte epidemiologischer Fakten, etwa zur Verbreitung von Seuchen in Abhängigkeit von der Bevölkerungsdichte, oder zur Häufigkeit von Bluthochdruck und koronarer Herzkrankheit als Korrelat von spezifischen Berufsgruppen oder Persönlichkeitstypen.[3] In der vorliegenden

1 Roelcke (1995 b).

2 "Zivilisationskrankheit" steht in den folgenden Abschnitten der Einleitung nicht nur für den erst seit etwa 1880 sprachlich etablierten Begriff als solchen, sondern auch für den zuvor existierenden Topos von der modernen Gesellschaft als Krankheitsursache.

3 Diese beiden Beispiele wurden in den zwanziger Jahren ("Zivilisationsseuchen") bzw. in den sechziger Jahren dieses Jahrhunderts ("Managerkrankheiten" durch "Streß") ausführlich diskutiert; vgl. Roelcke (1995 b). Zur Perspektive einer historischen Epidemiologie auf diejenigen Krankheitsbilder, die im *heutigen* Sprachgebrauch als Zivilisationskrankheiten bezeichnet werden, vgl. Dubos (1971), Cohen (1989).

Arbeit meint der Terminus Zivilisationskrankheit nicht die im heutigen Sprachgebrauch entsprechend bezeichneten Krankheitsbilder wie etwa Herz- Kreislauferkrankungen oder Allergien, sondern einen *Begriff*, der in unterschiedlichen historischen Kontexten mit sehr verschiedenem Inhalt gefüllt werden kann. Im Zentrum der folgenden Untersuchung steht nicht die Geschichte konkreter Krankheiten im Sinne heutiger Krankheitsklassifikationen, sondern vielmehr die historische Analyse der Entstehungs- und Rezeptionsbedingungen für die begriffliche Kategorie Zivilisationskrankheit.

Der Begriff Zivilisationskrankheit beinhaltet die Vorstellung, daß das Resultat des Zivilisationsprozesses, nämlich der jeweils aktuelle Zustand der Gesellschaft, die Entstehung von Krankheiten begünstigt oder verursacht. Die Verwendung des Begriffs setzt also einerseits eine explizite oder implizite Theorie vom Verlauf der Geschichte voraus, ist aber andererseits auch verbunden mit einer Bewertung des aktuellen Zustands der Gesellschaft. Die Formel von der Zivilisationskrankheit ist somit ein Paradigma für Versuche, die Dimensionen Geschichte und Gesellschaft unmittelbar in die medizinische Begriffsbildung zu integrieren. Der kranke Mensch wird dabei zum Medium, durch das hindurch der ärztliche Experte Zeitdiagnosen erstellt: Gedeutet wird die jeweils aktuelle soziale Lage, aber ebenso deren Vorgeschichte und eine extrapolierte Zukunft, gleichsam die Ätiologie und Prognose des krankheitsverursachenden Gesellschaftszustands. Der Begriff Zivilisationskrankheit kann damit als ein kulturell relevantes medizinisches Deutungsmuster aufgefaßt werden. Ein solches Deutungsmuster leitet Wahrnehmungen, interpretiert Erfahrenes und motiviert Verhalten. Es ist damit, in den Worten des Kulturanthropologen Clifford Geertz, "a model *of*, and a model *for* social reality".[4]

Die Aussagen über den Gang der Geschichte und den aktuellen Gesellschaftszustand machen ein solches medizinisches Deutungsmuster zu einem brisanten politischen Begriff. Es ist daher zu erwarten, daß die Ausarbeitung medizinischer Konzepte zum Thema Zivilisationskrankheit aus zwei Richtungen durch gesellschaftliche Faktoren beeinflußt wird: Zum einen geht die Variable Gesell-

4 Geertz (1987), S. 52-54. Die Analyse eines kulturell relevanten Deutungsmusters ist in der hier nur angedeuteten Perspektive Teil einer umfassenderen Kulturanalyse; vgl. zum zugrundeliegenden Kulturbegriff Wimmer (1996), zum Programm einer historischen Kulturanalyse etwa Daniel (1993) und (1997) sowie Hardtwig und Wehler (1996), zum Programm einer kulturhistorisch argumentierenden Geschichte von Begriffen und Deutungsmustern Knobloch (1992) sowie Bollenbeck (1994), 11-20.

schaft direkt in ein solches Konzept ein, da der Begriff Zivilisationkrankheit selbst ja einen systematischen Zusammenhang zwischen Gesellschaftszustand und Krankheitsentstehung impliziert. Andererseits gibt es einen indirekten Einflußweg: Jede öffentliche Äußerung über Zivilisationskrankheiten findet in einem politischen Raum statt. Die politischen Implikationen des Begriffs machen es wahrscheinlich, daß Aussagen über die moderne Gesellschaft als Krankheitsfaktor auch von der Beschaffenheit des aktuellen politischen Kräftefeldes und von der Position des Autors in diesem Kräftefeld beeinflußt werden. Medizinische Theorien über die Entstehung und den Verlauf von Zivilisationskrankheiten sowie die Schlußfolgerungen für Möglichkeiten der Intervention (Behandlung und Prävention) wären demnach geprägt durch den jeweiligen sozialen, politischen und kulturellen Kontext; sie würden sich entsprechend bei grundlegenden Verschiebungen des Kontexts in spezifischer Weise verändern. Gleichzeitig können solche medizinisch legitimierten Theorien und die damit verbundenen Gesellschaftsdeutungen auf die politische Situation verändernd einwirken.

Die Analyse der medizinischen Diskussionen zum Thema Zivilisationskrankheit kann somit zeigen, in welcher Weise Ärzte die jeweils aktuelle soziale Situation, darüber hinaus aber auch den Bereich der Gesellschaft im Allgemeinen als relevant für die Medizin angesehen haben. Sie erlaubt darüber hinaus eine Rekonstruktion der ärztlichen Vorstellungen über das Verhältnis von Natur und Kultur sowie des ärztlichen Geschichtsbildes.

Die *Geschichte* des Begriffs Zivilisationskrankheit[5] verweist mithin auf Konjunkturen des ärztlichen Interesses an den Kategorien Natur und Kultur, Geschichte und Gesellschaft. Komplementär dazu verweist sie aber auch auf eine spezifisch wechselnde Bereitschaft zur Rezeption der medizinischen Geschichtsdeutung in einer weiteren Öffentlichkeit. Diese Rezeptionsbereitschaft, welche sozialhistorisch[6] gefaßt werden kann, geht wiederum in die Wahrnehmung und Begriffsbildung der medizinischen Autoren ein.

---

5 Umrisse einer solchen Geschichte finden sich in den Aufsätzen von Danek (1967), Fischer-Homberger (1977) und Haffter (1979); vgl. unten, S. ?? ff. zum historiographischen Kontext der vorliegenden Untersuchung.

6 Zur aktuellen Diskussion um eine hier intendierte kulturanthropologisch erweiterte Sozialgeschichte, vgl. Burke (1992), Daniel (1997), Hardtwig und Wehler (1996), Sieder (1994), sowie das Programm der Zeitschrift *Historische Anthropologie*, Bd. 1 ff., 1993 ff.

1.2. Historischer Rahmen

1.2.1. Die Historisierung des Topos von der Krankheit der Gelehrten

Die Vorstellung von einem Zusammenhang zwischen den jeweils aktuellen Lebensbedingungen und dem Auftreten bestimmter Erkrankungen oder dem Gesundheitszustand ganzer Bevölkerungsgruppen hat eine bis in die Antike zurückreichende Tradition, die sich im Kontext der humoralpathologisch inspirierten Diätetik, und insbesondere in einem Traditionsstrang der Diätetik, der Diskussion über den Topos von der "Krankheit der Gelehrten", identifizieren läßt.[7] Die literarische Gattung der regimina sanitatis (oder Gesundheitstraktate), in welcher diese Tradition dokumentiert ist, thematisiert jedoch die aktuellen Lebensbedingungen ganz mit dem Blick auf den potentiellen Leser, also als unmittelbares Umfeld einer einzelnen Person oder auch ihres Hausstandes. "Gesellschaft" als eigenständiger Phänomenbereich in unserem heutigen Sinne war als Begriffs- und Denkkategorie bis ins 18. Jahrhundert hinein, einer letzten Blütezeit des genannten Genres, nicht verfügbar.[8] Ebenso wird die Geschichtlichkeit der Lebensbedingungen bis zu dieser Zeit allenfalls im Sinne einer "früher"/"heute" Dichotomie angesprochen, jedoch nicht im Sinne eines linear fortschreitenden Kontinuums wahrgenommen, welches Vergangenheit, Gegenwart und offene Zukunft verbindet.[9]

Mit der Herausbildung eines Geschichtsverständnisses in unserem heutigen Sinne[10] und dem begleitenden Aufkommen des modernen Fortschrittsbegriffs im Zuge der Aufklärung entstand in der zweiten Hälfte des 18. Jahrhunderts auch der Begriff Zivilisation.[11] Rousseau stellte dem verderbten Kulturmenschen den Naturmenschen und das Tier gegenüber und bezog sich dabei auf die *Histoire*

7 Vgl. Fischer-Homberger (o.J.[1977]), Kümmel (1984) und Kümmel (1989).

8 Zur Geschichte der Kategorie Gesellschaft, vgl. Riedel (1979 a) und (1979 b).

9 Zur Entstehung des neuzeitlichen Geschichtsbegriffs, vgl. Koselleck (1979 b).

10 Diese allgemeine Formulierung muß insofern präzisiert werden, als das hier gemeinte, in der 2. Hälfte des 18. Jahrhunderts entstandene Geschichtsverständnis noch heute verfügbar und auch die Grundlage der wissenschaftlichen Historiographie ist; daneben existieren jedoch viele einzelne, Kontext-spezifische und von diesem allgemeinen Verständnis abweichende Konzeptionen von Geschichte; vgl. Iggers (1993), S. 99.

11 Zum neuzeitlichen Geschichts- und Fortschrittsbegriffs, vgl. Kosellek (1979 a) und (1979 b); zur Geschichte des Begriffs Zivilisation, vgl. Fisch (1992), Starobinski (1983).

naturelle von Georges Buffon, andererseits auch auf Reiseberichte aus der Neuen Welt. Der mit Gesundheit assoziierte Naturzustand wurde dabei in eine idealisierte Vergangenheit projiziert, deren Reste noch bei den "Primitiven" der Neuen Welt studiert werden konnten.[12] Dabei spielt für Rousseau das von Reisenden und Missionaren gesammelte ethnographische Beobachtungsmaterial eine unverzichtbare Rolle, um die aus der Reflexion über die Naturgeschichte und die eigene Erfahrung gewonnenen Einsichten zu komplementieren.[13] In Weiterführung von Buffons Konzept des sowohl der Natur zugehörigen als auch außerhalb der Natur stehenden homo duplex[14] formuliert Rousseau damit bereits im zweiten Drittel des 18. Jahrhunderts die Grundlagen für eine Historisierung des Naturbegriffs, der hier vor allem auf die Natur des Menschen bezogen wird: Die in der Natur des Menschen angelegte *perfectibilité*, seine Fähigkeit, sich selbst zu vervollkommnen, wird zur Bedingungsmöglichkeit für die Geschichtlichkeit des Menschen. Sie ist Wurzel aller Übel und Quelle aller Fortschritte zugleich. Der Mensch wird damit in die Naturgeschichte hineingestellt, wie umgekehrt die Natur Teil der Menschheitsgeschichte wird. Diese Historisierung der Natur wird dann am Ausgang des Jahrhunderts zunehmend Raum gewinnen und den Naturbegriff der Wissenschaften im 19. Jahrhundert bestimmen.[15]

Auch in der Medizin tauchte der neue Zivilisationsbegriff gegen Ende des 18. Jahrhunderts auf und stellte den alten Topos vom Zusammenhang zwischen "Kopfarbeit und Sitzberuf"[16] in eine historische Dimension, etwa im *Traité des nerfs et de leur maladies* (1778) des medizinischen Aufklärers Samuel-Auguste Tissot (1728-1797). Intellektuelle Beanspruchung bei gleichzeitiger mangelnder

---

12 Vgl. Starobinski (1983); zum Zeitbegriff und zur Kategorie der Degeneration in der Naturgeschichte Buffons, vgl. Rheinberger (1990).

13 Kohl (1981).

14 Nach Buffon gehörte der Mensch physisch (*homme physique*) zu den Tieren, durch seine seelische Natur (*homme moral*) war jedoch seine Sonderstellung gegenüber dem Tier begründet (vgl. Lepenies, 1980). Hierdurch wird der Mensch zumindest in seiner Dimension als *homme physique* einer Naturgeschichte eingeordnet, die bei Buffon durch einen (nicht intendierten) doppelbödigen Zeitbegriff eine Sprengkraft bekommt, welche sich wiederum in einem späteren Kontext offenbaren wird; vgl. Dougherty (1990) und Rheinberger (1990). Diese Konstellation der Anthropologie markiert auch den Ausgangs-punkt für Michael Hagners (1997) Untersuchung über die Verwandlung der Vorstellung vom Seelenorgan in die des Gehirns.

15 Lepenies (1989).

16 Vgl. Kümmel (1989).

körperlicher Übung wurde nun mit dem "modernen"[17] Leben und einer erhöhten Anfälligkeit vor allem für Erkrankungen des Nervensystems assoziiert; physische Stärke dagegen wurde den früheren Generationen oder den "Naturvölkern" der Neuen Welt zugeschrieben.[18]

Das von Tissot benutzte und auf der Irritabilitätslehre von Albrecht von Haller (1708-1777) basierende Modell vom Nervensystem als übergeordnetem Kontrollsystem des Körpers verdrängte im 18. Jahrhundert zunehmend die klassische Humoralpathologie als Leittheorie der Medizin und stellte eine Matrix zur Verfügung, mit der die Interaktion nicht nur verschiedener Organe im Körper, sondern auch des Körperinneren mit der Außenwelt begrifflich gefaßt werden konnte. Die "Nerven" wurden rasch zu einer nicht nur medizinisch, sondern auch literarisch und alltagssprachlich zentralen Kategorie.[19] Es ist deshalb kein Zufall, daß das Modell des Nervensystems ein theoretisches Vehikel für die sich seit dem Ausgang des 18. Jahrhundert entwickelnde Diskussion über die Krankheiten des modernen Lebens wurde. Dieser Zeitpunkt markiert auch den historischen Ausgangspunkt für die folgende Untersuchung, die sich auf die spezifische Entwicklung im deutschen Sprachraum beschränkt.[20]

1.2.2. Bürgerliche Gesellschaft und Psychiatrie

Den folgenden Untersuchungen liegt die Hypothese zugrunde, daß die Geschichte des Bürgertums und der bürgerlichen Gesellschaft nicht nur wesentlich zum Verständnis für die Herausbildung der Psychiatrie als eigenständige Disziplin beiträgt, sondern auch zur Analyse der medizinischen Diskussion über den Zusammenhang zwischen Gesundheit und Gesellschaft unverzichtbar ist. Diese Diskussion kann für die Zeit vom ausgehenden 18. bis zum beginnenden 20. Jahrhundert exemplarisch an der Entstehungsgeschichte des Begriffs Zivilisationskrankheit nachvollzogen werden. Die Prämissen für diese Hypothese sollen im folgenden etwas ausführlicher dargelegt werden.

---

17 Zur Geschichte der Begriffe "modern" und "Modernität", vgl. Gumbrecht (1978).

18 Tissot (1778); vgl. auch Bucher (1958) sowie Haffter (1979).

19 Vgl. Rousseau (1991).

20 Zum Verhältnis von Gesundheit und Gesellschaft in der französischen Psychiatrie des 19. Jh., vgl. Dowbiggin (1991), Goldstein (1987); zur Situation in Großbritannien, vgl. Scull (1993).

Die Professionalisierung der Medizin und ihre Differenzierung in einzelne Disziplinen ist entscheidend geprägt durch die Rahmenbedingungen der bürgerlichen Gesellschaft als soziale Konfiguration im ausgehenden 18. sowie im 19. Jahrhundert.[21] Bürgertum und bürgerliche Gesellschaft waren in der letzten Dekade Gegenstand einer koordinierten Anstrengung in der Allgemeinen Geschichtswissenschaft.[22] In der historischen Forschung wird für die Konstituierung der sozial inhomogenen Formation des Bürgertums die *bürgerliche Kultur* als wesentlicher identitätsstiftender Faktor angesehen.[23] Kultur wird dabei definiert als Ensemble von Normen, Wertorientierungen, Verhaltens- und Kommunikationsformen, die sich im Falle des Bürgertums um die Ideale der individuellen Emanzipation, der Bildung sowie der rationalen und methodischen Lebensführung gruppieren lassen. Das Heraustreten aus den ständischen Bindungen und die damit einhergehende Individualisierung von Lebensführung, Lebenslauf und Bewußtsein seit der zweiten Hälfte des 18. Jahrhunderts führten zu neuen Formen der Bewußtseins- und Gefühlseinstellungen, zu neuen Verhaltens- und Kommunikationsstrukturen. Diese manifestierten sich beispielsweise in literarischen Gattungen wie der Autobiographie, in den aufklärerischen Assoziationsformen der Klubs und Salons sowie dem bürgerlichen Vereinswesen, und schließlich in Form eines rasch zunehmenden öffentlichen Meinungsaustauschs etwa durch Zeitungen und Journale.[24]

Parallel zur sozialhistorisch faßbaren Individualisierung von Lebensführung und Selbstwahrnehmung war auf der diskursiven Ebene die Subjektivität des

---

21 Zur Professionalisierung der Medizin im 19. Jahrhundert, vgl. Göckenjan (1985), Huerkamp (1985), Wehler (1987 b), S. 230-236; zur Differenzierung der medizinischen Disziplinen im deutschen Sprachraum, vgl. Eulner (1970). Zum Begriff des Bürgertums und der bürgerlichen Gesellschaft, vgl. Riedel (1979 a), Haltern (1985).

22 Zur Geschichte des Bürgertums und der bürgerlichen Gesellschaft, vgl. Kocka (1987 b) und (1988 b); Wehler (1987 a), S. 202-217; (1987 b), S. 174-241; (1995), 111-140 und 712-772; Nipperdey (1990); Blackbourn (1991); sowie Tenfelde und Wehler (1994). Zur Frage nach der historischen Existenz eines einheitlichen Phänomens "Bürgertum", zuletzt Tenfelde (1994).

23 Zur bürgerlichen Kultur als identitätsstiftendem Faktor für das Bürgertum, vgl. Bausinger (1987), Kocka (1987 a), Lepsius (1987), Tenbruck (1986), Wehler (1995), S. 766-767.

24 Vgl. Wehler (1987 a). Zur bürgerlichen Öffentlichkeit und damit verbundenen Kommunikationsformen, vgl. Habermas (1982); zu den neuen Sozialisationsformen und damit verbundenen Bewußtseins- und Gefühlseinstellungen, vgl. beispielsweise Schlumbohm (1981).

autonom gedachten Individuums zentrales Thema.[25] Die aufklärerische und bürgerliche Selbstwahrnehmung basierte auf der Vorstellung von einem als abgeschlossen gedachten menschlichen Inneren - der "eigentlichen" Persönlichkeit - und einer davon getrennt gedachten gesellschaftlichen Außenwelt.[26] Sowohl in der Literatur als auch in der Medizin der Zeit galten die Selbstbeobachtung und damit verbunden Tendenzen zum Rückzug aus der Gesellschaft als charakteristisch für das 18. Jahrhundert. Hypochondrie und Melancholie werden auch in der Forschung häufig als die typischen Krankheitsbilder des "Zeitalters der Empfindsamkeit" diskutiert.[27]

Ein Zusammenhang zwischen der Konstituierung des Bürgertums als sozialer Formation und der Entstehung der Psychiatrie als eigenständiger medizinischer Disziplin - bezogen auf den Zeitraum etwa zwischen 1770 und 1850 - wurde seit Michel Foucault wiederholt postuliert.[28] In jüngster Zeit wurde gezeigt, daß die skizzierte neue Form der Subjektivität in der aufklärerischen Öffentlichkeit in einer spezifisch ausdifferenzierten Form artikuliert wurde: Doris Kaufmann hat den Prozeß der aufklärerischen Reflexion über die Identität und die Gefährdungen des individuellen "Selbst" ausführlich analysiert und mit dem sozialhistorischen Kontext des späten 18. und frühen 19. Jahrhunderts in Beziehung gesetzt.[29] Die bürgerliche Selbstthematisierung mündete danach in ein Selbstverständnis, das sowohl begrifflich als auch institutionell die Grenzlinien gegenüber dem "Anderen der Vernunft" festzulegen versuchte.[30] Die Psychiatrie kann in

25 Vgl. zum Folgenden insbes. Kaufmann (1995).

26 Diese Vorstellung vom Menschen als einer "geschlossenen Persönlichkeit" oder "homo clausus" ist nach Norbert Elias (1976) keineswegs eine Universalie, sondern kann als historisches Produkt des Zivilisationsprozesses verstanden werden und wäre somit charakteristisch für die abendländische Neuzeit.

27 Busse (1952), Fischer-Homberger (1970), Lepenies (1969), in Bezug auf den Stellenwert der Melancholie in der Aufklärung davon abweichend Schings (1977).

28 Foucault (1969, [1]1961); Dörner (1995, [1]1969); Castel (1988, [1]1976); Obermeit (1980); zuletzt Kaufmann (1995). Zur Kritik an Foucaults Interpretation der Psychiatrie*geschichte* (die von seinen wissenschafts*philosophischen* Theoremen unterschieden werden muß), vgl. beispielsweise Gutting (1994), Porter (1987), sowie den Sammelband zur Foucault-Rezeption von Still und Velody (1992).

29 Kaufmann (1995).

30 Das "Andere der Vernunft" ist nach Foucault (1969) all dasjenige, was im Prozess der Konstituierung der Vernunft als störend und unvernünftig zunächst ausgegrenzt und dann Gegenstand institutionellen Zwangs und wissenschaftlicher Neugierde wurde. Wie viele andere (medizin-)historische Autoren verweist Kaufmann (1995, S. 20) darauf, daß eine beträchtliche Anzahl von Medizinern im Umfeld der romantischen

diesem Sinne als eine institutionalisierte Form der bürgerlichen Selbstvergewisserung verstanden werden. "Bildung" und "Cultur", "Vernunft" und "Natur" sind in diesem Kontext zentrale Kategorien nicht nur des Diskurses in der allgemeinen bürgerlichen Öffentlichkeit,[31] sondern auch für die professionsinterne Diskussion.

Die Veränderungen des psychiatrischen Diskurses vom ausgehenden 18. bis zum beginnenden 20. Jahrhundert sollen im folgenden in Beziehung gesetzt werden zur Entwicklung der bürgerlichen Gesellschaft, und speziell zu ihrer Thematisierung der Gefährdungen für das aufgeklärte, autonome Individuum. Dabei wird deutlich, daß das Auftauchen des Begriffs Zivilisationskrankheit als einer spezifischen Krankheitsentität um 1880 keineswegs das Resultat neuer medizinischer Entdeckungen im Sinne einer Akkumulation von Faktenwissen ist. Der neue Begriff ist auch nicht zu erklären als Resultat eines professionsinternen Paradigmenwechsels.[32] Vielmehr zeigt sich, daß die neue Kategorie Zivilisationskrankheit vor einem sich im Laufe des 19. Jahrhunderts verändernden Horizont bürgerlicher Verständigung über die Seele, über das Selbst, und über die Position des Individuums gegenüber der sozialen Umwelt entsteht. Diese Verschiebung des Diskurses geschieht in doppelter Verschränkung: Einerseits in einer Wechselbeziehung mit den sozialen, politischen und ökonomischen Entwicklungen der Zeit, andererseits in Verschränkung mit den theoretischen Diskussionen in der sich etablierenden psychiatrischen Profession sowie angrenzenden wissenschaftlichen Disziplinen.

Eine Untersuchung zur Entstehungsgeschichte des Begriffs Zivilisationskrankheit muß in dieser Perspektive sowohl die Veränderungen im Diskurs über die Krankheiten des Nervensystems, als auch die sich parallel verändernden sozialen, politischen und kulturellen Rahmenbedingungen und ihre Wahr-

Bewegung bzw. der idealistischen Philosophie dieses „Andere der Vernunft" durchaus positiv konnotierten, so etwa Gotthilf Heinrich Schubert in seinen „Nachseiten der Naturwissenschaften" (1808). Schubert und viele seiner Zeitgenossen, etwa E. T. A. Hoffmann oder Jean Paul, waren durch diese "Nachtseiten" im positiven Sinne fasziniert; sie wurden als zentrale Quelle der Erweiterung von Erkenntnis verstanden und sollten systematisch in den Erfahrungsbereich von Kunst und Naturforschung integriert werden.

31 Vgl. hierzu Assmann (1993), Bollenbeck (1994).

32 Der von Thomas S. Kuhn geprägte Begriff des Paradigmas kann in Kuhns Verständnis - wenn überhaupt - nur mit größtem Vorbehalt auf die Medizin angewendet werden; vgl. Kuhn (1970), S. 15. Dieser Begriff impliziert im übrigen eine Trennung zwischen wissenschaftsinternen und -externen historischen Veränderungen, die nicht Grundlage der vorliegenden Arbeit ist.

nehmung durch die medizinischen Autoren verfolgen. Damit ist sowohl der zeitliche als auch der disziplinäre Rahmen des Unternehmens abgesteckt: Der Untersuchungszeitraum beginnt im ausgehenden 18. Jahrhundert. Er wird gegliedert durch die - wie sich zeigen wird - stufenweise Rezeption des Degenerationsbegriffs seit der Mitte des 19. Jahrhunderts, den Aufstieg der Laborwissenschaft Physiologie sowie die "Entdeckung" der Zivilisationskrankheit Neurasthenie um 1880, und er endet mit der Verzweigung der zeitgenössischen Neurasthenie-Debatte in drei wirkungsgeschichtlich relevante Traditionslinien zu Beginn des 20. Jahrhunderts: Eine primär biologisch-orientierte (Kraepelin) sowie eine mulitfaktorielle (Bumke) Krankheitslehre und als drittes ein soziologisch argumentierendes Neurosenmodell, das gleichzeitig eine eigenständige Kulturtheorie begründet (Freud).

In Fortführung des Gedankens, daß die Entstehung der Psychiatrie heuristisch plausibel auf die Formierung der bürgerlichen Gesellschaft (etwa 1770-1850) bezogen werden kann, wird in der vorliegenden Studie die Hypothese vertreten, daß die große Krise des Bürgertums und vor allem des bürgerlichen Selbstbewußtseins am Ausgang des 19. und zu Beginn des 20. Jahrhunderts[33] ebenfalls spezifische Korrelate in der Theorie- und Professionsgeschichte der Medizin hat. Diese Korrelate konstituieren sich um die extensive Diskussion über die Bedeutung der Lebensbedingungen in der modernen Zivilisation für die Gesundheit des bisher autonom gedachten bürgerlichen Individuums. Damit wären der Begriff der Zivilisationskrankheit und - damit eng verbunden - der Neurosenbegriff sowie das Degenerationskonzept die zentralen Kategorien, in denen diese Krise gedeutet wird. Auf der Ebene der Professionsgeschichte wäre das Korrelat die beginnende Formierung einer neuen medizinischen Disziplin, der Psychotherapie:[34] Die Auswirkungen des modernen Lebens auf das Nervensystem waren bereits im ausgehenden 19. und beginnenden 20. Jahrhundert der Anlaß zur Etablierung einer Vielzahl von Sanatorien für "Nervenkrankheiten".[35] Auch in den verschiedenen Anläufen während der ersten Hälfte des 20. Jahrhunderts,

---

33 Vgl. hierzu H. Mommsen (1987); vom Bruch (1989); vom Bruch, Graf und Hübinger (1989); Le Rider (1990); Nipperdey (1992), 406-408; Schorske (1994); Wehler (1995), 768; Hübinger, vom Bruch, Graf (1997).

34 Hierzu zählt im deutschsprachigen Kontext auch die psychotherapeutisch orientierte Psychosomatik (im Gegensatz zu einem Traditionsstrang in der amerikanischen Psychosomatik, der sich der Schnittstelle der Leib-Seele-Thematik von der physiologischen Seite anzunähern versucht).

35 Shorter (1990) und (1994), S. 360-371.

die Psychotherapie als eigenständiges medizinisches Fach zu etablieren, war die soziale Verursachung nervöser Leiden ein Kristallisationspunkt der Argumentation.[36]

1.3. Stand der Forschung und historiographischer Kontext der vorliegenden Untersuchung

In der Medizinhistoriographie wurde bis in die sechziger Jahre dieses Jahrhunderts - entsprechend dem in den Wissenschaften und der Medizin seit der zweiten Hälfte des 19. Jahrhunderts verbreiteten Fortschrittsgedanken - ein positiver Zusammenhang zwischen dem Fortgang der Zivilisation und dem immer erfolgreicheren Zurückdrängen von Krankheiten postuliert. Repräsentative Vertreter dieser Position wären aus dem 19. Jahrhundert der Göttinger Mediziner Carl F. H. Marx, aus der Mitte unseres Jahrhunderts Henry E. Sigerist.[37] Das Auftreten neuer oder die unvorhergesehene Ausbreitung bereits bekannter Erkrankungen wurden aus dieser Perspektive als vorübergehende Begleiterscheinungen oder notwendige Übel interpretiert, für welche die moderne Wissenschaft schließlich die notwendigen Mittel und Wege bereitstellen würde. Auch die Diskussionen etwa über die Neurasthenie und die Degeneration um die Jahrhundertwende wurden retrospektiv zwar wahrgenommen, jedoch als "Scheinproblem" und Ausdruck eines ebenfalls vorübergehenden Krisenbewußtseins ohne wissenschaftliche Fundierung eingeordnet.[38] Die insgesamt positive Entwicklung des Verhältnisses zwischen Medizin und moderner Zivilisation wurde dabei nicht grundsätzlich in Frage gestellt, die vermeintlichen "Ausnahmen" bzw. "Verzögerungen" dieser Entwicklungen wurden nicht Thema eigener historischer Untersuchungen, sondern zu Marginalien einer Fortschrittsgeschichte.

36 Vgl. als Übersicht Schröder (1995); zu Ernst Simmels psychotherapeutisch-psychosomatischem Sanatorium im Berlin der zwanziger Jahre und dem Versuch einer akademischen Institutionalisierung: Schultz und Hermanns (1989); zum Projekt einer "seelischen Gesundheitsführung" im Nationalsozialismus: Roelcke (1996 b); zur Gründungsgeschichte der ersten universitären Abteilung für Psychotherapie in Heidelberg: Roelcke (1991).

37 Marx (1844), Sigerist (1952).

38 Ackerknecht (1985, [1]1957), S. 53-58.

Mit den politischen und kulturellen Veränderungen in den westlichen Gesellschaften ausgangs der sechziger Jahre dieses Jahrhunderts wurde auch der Fortschrittsbegriff als implizite Grundlage der Medizinhistoriographie zunehmend in Frage gestellt.[39] Für die Medizin- und Wissenschaftsgeschichte wurden die Arbeiten von Thomas Kuhn und Paul Feyerabend sowie der Positivismusstreit in der Philosophie und Wissenschaftstheorie, andererseits aber die nun aufkommende Auseinandersetzung mit der Medizin im Nationalsozialismus Anlaß, auch die theoretischen Prämissen und das implizite Geschichtsbild der eigenen Disziplin zunehmend kritisch in den Blick zu nehmen.[40]

Das sich verändernde Selbstverständnis der Medizin- und Wissenschaftshistoriographie ging einher mit einem zunehmenden Interesse an der organisierenden und konstituierenden Funktion der Kategorien Zeit und Geschichte für die Inhalte des naturwissenschaftlichen und medizinischen Denkens. Dietrich von Engelhardt stellte in einer grundlegenden Studie die Strukturen des historischen Bewußtseins in den Naturwissenschaften und der Medizin von der Aufklärung bis zum Positivismus dar.[41] Lepenies konstatierte für das ausgehende 18. und das beginnende 19. Jahrhundert eine generelle "Verzeitlichung" und Historisierung der Wissenschaften, die im zweiten Drittel des 19. Jahrhunderts dann in der Darwinschen Evolutionslehre ihren Höhepunkt erreichte.[42] Gunter Mann analysierte in einer Serie von Publikationen die Affinitäten zwischen popularisierter Geschichtsphilosophie und Formen des Biologismus, insbesondere dem

---

39 Parallel zu diesem veränderten Geschichtsbewußtsein in der Medizin- und Wissenschafts*historiographie* läßt sich in dieser Zeit auch bei Medizinern und Naturwissenschaftlern eine neue Nachdenklichkeit über die Implikationen des "Fortschritts", über die Beziehung von Mensch und Natur sowie das Verhältnis der Wissenschaften zur Alltagswelt feststellen; ein Indikator hierfür ist das programmatische Thema "Bewältigung des Fortschritts" auf der 107. *Versammlung der Gesellschaft Deutscher Naturforscher und Ärzte* im Jahr 1972; vgl. hierzu von Engelhardt (1987), insbes. S. 55.

40 Vgl. beispielsweise das Plädoyer für eine historische Wissenschaftsforschung von Lepenies (1977). Zur Entwicklung der Medizinhistoriographie seit 1945, vgl. Roelcke (1994), zur sich verändernden Wahrnehmung der Psychiatriegeschichte seit den späten sechziger Jahren, vgl. Kersting, Teppe und Walter (1993).

41 von Engelhardt (1979).

42 Lepenies (1976 und 1989); auch Lefèvre (1984). Temkin (1950) hatte bereits in einem frühen Aufsatz auf die spezifische Verknüpfung von Geschichtsbewußtsein und Theorie der Ontogenese für die Naturforschung und insbesondere die Embryologie um 1800 hingewiesen.

Sozialdarwinismus, im 19. und beginnenden 20. Jahrhundert.[43] Wiederholt wurde auch das Geschichtsbild einzelner Naturforscher und Mediziner in seiner Bedeutung für das wissenschaftliche Werk dieser Autoren untersucht.[44] Nach einzelnen frühen Studien wurde schließlich die Entstehungs- und Rezeptionsgeschichte des Degenerationsgedankens in der Medizin, aber auch in der Literatur, den Sozialwissenschaften und in der breiten Öffentlichkeit Gegenstand einer Fülle von Untersuchungen seit Beginn der 1980er Jahre.[45]

Diese Vorarbeiten und die sich verändernden Rahmenbedingungen mit einem wachsenden Interesse an den Entstehungsbedingungen und der Wirksamkeit fortschrittskritischer Positionen innerhalb der Medizin[46] zählten auch zu den Voraussetzungen, unter denen erste Übersichtsarbeiten zur Geschichte der Zivilisationskrankheiten entstanden. Sie hatten in den meisten Fällen allerdings nur die Form von kurzen Aufsätzen, die gleichzeitig eine Zeitspanne von mehreren Jahrhunderten umfaßten und alleine aus diesem Grund den einzelnen dargestellten Werken sowie ihren Autoren und Kontexten kaum gerecht werden konnten.[47] Gemeinsam ist allen diesen Publikationen, daß sie den Begriff der Zivilisationskrankheit in seiner heutigen Bedeutung (das moderne Leben als Resultat des Zivilisationsprozesses macht krank) auch in historische Zeiträume zurückprojizieren, für die alle Anzeichen dagegen sprechen, daß es *in der jeweiligen Zeit* ein Bewußtsein von Geschichte im Sinne eines Zivilisationsprozesses gegeben hat: Die relevanten Texte, deren Inhalt in den genannten Untersuchungen meist nur in Stichpunkten angeführt, nicht aber im Detail analysiert wird, beschäftigen sich im wesentlichen mit dem Topos von der krankmachenden Wirkung von "Kopfarbeit

---

43 Mann (1969, (1973), (1975) und (1985).

44 Vgl. etwa Toellner (1975); Schott (1980 a); von Engelhardt (1987) dokumentiert die Thematisierung der historischen Dimensionen von Wissenschaft anhand der Vorträge auf den Versammlungen der *Gesellschaft Deutscher Naturforscher und Ärzte*.

45 Wettley (1959 a) und (1959 b), Burgener (1964); aus der Fülle der in den letzten Jahren erschienenen Arbeiten seien nur genannt Mann (1985); Link-Heer (1986); Weingart, Kroll und Bayertz (1988); Pick (1989); sowie Liégeois (1993).

46 Jüngste Dokumentation dieses Interesses ist der Sammelband *Medizinkritische Bewegungen im Deutschen Reich*, herausgegeben von Dinges (1996).

47 Danek (1967), Fischer-Homberger (1977), Haffter (1979), Porter (1993). Die Monographie von Inglis mit dem Titel *The Diseases of Civilization* (1981) knüpft an die aktuelle Medizinkritik von Ivan Illich und Thomas McKeown an; es handelt sich somit nicht um eine historische Untersuchung, sondern um einen Versuch, im Anschluß an die genannten Autoren die vermeintlichen Defizite der modernen Medizin und Gesellschaftsentwicklung nachzuweisen.

und Sitzberuf". Dieser Topos wurde jedoch - wie bereits oben ausgeführt - erst seit dem ausgehenden 18. Jahrhundert systematisch in eine historische Perspektive gestellt.[48] In den genannten Studien wird dagegen die heute geläufige Verknüpfung des Topos mit der Kategorie Zivilisation ungeprüft allen früheren Aussagen zum Thema der "Gelehrtenkrankheit" zugeschrieben.

Außer den angeführten Übersichtsarbeiten zur Geschichte der Zivilisationskrankheiten liegen auch verschiedene Untersuchungen zur Geschichte einzelner Krankheitskategorien vor. So hat Esther Fischer-Homberger den Wandel des Begriffs der traumatischen Neurose im 19. und frühen 20. Jahrhundert analysiert.[49] Sie beschreibt für diesen Zeitraum eine zunächst somatische, am Ausgang des 19. Jahrhunderts dann eine psychologische und schließlich - im Zusammenhang mit den Diskussionen über die Kriegs- und Rentenneurosen im und nach dem 1. Weltkrieg - eine soziologische Interpretation dieses Krankheitsbegriffs und des damit verbundenen Symptomkomplex'. Vor allem in der ersten genannten Phase (somatische Deutung) trug die Vorstellung von der "railway spine" oder dem traumatisierten Nervensystem auch die Züge einer Zivilisationskrankheit, ohne daß jedoch von den historischen Akteuren selbst in diesem Zusammenhang die Kategorien Geschichte oder Zivilisation thematisiert werden.

Fischer-Homberger verfolgt in ihrer Analyse die Geschichte der Krankheitskategorie "traumatische Neurose" vor allem innerhalb des neurologischen Diskurses, wobei wichtige begleitende Diskussionen - beispielsweise die stufenweise und selektive Rezeption des Degenerationsbegriffs, oder die zeitgenössischen Diskussionen über den Stellenwert von Kultur für die bürgerliche Gesellschaft - nur am Rande berücksichtigt werden. In der hier vorliegenden Untersuchung werden umgekehrt die Bedingungen für die Entstehung der Kategorie "Zivilisationskrankheit" (in welche die"traumatische Neurose" zeitweilig integriert ist) untersucht, wobei auch die semantischen Veränderungen des Begriffsumfeldes systematisch berücksichtigt werden.

Joachim Radkau hat - von der Technikgeschichte herkommend - die Bedeutung von Tempo und Energiebilanzen im Kontext der Neurasthenie-Debatte um

48 Das schließt selbstverständlich nicht aus, daß auch in früheren Zeiten "historische" Argumente von medizinischen Autoren benutzt wurden, insbesondere die Berufung auf historische Autoritäten wie Hippokrates, Galen, Paracelsus oder Harvey; instruktiv für diese Art der Instrumentalisierung von Geschichte ist die Rezeptionsgeschichte des Hippokratischen Eides, die von Rütten (1994) dargestellt wurde.

49 Fischer-Homberger (1975).

die Jahrhundertwende hervorgehoben.[50] Für ihn ist - umfangreich belegt - die Nervosität Ausdruck des Lebensgefühls der Zeit, der Neurasthenie-Begriff eine sowohl von Patienten als auch von Medizinern geschätzte Deutungsmöglichkeit für die Begleiterscheinungen des Lebens in der modernen Großstadt, die eine "reale" Zunahme eines entsprechenden Leidens widerspiegelt. Er diagnostiziert einen Konsens zwischen Patienten und Ärzten, aber auch der Ärzte untereinander über die Brauchbarkeit des Neurasthenie-Begriffs. Die Entstehungsbedingungen des Begriffs werden im Sinne einer "Stimmung der Zeit" aufgefaßt und durch viele historische Detailbelege illustriert, während die professionsinternen Kontroversen um Neurasthenie und Degeneration sowie ihr theoretischer Hintergrund nicht wahrgenommen werden. Die politischen und sozialen Rahmenbedingungen der Jahrzehnte um die Jahrhundertwende werden von Radkau als Kausalfaktoren für die tatsächliche Zunahme nervöser Leiden thematisiert.

Im Gegensatz zum sozialhistorisch orientierten Ansatz von Radkau soll in der vorliegenden Studie gezeigt werden, daß gerade auch eine kulturanthropologisch inspirierte wissenschaftshistorische Analyse wesentlich zum Verständnis der psychiatrischen Zivilisationskritik und zur zeitgebundenen Konjunktur bestimmter Krankheitskategorien, beispielsweise der Neurasthenie, beitragen kann.[51] Während Radkau eine "tatsächliche" Zunahme nervöser Zustände um die Jahrhundertwende annimmt und diese Zunahme auf der diskursiven Ebene lediglich gespiegelt sieht, wird in der vorliegenden Untersuchung die Konjunktur des Deutungsmusters Neurasthenie als Ausdruck einer historisch spezifischen bürgerlichen Selbst- und Weltdeutung analysiert, die jedoch keinen direkten Rückschluß im Sinne einer retrospektiven Epidemiologie zuläßt.[52]

---

50 Radkau (1994); diese Arbeit dokumentiert auch die Hinwendung anderer historischer Disziplinen zum Neurasthenie-Thema, zu dem seit der Dissertation von Steiner (1964) innerhalb der Medizingeschichte eine beträchtliche Anzahl von Publikationen entstanden sind, zuletzt beispielsweise Eckart (1994), Schröder (1995), Shorter (1994). Auch aus der Literaturwissenschaft liegen eine Reihe von Publikationen zur Rezeption von Neurasthenie und Degeneration vor; vgl. beispielsweise Link-Heer (1986); Anz (1989); Thomé (1993).

51 Dies im expliziten Gegensatz zu Radkaus Einschätzung, wonach ein wissenschaftstheoretischer Ansatz für die Analyse des Phänomens Neurasthenie ungeeignet sei: Radkau (1994), 224.

52 Mit einem ähnlich problematischen Gebrauch retrospektiver Krankheitsdiagnosen hat Edward Shorter vor wenigen Jahren eine monographische Studie zur "Geschichte der psychosomatischen Krankheiten" vorgelegt. Der Wert dieser Arbeit besteht in einer

Ein für die Idee von der Zivilisationskrankheit wesentlicher Topos, die Vorstellung vom städtischen Leben als Krankheitsfaktor, wurde von Johanna Bleker untersucht.[53] Das bemerkenswerte Ergebnis dieser Studie besteht vor allem darin, daß der zumindest schon im 18. Jahrhundert in der medizinischen Literatur nachweisbare Topos auch durch das ganze 19. Jahrhundert eine erhebliche Resistenz gegenüber zeitgenössischen empirisch-statistischen Befunden zeigt. Diese Befunde zeigen für die letzten Jahrzehnte vor der Jahrhundertwende eine für die städtische Bevölkerung günstigere Mortalitätsbilanz als für die Landbevölkerung; sie waren in offiziellen Dokumentationen, beispielsweise der *Preussischen Statistik*, zugänglich und dem ärztlichen Publikum durchaus bekannt, hinderten die medizinischen Autoren jedoch nicht, trotzdem immer wieder auf die Stadt als besonderen Krankheitsfaktor hinzuweisen.

---

umfangreichen, allerdings keineswegs systematischen Materialsammlung für den Zeitraum etwa ab 1850. Methodisch hat die Studie zwei grundsätzliche Schwächen: Die Vermittlung zwischen der Ebene des Alltagsgeschehens und -erlebens und dem medizi-nischen Diskurs bleibt theoretisch unklar; argumentiert wird meistens mit Parallelen und Plausibilitäten, so daß die Natur der Wechselbeziehungen zwischen beiden Sphären nicht nur ungeklärt bleibt, sondern auch als Problem nicht explizit angesprochen wird. Außerdem berücksichtigt der Autor - entgegen seinem Programm - nicht die semantischen Veränderungen in den von ihm untersuchten großen Zeiträumen und neigt in der Folge zu einer ahistorischen Ontologisierung der zentralen Krankheitskategorien (und zwar auf der Grundlage der heute aktuellen Krankheitsklassifikationen). Beispielsweise hat für Shorter ein Zitat über "nervenkranke Zeiten" im Jahr 1787 die gleiche Bedeutung wie entsprechende Aussagen um die Wende zum 20. Jahrhundert; daraus zieht er die zumindest äußerst zweifelhafte, wenn nicht unhaltbare Folgerung: "Es darf füglich bezweifelt werden, daß das 'Lebenstempo' jemals wirklich wechselt. Zu allen Zeiten und allerorten glaubten und glauben die Menschen, in einer besonders 'hektischen' oder 'nervösen' Welt zu leben ...": Shorter (1994), S. 360-361. Vgl. auch die grundlegende methodische und inhaltliche Kritik an Shorters jüngster Übersichtsdarstellung zur Geschichte der Psychiatrie (Shorter 1997) bei Scull (1997). - Zu den Fallstricken retrospektiver Diagnose-stellungen, in denen sich sowohl Radkau als auch Shorter verfangen, vgl. Leven (1998).

53 Bleker (1983); vgl. auch Lees (1979), der die Bedeutung des Topos für eine spezifische Form deutscher Kulturkritik am Ausgang des 19. und beginnenden 20. Jh. analysiert.

1.4. Vorgehensweise

Das von Bleker beschriebene Phänomen - die Persistenz bestimmter traditionsreicher Topoi im medizinischen Diskurs trotz entgegenstehender empirischer Befunde - weist auf eine klassische wissenschaftstheoretische Frage hin: In welchem Ausmaß sind die Inhalte wissenschaftlichen Denkens durch außerwissenschaftliche Faktoren "kontaminiert", oder, neutraler formuliert, mit geformt? Gibt es überhaupt eine scharfe, eindeutig identifizierbare Grenze zwischen wissenschaftlichem und nicht-wissenschaftlichem Denken?

Für die Beantwortung dieser Frage sind in der Medizin- und Wissenschaftsgeschichte in den letzten Jahrzehnten vor allem drei Impulse wirksam geworden: 1. Im Anschluß an die Arbeiten von Thomas S. Kuhn und die Wiederentdeckung der Schriften von Ludwik Fleck eine soziologische Zugangsweise, die nach der Bedeutung der sozialen Position der Wissenschaftler, der organisatorischen Struktur von wissenschaftlichen Institutionen sowie der Struktur des gesellschaftlichen Kontexts von Wissenschaft fragt. 2. Inspiriert durch die ethnologische Vorgehensweise, aber auch durch die theoretischen Arbeiten von Pierre Bourdieu, eine von der wissenschaftlichen *Praxis* ausgehende Tradition, die die Dichotomie von kognitiven und sozialen Faktoren grundsätzlich in Frage stellt und statt dessen nach den in (instrumentellen) Handlungen angelegten Strukturpotentialen für soziales Verhalten und kognitive Inhalte fragt. Dieser vor allem mit den Laborstudien von Bruno Latour, Steve Woolgar und Karin Knorr-Cetina verbundene Traditionsstrang mündete einerseits mit dem klassischen wissenschaftssoziologischen Strang (1.) in den letzten Jahren in die social studies of science, die in der angloamerikanischen Medizin- und Wissenschaftsgeschichte breit rezipiert wurden.[54] Andererseits gingen aus diesem Ansatz auch die neueren Untersuchungen hervor, die über den zentralen heuristischen Begriff der Repräsentation die Strukturpotentiale etwa des wissenschaftlichen Experiments mit den kognitiven Inhalten wissenschaftlichen Denkens zu verknüpfen versuchen.[55]

---

54 Vgl. hierzu Latour und Woolgar (1979, ^{2}1986); Knorr-Cetina (1984) und Latour (1987). Einen Überblick über die untereinander wiederum divergierenden wissenschaftssoziologischen Ansätze geben Heintz (1993) sowie Felt, Nowotny und Taschner (1995); Zur Bedeutung dieser Ansätze für die Medizin- und Wissenschaftsgeschichte, vgl. Schlich (1998).

55 Vgl. beispielsweise Lynch und Woolgar (1990), Rheinberger und Hagner (1993), Hagner, Rheinberger und Wahrig-Schmidt (1994), sowie Rheinberger, Hagner und Wahrig-Schmidt (1997).

3. Schließlich im Anschluß an Michel Foucault der diskursanalytische Ansatz, der nach den in einzelnen "Diskursen" codierten Machtstrukturen fragt.[56]

Die vorliegende Untersuchung ist durch die Fragestellungen und wesentliche Resultate der genannten Ansätze inspiriert. In der Vorgehensweise ist sie jedoch wesentlich einer kulturanthropologisch informierten Begriffsgeschichte im Anschluß an Reinhart Koselleck verpflichtet.[57] Dies beinhaltet zunächst die Prämisse, daß die Rekonstruktion des historischen Sprachgebrauchs - d. h., des Sprachverständnisses in Sinne der historischen Akteure - einen möglichen und sinnvollen Zugang zur historischen Realität darstellt. Die Untersuchung des Wandels zentraler Begriffe aus einem Diskurs kann danach den Wandel historischer Realität erschließen, und zwar über die Veränderungen der Realitätswahrnehmung und deren Artikulation durch die historischen Akteure.[58] Der Terminus Diskurs wird in der vorliegenden Untersuchung nicht im Anschluß an Foucault, sondern in einem weiteren Sinn gebraucht, etwa als Bereich eines Sprachgebrauchs mit gemeinsamen Rand"bedingungen" sowohl institutioneller als auch normativer Art. Im Gegensatz zum Foucaultschen Ansatz werden Diskurse hier nicht als historische Quasi-Subjekte und Schöpfer eigener Ordnungen verdinglicht. Vielmehr sind Diskurse und die sie organisierenden zentralen Deutungsmuster Resultate von Aushandlungsprozessen, die wiederum durch individuelle und kollektive Erfahrungen und kulturell sanktionierte Handlungsweisen geprägt sind.[59] Weiterhin sind Diskurse in dieser Perspektive sowohl *bedingte*, als auch *bedingende* Konfigurationen individueller und kollektiver

---

56 Foucault (1973); dieser theoretische und, damit verbunden, methodische Zugang Foucaults ist - wie bereits oben ausgeführt - zu unterschieden von seinen generalisierenden Thesen zur Geschichte der Psychiatrie bzw. zur Geschichte des Wahnsinns. Eine Einführung in das Werk von Foucault findet sich bei Fink-Eitel (1989), zu Foucaults Begriff des Diskurses, vgl. Waldenfels (1991). Zur Rezeption Foucaults in der Allgemeinen Geschichts-wissenschaft, vgl. beispielsweise Peukert (1991), zur Rezeption in der Medizingeschichte, vgl. die Sammelbände von Still und Velody (1992) sowie Jones und Porter (1994).

57 Koselleck (1979 c), und im Anschluß daran Knobloch (1992) und Bollenbeck (1994), 11-20.

58 In diesem Sinne fordert Daniel (1993), 92-93, die Analyse von kollektiven Repräsentationen, oder Deutungsmustern, in den Gegenstandsbereich der Sozialgeschich-te aufzunehmen.

59 Voraussetzung für den Prozeß des Aushandelns von Deutungsmustern, oder, allgemeiner, sozialen Repräsentationen, wäre weiter eine verinnerlichte Kultur, ein Komplex habitueller Dispositionen oder Mentalitäten i.S. von Bourdieu (1984). Der hier formulierte analytische Kulturbegriff orientiert sich an Wimmer (1996).

Erfahrung sowie sozialen Handelns; sie haben mithin eine abbildende ebenso wie eine wahrnehmungsstrukturierende und handlungsweisende Dimension.

Aus dieser Perspektive wird im folgenden der nervenärztliche Diskurs über die Konstituierung und die Gefährdungen des Selbst in der bürgerlichen Gesellschaft analysiert. Die Kategorien Natur und Kultur, Gesellschaft, Geschichte und Zivilisation im medizinischen und vor allem im sich gerade etablierenden psychiatrischen Diskurs werden als zentrale Begriffe aufgefaßt, über welche sich die historische Wahrnehmung des individuellen Selbst und des Verhältnisses von Individuum und Gesellschaft erschließen lassen. Die Mediziner als zentrale Akteure des hier fokussierten Diskurses waren Mitglieder des Bildungsbürgertums, einer für die bürgerliche Gesellschaft zentralen sozialen Gruppierung. Innerhalb dieser Gruppierung erhielten die Mediziner mit zunehmender Professionalisierung auch auch eine wachsende Deutungskompetenz für Formen abweichenden Verhaltens und Erlebens sowie zur Planung und Durchführung sozial- und bevölkerungspolitischer Interventionen zugeschrieben.[60] Ihre Geschichts- und Gesellschaftsdiagnosen sind damit selbst Teil und Ausdruck bildungsbürgerlicher Kultur.[61] Gefragt wird im folgenden, wie sich die medizinischen Geschichts- und Gesellschaftsdeutungen aus Argumenten, Begriffen und Metaphern formieren, in welcher Hinsicht sie die bürgerliche Befindlichkeit in wissenschaftliche Kategorien zu fassen versuchen, und welchen Stellenwert sie im Fundus der bürgerlichen Selbstdeutungen erhalten.

60 Vgl. Huerkamp (1985), Labisch und Spree (1989), Weindling (1991), Labisch (1992).

61 Jaeger (1994) analysiert in ähnlicher Perspektive die bildungsbürgerlichen "Philosophien" des Heidelberger "Salons" um Max und Marianne Weber sowie im Vergleich dazu der Gründungsgeneration der New School for Social Research in New York, jeweils zu Beginn des 20. Jahrhunderts.

2. Spekulative Neurophysiologie um 1800: Die Interaktion von "Cultur" und Nervensystem wird denkbar

"Es ist eine allgemeine und gegründete Klage, dass die Nervenkrankheiten unter gebildeten Nationen verhältnissmässig mit ihrer Cultur steigen, und bey rohen Völkern weit seltener gefunden werden".[62]

Dieser Gedanke über den Zusammenhang zwischen den Lebensbedingungen in der modernen "Cultur" und einer erhöhten Anfälligkeit für Nervenkrankheiten wurde um die Wende vom 18. zum 19. Jahrhundert von dem Hallenser Mediziner Johann Christian Reil (1759-1813) formuliert. Reil steht keineswegs allein mit dieser Einschätzung. So meinte etwa der aufklärerische Historiker und Publizist Johann Wilhelm von Archenholz (1743-1812), Gründer und langjähriger Herausgeber des viel gelesenen politischen Journals *Minerva*, daß "die Verfeinerung der Sitten" gleichsam notwendig von einer Zunahme der Zahl "kränkelnder" und "entnervter Menschen" begleitet sei.[63] Für Johann Erich Biester (1749-1816), der mit der *Berlinischen Monatsschrift* ein zentrales Diskussionsforum des aufgeklärten Bürgertums ins Leben rief, war ein Zusammenhang zwischen städtischer Kultur und hoher Mortalität so selbstverständlich, daß er in seinen regelmäßigen Kommentaren zu den Berliner Geburts- und Sterbestatistiken die preußische Kapitale als positive Ausnahme von dieser anscheinenden Gesetzmäßigkeit hervorhebt.[64]

62 Reil (1802); zitiert nach: Zweyte vermehrte Auflage, Halle: 1805, hier S. 110.

63 von Archenholz (1790), 70-71.

64 Biester (1800), 235. Im gleichen Band der *Berlinischen Monatsschrift* wurden auch die "Verzeichnisse des Bevoelkerungsstandes" in Leipzig und Wien veröffentlicht,

Die gesellschaftliche Umbruchsituation um 1800 wurde vom Bürgertum, und insbesondere vom publizistisch aktiven Bildungsbürgertum offensichtlich als ambivalent wahrgenommen: Den Chancen, die sich aus der angestrebten Befreiung des Einzelnen von den Bindungen überkommener korporativer Sozialformen ergaben, wurden erhöhte Risiken gegenübergestellt, die sich aus den erhöhten intellektuellen und physischen Anforderungen bürgerlicher "Civilisation" ergaben und - so der Gedanke - sich in einer Gefährdung der körperlichen und seelischen Gesundheit ebenso wie in einem Verlust an öffentlicher Moral manifestieren könnten. Paradigmatisch für diese Ambivalenz ist das *Gespraech über das itzige verderbte Zeitalter*, das von Friedrich Nicolai (1733-1811), dem scharfzüngigen Schriftsteller und zugleich Verleger Biesters, als Polemik gegen Vertreter der romantischen Bewegung der aufklärerischen Öffentlichkeit präsentiert wurde. Nicolai läßt hier einen offensichtlich von der idealistischen Philosophie verblendeten, weltfremden Jüngling über die Gegenwart klagen, "daß es itzt in der Welt so hergeht, wie sonst noch nie", nämlich "bis in den Grund verderbt", um ihm dann rhetorisch äußerst geschickt den pragmatischen Optimismus des aufgeklärten Bürgers entgegenzuhalten.[65] Auch wenn Nicolai die Sorgen und Ängste des jungen Idealisten deutlich ironisiert und lächerlich zu machen versucht, so belegt die Publikation dieses konstruierten Dialogs doch auch, daß eine Wirklichkeitswahrnehmung, die die Zwiespältigkeit und Gefährdungen der Zeit in den Mittelpunkt stellt, keine zu vernachlässigende Minderheitsposition darstellte.

In welcher Weise wurden nun die in der bildungsbürgerlichen Öffentlichkeit präsenten Vorstellungen von den Gefährdungen des indiviuellen "Selbst" im gerade entstehenden akademischen Diskurs über das Ich, das Gehirn und das Nervensystem thematisiert?

Der Gedanke vom Zusammenhang zwischen moderner "Cultur" und Nervenkrankheit ist im Werk des genannten Mediziners Reil keineswegs marginal; er eröffnet vielmehr einen ganzen Abschnitt im 4. Band von Reils Hauptwerk *Ueber die Erkenntnis und Cur der Fieber* (1802), der sich mit der Bedeutung sozialer Faktoren für Entstehung und Verlauf von psychischen Störungen befaßt.[66]

---

welche die von Biester angenommene Gesetzmäßigkeit zu bestätigen schienen: Ebd., 314-318 sowie 390-393.

65 Nicolai (1805), Zitate auf S. 101 und 111.

66 Das Folgende ist eine überarbeitete und erweiterte Fassung von Roelcke (1996 a).

Reil wird oft unter die Pioniere der Neuroanatomie und der Psychiatrie gerechnet.[67] Zur Zeit der Publikation der genannten Schrift war er bereits seit fast 15 Jahren Professor der Medizin in Halle gewesen und galt als einer der führenden Ärzte im deutschsprachigen Raum. 1810 wurde er der erste Ordinarius für physiologische Medizin an der neugegründeten Berliner Universität. In einem Bericht über die Neugründung in der bereits erwähnten Zeitschrift *Minerva* wurde Reil neben de Savigniy, Schleiermacher und Fichte zu den "hervorragendsten Gelehrten" der Zeit gezählt.[68]

Reil spielt jedoch nicht nur für die beginnende Institutionalisierung der Psychiatrie eine wichtige Rolle;[69] er beschäftigte sich in mehreren Schriften auch ausführlich mit Themen aus der Sozialmedizin und Gesundheitserziehung.[70] Die genannten Schwerpunkte in Reils Werk - Neuroanatomie bzw. -physiologie, Psychiatrie und Sozialmedizin - stehen jedoch nicht unvermittelt nebeneinander, sondern bilden ein schlüssiges Ganzes. Die Überlegungen zur Bedeutung sozialer Faktoren für Entstehung und Verlauf von Nervenkrankheiten sind dabei die Klammer zwischen diesen in der Rezeptionsgeschichte häufig getrennt wahrgenommenen Arbeitsbereichen. Eine Analyse der betreffenden Passagen zeigt Reils Auffassung von den spezifischen Gefahren des modernen Lebens[71] und ermöglicht auch Rückschlüsse auf seine Ideen vom Verlauf der Menschheitsgeschichte - man könnte sagen, seine Geschichtsphilosophie.

---

67 Zu Leben und Werk von Reil, vgl. Neuburger (1913); Eulner (1960); hier findet sich auch eine umfangreiche Zusammenstellung der Sekundärliteratur. Zur Stellung von Reil innerhalb der Medizin und Naturforschung im frühen 19. Jahrhundert, vgl. Lenoir (1982); Lenoir ordnet Reil den Anfängen einer "teleo-mechanistischen" Forschungstradition zu; vgl. dazu die Kritik von Caneva (1990) sowie Hansen (1993). Zur Bedeutung von Reil für die Geschichte der Neurologie und Psychiatrie, vgl. White (1916); Gregor (1921 a); Kronfeld (1928); Boldt (1936); Petzold (1957); Lewis (1965); Dörner (1969), 216-225; Schrenk (1973); Schott (1988), 183-210; sowie Hagner (1997).

68 M--r (1811), 69.

69 Vgl. hierzu zuletzt Kaufmann (1995).

70 Piechocki und Kaiser (1976); Kaiser (1989). Dieser Aspekt fand auch im Nationalsozialismus besondere Aufmerksamkeit, vgl. z.B. Riehm (1938).

71 Zum zeitgenössischen Verständnis von "modern", vgl. Gumbrecht (1978).

2.1. Der Einfluß sozialer Faktoren auf die Entstehung von "Nervenkrankheiten"

Bereits in zwei frühen populärmedizinischen Schriften - im *Diätetischen Hausarzt* (1785/87) und in einer Artikelserie im *Wöchentlichen Hallischen Anzeiger* (1788/1789) - stellt Reil die These auf, daß ein fortgeschrittenes Entwicklungsstadium der Kultur assoziiert sei mit einer vermehrten Empfindlichkeit des menschlichen Körpers, eine niedrige Kultur dagegen mit starken, widerstandsfähigen Körpern. Als Beispiele für eine hohe Kulturstufe werden die Franzosen bzw. die "celtischen Völker" angeführt, als Beispiel für einen urtümlicheren Zustand die "Slawen und Mongolen", aber auch "unsere [eigenen] Vorfahren", denen eine "eisenfeste Gesundheit" und "riesenmässige Kräfte" zugeschrieben werden.[72] Im Anschluß an dieses Loblied auf die Gesundheit "der Alten" heißt es dann:

"Wie weit ist ihre izzige Nachkommenschaft unter sie herabgesunken! der deutsche Boden wimmelt von französischen Stuzzern, dürr wie die Heuschrekken, ohne Rükken und Waden, denen man Blei an die Füsse binden möchte, daß der Wind sie nicht wegwehe. Diese bunten Marionetten flattern von der Toilette ins Concert, vom Schauspiel-Hause am [an den] *l'Hombre* Tisch, salben sich, lesen Romane, sind empfindsam und schiessen sich todt. Der alten eisenharten Teutonen Söne haben Krämpfe, Vapeurs und Mutterbeschwerden."[73]

Diese und eine ganze Reihe ähnlicher Passagen sprechen im Wesentlichen von einer Abnahme der allgemeinen Körperkraft ("physische Stärke")[74] und einer höheren Anfälligkeit für Krankheiten aller Art. Einige der schädlichen Einflüsse sind bereits in dem angeführten Zitat angeklungen; die wesentlichsten Faktoren lassen sich wie folgt zusammenfassen:

- die schlechte Luft in den Städten;[75]
- Bewegungsmangel;[76]
- Beeinträchtigung des Körpers (v.a. Kompression einzelner Körperteile) durch falsche Kleidung und sitzende Tätigkeit;[77]

---

72 Reil (1785/87), hier Bd. 2, 223; ders. (1788/89), hier 351.

73 Reil (1785/87), Bd. 2, 223-224; vgl. die Parallelstelle in Reil (1788/89), 351.

74 Ebd., S. 349-351. Zu den zeitgenössischen Vorstellungen von der "physischen Erziehung des Kindes", vgl. Neumann (1995).

75 Ebd., S.58.

76 Ebd., S. 57-59.

77 Ebd., S. 53-56, 57-59. In Bezug auf diesen und den nächsten Krankheitsfaktor steht

- zu starke Beanspruchung des Kopfes sowohl durch "intellectuelle Thätigkeit" als auch durch die Vielzahl der in der Zeit üblichen Lustbarkeiten;[78]
- damit verbunden eine zu frühe Erweckung des Sexualtriebes, bei gleichzeitig später Heirat.[79]

In den an das medizinische Fachpublikum adressierten Schriften wird diese Liste ergänzt durch:

- "Bizarrerieen in den Modetrachten";
- "Musik, Opern, Redouten und Schauspiele";
- hohe Bevölkerungsdichte in den Städten, mit verstärkten sozialen Spannungen und Konflikten ("Intriguen", "Cabale und Verfolgungsgeist");
- verändertes Sexualverhalten mit Zunahme der Geschlechtskrankheiten;
- Bürokratisierung des Staatsapparates mit der Zunahme von "Kopfarbeit und Sitzberuf".[80]

Alle genannten Faktoren sind für Reil Charakteristika der zeitgenössischen Lebensweise. Wiederholt weist er darauf hin, daß diese Form des Lebensstils durch die politischen Verhältnisse bestimmt sei: So wird die "izzige Staatsverfassung"[81] dafür verantwortlich gemacht, daß die Jugend nicht mehr zu körperlicher Übung angehalten wird; stattdessen würde in den Schulen eine vorzeitige intellektuelle Belastung gefördert, und durch die Duldung öffentlicher Lustbarkeiten würden die Leidenschaften der Seele entfacht.[82] Auch sind es nach Reil die Konventionen des bürgerlichen Lebens und die politischen Verhältnisse, die gegen die Gesetze der Natur eine späte Heirat des Mannes erzwingen.[83] Schließlich habe die Einrichtung eines stehenden Heeres die Bereitschaft zu Selbstverantwortung und individueller Verteidigung und die damit verbundene körperliche Übung überflüssig gemacht.[84] Er kritisiert vor allem einen zentralistischer Staat, der dem Einzelnen keinen Entscheidungs- und Handlungsfreiraum zugesteht.[85]

Reil in einer langen Tradition, vgl. Kümmel (1989).

78 Reil (1788/89), 69-70; auch ders. (1802), 110-111.

79 Reil (1788/89), 379, und 70.

80 Reil (1802), 110-111. Die einprägsame Formel von den Gesundheitsschäden durch "Kopfarbeit und Sitzberuf" wurde von Kümmel (1989) geprägt.

81 Reil (1788/89), 58; vgl. auch ders. (1803), 14.

82 Reil (1788/89), 58-59, 65 u. 69.

83 Ebd., S. 379. Reil hat die Macht dieser Konventionen in seiner eigenen Biographie erfahren müssen.

84 Ebd., S. 58-59.

85 Ebd., S. 59: ein Staat, "der nach dem Willen eines Einzigen, wie eine Maschine gedrehet wird". Auch in Reil (1807) wird, allerdings auf einer metaphorischen Ebene,

Schon in den frühen populärmedizinischen Schriften deutet Reil an, daß das Nervensystem für die mit dem modernen Lebensstil verbundenen Krankheiten von besonderer Bedeutung ist. Für den Prozeß der Krankheitsentstehung benutzt er dabei das Modell eines Antagonismus von "Cultur der Seele" und "Stärke des Körpers".[86] "Cultur" bezeichnet in diesem Kontext die "Verfeinerung"[87] oder die "Feinheit"[88] der Seele (also sowohl einen Prozeß als auch das Resultat dieses Prozesses). Für Reil ist eine solche "Cultur" verbunden mit einer erhöhten Reizbarkeit des Nervensystems, was die Gefahr einer Schwächung der Nervenkraft mit sich bringt.[89] In der Folge dieser erhöhten Reizbarkeit kann ein breites Spektrum von körperlichen Funktionsstörungen oder Krankheiten entstehen, wobei wiederum Krankheiten des Nervensystems wie etwa Hypochondrie, St. Veitstanz und Krämpfe aller Art bevorzugte Manifestationen sind.[90]

In den späteren, an ein medizinisches Fachpublikum adressierten Schriften konzentriert sich Reil dann völlig auf das Nervensystem als Ort der Vermittlung (d.h., der Pathogenese) und Manifestation der sozial verursachten Gesundheitsstörungen. Neben den bereits genannten Krankheitsbildern sieht er insbesondere auch die "Geisteszerrüttungen" bzw. die "Verrücktheit" (dasjenige Krankheitsbild, bei dem das Vorstellungsvermögen gestört ist)[91] als Resultat des modernen Lebensstils. So heißt es in der Einleitung zu den *Rhapsodieen über die Anwendung der psychischen Curmethode auf Geisteszerrüttungen* (1803):

"Wir rücken Schritt vor Schritt dem Tollhause näher, so wie wir auf dem Wege unserer sinnlichen und intellectuellen Cultur fortschreiten."[92]

---

dem zentralistischen "Königtum" (des Cerebralsystems) die "republikanische Verfassung" (des Gangliensystems) gegenübergestellt: vgl. ebd., 221-222); vgl dazu auch Schott (1992), 171-181.

86 Reil (1785/87), 226 und Reil (1788/89), 351.

87 Reil (1802), 110.

88 Reil (1788/89), 351.

89 Ebd.

90 Ebd., 65 u. 69.

91 Zu Reils Klassifikation der Nervenkrankheiten, vgl. unten, Abschnitt 1.2.; zu den Begriffen "Geisteszerrüttung" und "Verrücktheit", vgl. Reil (1802), Kap. 3, insbesondere 287-288.

92 Reil (1803), 12.

2.2. "Seelenorgan" und Umwelt: Reils Modell einer erweiterten Psychophysiologie

Als Vorbemerkung sei darauf hingewiesen, daß nach meiner Auffassung Reils Schriften zur Neuro- bzw. Psychophysiologie zwischen 1794 und 1807 in einem kontinuierlichen gedanklichen Zusammenhang stehen, d.h., daß die wesentlichen Denkfiguren (z.B. vom Doppelcharakter des Organismus als "Productivität" und "Product", s.u.) bereits in den Schriften aus den frühen neunziger Jahren formuliert sind und in den späten Arbeiten konsistent, wenn auch in mehr spekulativer Form, ausgearbeitet werden. Diese Lesart steht im Gegensatz zur häufigen Auffassung, daß etwa um das Jahr 1804 ein Bruch im Denken Reils mit plötzlicher Hinwendung zur Naturphilosophie Schellings zu beobachten sei.[93]

Wie stellt sich Reil nun die Interaktion zwischen Umwelt, Körper und "Seelenorgan" vor? Die wesentlichen Passagen zu dieser Frage finden sich in vier Schriften:

- im 4. Band des Hauptwerkes *Ueber die Erkenntnis und Cur der Fieber* (1802),
- in den *Rhapsodieen über die Anwendung der psychischen Curmethode* (1803),

sowie in den Aufsätzen

- *Ueber die nächste Ursache der Krankheiten* (1797) und
- *Medicin und Pädagogik* (1806).

Grundlegend für Reils Konzeption vom Verhältnis zwischen Innenleben und Außenwelt ist die folgende Idee: Der Mensch ist ein lebender Organismus, der sich in einem Prozeß ständiger Veränderung ("Metamorphose") befindet.[94] Ausgangspunkt für diesen Prozeß ist ein "Keim",[95] der die biologisch (durch die

93 Diese Auffassung findet sich z.B. bei Boldt (1936), 84-90, Ackerknecht (1957), 37, Lewis (1965), angedeutet auch bei Gregor (1921 a), 40. Vgl zu dieser Frage auch Kaiser und Mocek (1979), 42-60 und Mocek (1989); Mocek tritt hier der Abwertung der romantischen Naturphilosophie entgegen; er versucht stattdessen, Reil und Schelling als Vorläufer des historischen bzw. dialektischen Materialismus zu lesen. Eine gewisse Korrektur dieser Lesart, bei Beibehaltung einer differenziert-positiven Bewerteung der "romantischen" Naturphilosophie findet sich zuletzt in Mocek (1995).

94 Reil (1806), 411.

95 Ebd., 416; vgl auch Reil (1803), 12.

Gesetze der Gattung) vorgegebene Anlage, d.h., alle Entfaltungsmöglichkeiten des individuellen Organismus in sich trägt.[96] Die angelegten Möglichkeiten kommen jedoch erst durch einen kontinuierlichen Reizfluß von außen zur Entfaltung und Manifestation. Dabei tritt "das Aeussere nie unmittelbar in ihn [den Organismus] ein"; vielmehr stimuliert es die Tätigkeit des Organismus auf eine Weise, daß dieser sich selbst in seiner Struktur verändert.[97] Die Veränderung ist einerseits bestimmt durch die Eigenschaften des von außen kommenden Reizes und andererseits durch die inneren Gesetzmäßigkeiten des Organismus. Die Ursache der Veränderung wird also in zwei Komponenten aufgespalten: In eine außerhalb des Organismus liegende sowie eine dem Organismus inhärente Komponente.

Übertragen auf den speziellen Fall einer Veränderung des Organismus oder eines Organs bei Krankheit spricht Reil analog vom äußeren Reiz als der "entfernten Ursache", während die internen Veränderungen von "Form und Mischung" des Organs als "nächste Ursache" der Krankheit bezeichnet werden.[98] In dieser Unterscheidung von "entfernter Ursache" und "nächster Ursache" ist die gedankliche Differenzierung der heutigen Kategorien *Ätiologie* und *Pathogenese* präformiert.[99]

Der Organismus ist also zur Entfaltung der in ihm angelegten Möglichkeiten auf die Stimulation durch die Außenwelt angewiesen.[100] Der jeweils aktuelle Zustand des als Entfaltungsprozeß begriffenen Lebens resultiert aus einem Zusammenspiel von biologisch vorgegebener Anlage und Umweltreizen. Reil faßt diesen Gedanken zusammen in der Formel vom Organismus, der gleichzeitig stimulierte "Productivität" und sein eigenes "Product" ist.[101] Diese Formel ist eine Analogie zum naturphilosophischen Prinzip der "natura naturata et naturans"; sie ist bei Reil schon 1794 formuliert, kann also nicht etwa auf

---

96 Reil (1806), 416-417. Dies gilt nicht nur für den Gesamtorganismus, sondern auch für das Nervensystem: Reil (1803), 47-48.

97 Reil (1806), 415, sowie für das Nervensystem: Reil (1803), 48. Die gleiche Argumentation findet sich, mit empirischen Beispielen belegt, in Reil (1797), 218-228.

98 Reil (1797).

99 Die Geschichte der Entstehung dieser Kategorien ist ein Desiderat der Medizinhistoriographie.

100 Vgl. neben Reil (1806) auch Reil (1803), 47-48.

101 Reil (1806), 415; auch Reil (1794), 66-67. In Reil (1803), 9, heißt es über die Folge der Interaktion zwischen Nervensystem und Umwelt: "es construirt sich durch sich selbst unvermerkt ein anderes Instrument".

Schellings frühe *Ideen zu einer Philosophie der Natur* (1797) zurückgeführt werden.

Die eigentliche Vermittlung der Außenreize zum "Seelenorgan" und zum Körper ist eine Funktion des Nervensystems. Reil gibt selbst eine schematische Zusammenfassung seiner Vorstellungen vom Körper als einer Hohlkugel:[102]

"Wir können uns unsern Körper als eine hohle Kugel denken, die eine innere und äussere reizbare Fläche hat. Jene [die innere Oberfläche] ist gleichsam die nächste Werkstätte der Seele, wo sich die willkührlichen Bewegungen entwikeln, und die Imagination ihre gesetzmässigen Spiele treibt. Diese [die äussere Oberfläche] ist der Welt zugekehrt, die sich gleichsam in ihr spiegelt. Zwischen beiden Flächen sind Nerven als Seile ausgespannt, mit zwey reizbaren Extremitäten versehen, deren eine, die peripherische, für die Welt und unsern Körper, die andere ... für die Operationen der Seele reizbar sind."[103]

Das periphere Ende der Nerven nimmt die Außenreize entweder direkt an der Körperoberfläche auf und bedient sich dabei der Sinnesorgane;[104] ein anderer Weg führt über das "Gemeingefühl", ein Organ, welches die im Körperinneren entstehenden Reize sammelt, wie z.B. das Sättigungsgefühl nach dem Essen oder das Lustgefühl beim Beischlaf.[105] Vom "Gemeingefühl" werden die Reize ebenfalls über die Nerven zum "Seelenorgan" geleitet. Das "Seelenorgan" hat sein materielles Korrelat im Gehirn.[106] Die verzweigten Nerven bilden zusammen mit dem Gehirn das Nervensystem. Die spezifische Fähigkeit des Gehirns bzw. des "Seelenorgans" beim Menschen besteht darin, daß es neben der Aufnahme und Verarbeitung von Informationen aus der Außenwelt und vom Körperinneren auch sich selbst, also die Existenz und Tätigkeit des "Seelenorgans", wahrnehmen kann - und zwar mit dem sogenannten "Imaginations-Vermögen".[107]

Das "Seelenorgan" ist aber nicht nur Organ der Reizaufnahme und -verarbeitung, sondern es wirkt mit Hilfe der Nerven wieder auf den Körper und auf die Außenwelt zurück, z.B. durch die Veranlassung von Bewegungen.

Was versteht Reil unter einer "Krankheit der Nerven"?[108] Er definiert sie als einen "anomalen Lebensprocess" in den Nerven, wodurch deren spezifischen

---

102 Eine Analyse von Reils Konzept des "Seelenorgans" findet sich bei Schott (1988); vgl. auch Hagner (1997).

103 Reil (1802), 41.

104 Ebd., 36-37.

105 Ebd., 34-36 sowie Reil (1803), 259. Zum "Gemeingefühl", vgl. Reil (1794).

106 Vgl. Schott (1988), relativierend auch Hagner (1997 b).

107 Reil (1802), 38-39.

108 Ebd., 43.

Funktionen gestört werden; diese Störung "setzt einen verletzten inneren Zustand des Nerven voraus. Eine Verletzung eines anderen Theils des Körpers kann also keine Nervenkrankheit seyn."[109] Eine solche Verletzung des "inneren Zustands" ist gelegentlich im Nerven selbst entstanden, in den meisten Fällen jedoch die Folge einer äußeren Ursache.[110] Als äußere Ursache kommen Störungen in anderen Körperteilen, oder aber störende Reize von außerhalb des Körpers in Betracht. Die äußeren Ursachen werden von Reil auch unter dem Begriff der "entfernten Ursache" zusammengefaßt (s. o.). Analog zu den Funktionen des Nervensystems unterscheidet Reil drei grundsätzliche Formen der Nervenkrankheiten: Die "Geisteszerrüttungen" (Störungen des Vorstellungsvermögens),[111] den "Alp" ("Störung des Gefühls bey einem nicht vollkommen hellen Bewusstseyn"),[112] sowie "Nervenkrankheiten, die durch abnorme Bewegungen sichtbar werden."[113]

Die Lektüre der genannten Schriften zeigt also, daß die Interaktion zwischen "Seelenorgan" und Körper einerseits sowie zwischen "Seelenorgan" und physischer/sozialer Außenwelt andererseits ein konstitutiver Bestandteil von Reils Psychophysiologie ist. Körper und "Seelenorgan" sind in ihrer Physiologie und Pathologie nur zu verstehen, wenn sie in ihrem wechselseitigen Austausch mit der materiellen und der politisch-sozialen Umwelt wahrgenommen werden.

2.3. Reils Vorstellungen von "Cultur" und Geschichte

Wie nimmt Reil die zeitgenössischen Lebensbedingungen wahr? Wie ist aus seiner Perspektive die konkrete historische Situation entstanden? Und welche Möglichkeiten hat der Einzelne, als Bürger oder auch als Arzt auf diese Verhältnisse Einfluß zu nehmen? Eine erste Antwort auf diese Fragen ergibt sich aus einer Analyse von Reils Gebrauch des Begriffs "Cultur".

Der Begriff Kultur ist nicht nur für uns heute ein Schlüsselbegriff, der die Gesamtheit des menschlichen Wirkens an der Natur, an anderen Menschen

109 Ebd., 46.
110 Ebd., 47-48.
111 Ebd., Kap. 3, insbes. 288.
112 Ebd., Kap. 4, insbes. 583.
113 Ebd., Kap. 5, insbes. 603.

und an sich selbst bezeichnet. Er war auch für die Zeitgenossen von Reil bereits in seinem heutigen Bedeutungsspektrum geläufig.[114] Etwa seit der Mitte des 18. Jahrhunderts wurde die Gesamtheit menschlichen Wirkens als eine umfassende, eigenständige Einheit gesehen und im Deutschen eben mit dem Begriff "Cultur", im Französichen und im Englischen vorwiegend mit dem Begriff civilisatión bzw. civilisation bezeichnet. Seit ihrem Aufkommen hatten beide Begriffe in ihrer jeweiligen Sprache mehrere Bedeutungsfacetten: So wurde Kultur verstanden sowohl als Voraussetzung als auch als Resultat der menschlichen Geschichte, und zwar insbesondere in ihrer modernen europäischen Ausprägung.

Zusätzlich zu dieser Doppeldeutigkeit im Inhalt ist der Begriff jedoch auch gekennzeichnet durch seinen ebenfalls doppeldeutigen wertenden Charakter: So kann die Summe des menschlichen Wirkens in der Gegenwart als *Errungenschaft* betrachtet werden, wodurch die vorhandenen Institutionen, Techniken, Handlungsweisen sowie ihre Objektivierungen (Bücher, Apparate, Kunstwerke) als Fortschritt gedacht und legitimiert werden. Diese Einschätzung impliziert eine positive Bewertung der aktuell gegebenen Situation gegenüber früheren Zuständen der eigenen sozialen Gruppe, oder auch gegenüber dem Zustand fremder sozialer Gruppen in der Gegenwart: Das Gegenwärtige/Eigene ist besser als das Fremde. Umgekehrt kann ein Bild von der "wahren Kultur" in die Vergangenheit oder die Zukunft projiziert werden, so daß die jeweils konkrete historische Situation einer Kritik "im Namen der wahren Kultur" unterworfen wird.[115]

Diese Aspekte des Kulturbegriffs sollen hier nur angedeutet werden um zu zeigen, daß die Untersuchung des spezifischen Gebrauchs dieses Terminus darüber Aufschlüsse geben kann, wie der jeweilige Autor die zeitgenössische Gesellschaft, ihre historischen Ursprünge und ihre mögliche Entwicklung wahrnimmt und bewertet.

Reil verwendet den Begriff "Cultur" als Attribut sowohl für Kollektive als auch für Individuen. Mit Blick auf das Individuum spricht er von "Cultur der Seele" und "Cultur" als demjenigen, was den Kopfarbeitern, also den Intellectuellen gemeinsam sei.[116] An anderer Stelle meint der Begriff die Pflege

114 Zur Geschichte des Begriffs "Kultur", vgl. Fisch (1992).
115 Vgl. hierzu Starobinski (1983).
116 Reil (1802), 40.

der Anlagen eines Zöglings;[117] hier sind die Anklänge an die lateinische Herkunft des Terminus deutlich: colere im Sinne von bebauen und pflegen eines Ackers. Im Kontext des Aufsatzes über *Medicin und Pädagogik* ist "Cultur" ein Prozess, oder auch ein Mittel, ein Instrument, um den Menschen von gefühls- oder naturbestimmten Handlungen zu vernunftgeleiteter Tätigkeit zu führen. Dieser Prozeß vom Natur- zum vernunftgeleiteten Handeln ist zwar nach Reil die Bestimmung des Menschen, jedoch - in Übereinstimmung mit dem oben Gesagten über die Entwicklung des Nervensystems - nicht möglich ohne den stimulierenden Austausch mit einer sozialen Umwelt.

Nach Reil kann der Begriff "Cultur" auch vom Individuum auf eine soziale Gruppe übertragen werden, sofern eine Voraussetzung erfüllt ist: Diese Gruppe muß einheitliche "Anlagen" haben.[118] Unter dieser Voraussetzung kann etwa ein "Völkerstamm" als eine "psychologische Individualität" aufgefaßt werden. Den Zustand der "Cultur" erlangt dieser Volksstamm dann durch eine politische Verfassung, die der "Anlage", d.h., den im Einzelnen und im Kollektiv gleichermaßen angelegten Möglichkeiten entspricht.[119] Hier wird also "Cultur" als Resultat eines Prozesses aufgefaßt. Dieses Resultat ist nur dann erreichbar, wenn ein entsprechender politischer Rahmen gegeben ist, der auch genauer definiert wird, und zwar als "Rechtsverfassung" und "allgemeine und unbedingte Gesetzgebung".[120]

In den beiden speziell den Nervenkrankheiten gewidmeten Schriften wird der Begriff der "Cultur" ebenfalls sowohl auf das Individuum als auch auf Kollektive angewendet, allerdings nicht so sehr im Sinne einer theoretischen Erörterung über das Individuum und seine Sozialbeziehungen, sondern vielmehr mit dem Blick auf den Zustand der konkreten zeitgenössischen Gesellschaft. Dem Zustand der "Cultur" in der Gegenwart wird ein ursprünglicher Naturzustand entgegengesetzt, in dem sich die "rohen Völker" oder die "Nomaden" befinden.[121] Im Naturzustand gibt es eine Harmonie zwischen Körper und Seele, die Anfälligkeit für Nervenkrankheiten ist

---

117 Reil (1806), 422.

118 Reil (1806), 421. Zum Begriff der "Anlage", vgl. oben, Abschnitt 2.2.

119 Ebd.

120 Ebd., 442-442. In Preußen, wozu Halle bis zur Schlacht von Jena am 14.10.1806 (und das heißt wohl auch zur Zeit der Abfassung des Reilschen Aufsatzes) zählte, wurde eine Verfassung in diesem Sinne erst 1848 eingeführt; zum zeitgenössischen Begriff der Verfassung, vgl. Grimm (1990); vgl. auch unten, in diesem Abschnitt.

121 Reil (1802), 110.

gering.[122] Im Verlauf der Menschheitsgeschichte kommt es zu einem zunehmenden Auseinandertreten von Seele und Körper: Die Seele wird "cultiviert" und erweitert ihren Wirkungskreis, wobei sie die in der Summe beschränkte Lebensenergie dem Körper streitig macht:

"[Die Seele] ist der natürliche Parasit des Körpers und verzehrt in dem nemlichen Verhältniss das Oehl des Lebens stärker ..., als die Grenzen ihres Wirkungskreises erweitert werden."[123]

Es entsteht ein für den cultivierten Menschen konstitutiver "Widerspruch" zwischen den Erfordernissen der Seele und denen des Körpers, mit dem Resultat einer zunehmenden Spannung und Reizbarkeit der Nerven. Dadurch erhöht sich die Anfälligkeit für Nervenkrankheiten.[124] Die zeitgenössischen Lebensgewohnheiten in Form der "bürgerlichen Verfassung"[125] werden dabei als "Gährungsmittel zu allen diesen Verderben" bezeichnet. Als Exponenten des modernen Lebensstils gelten Verwaltungsangestellte des Staates und Intellektuelle sowie die vergnügungssüchtigen "französischen Stuzzer".

Die "Geisteszerrüttung" oder "Verrücktheit" ist also für Reil nicht eine Entfremdung der "alienierten Kräfte des Gehirns"[126] von der *Vernunft* (dies wäre die Position der Aufklärung), sondern von einem postulierten *Natur*zustand. In dieser Hinsicht steht Reil der Kultur- bzw Zivilisationskritik im Sinne von Rousseau nahe.[127] Auffällig ist hier die negative Bewertung von "Cultur". Diese negative Bewertung erscheint in einem Kontext, wo "Cultur" identifiziert ist mit den konkreten zeitgenössischen Lebensumständen.

Hinsichtlich des Kulturbegriffs können bei Reil somit zwei Gruppen von Schriften unterschieden werden: Während der vierte Band der Fieberlehre (1802, ^{2}1805) und die *Rhapsodieen* (1803) sich mit dem Begriff "Cultur" auf die aktuelle historische Situation beziehen, abstrahiert Reil im Aufsatz über *Medicin und Pädagogik* (1806) von den konkreten Zeitumständen und

122 Reil (1803), 12-14.

123 Ebd., 12-13; vgl. auch Reil (1802), 109-110.

124 Ebd., sowie Reil (1803), 12-14.

125 Ebd., 14. In diesem Kontext hat der Begriff "Verfassung" offensichtlich nicht die Bedeutung von "Konstitution", sondern eher die allgemeinere Bedeutung von "Zustand", - im Gegensatz zur oben zitierten Passage (vgl. Anm. 120).

126 Ebd., 49.

127 Reil zitiert Rousseau auch im Kontext seiner Ausführungen über die "moralischen Ursachen der Verrücktheit" als Zeugen für die schädlcihen Auswirkungen der "Verweichlichung": Reil (1802), 453; eine weitere Referenz findet sich ebd., 201.

entwickelt einen quasi ahistorischen Begriff von "Cultur" sowie ihrer Bedeutung für die Entwicklung des Nervensystems.

Die negative Bewertung von "Cultur" im Kontext der Schriften von 1802 und 1803 ist verbunden mit einer Kritik an definierten sozialen Gruppen. Auch die spätere nationale Aufladung des Kulturbegriffs im Zusammenhang mit der deutsch-französischen Rivalität im ausgehenden 19. und beginnenden 20. Jahrhundert - das Ausspielen der deutschen Kultur gegenüber der französischen Zivilisation[128] - findet sich bereits hier angedeutet, wobei interessanterweise bei Reil die vermeintlich nervenschädigende französische Lebensart mit dem *Kultur*begriff assoziiert wird. Der Zeitpunkt von Reils Kritik wirft allerdings Fragen auf: Sie wurde vor der Schlacht von Jena (1806) formuliert, in deren Folge Reil mit der französischen Besatzungsmacht sowie dem Zusammenbruch des preußischen Staates und seiner Institutionen konfrontiert wurde. Diese Kritik scheint also weniger Resultat einer unmittelbaren Kenntnis und Erfahrung der französischen Lebensweise gewesen zu sein, sondern sie ist vermutlich Ausdruck einer zeitgebundenen stereotypen Zuschreibung. Im Gegensatz dazu ist Reils Hinweis auf die Notwendigkeit einer allgemeinen Gesetzgebung und Rechtsverfassung aus dem Jahr 1806[129] zwar als Ergebnis einer theoretischen Spekulation formuliert; sie kann aber auch als der Ausdruck einer Unzufriedenheit mit den politischen Verhältnissen in Preußen verstanden werden, wo erst 1848/49 eine Konstitution eingeführt wurde. Um 1806, d.h., vor Beginn der französischen Besatzung, gab es im Spektrum der öffentlichen Meinung immer wieder Frankreich-freundliche Stimmen. So war etwa die Hallenser *Allgemeine Litteratur-Zeitung*, eine der beiden führenden deutschen literarischen Zeitschriften, bekannt für zustimmende Äußerungen zur französischen Politik und Kultur.[130] Reil selbst hatte 1802 den vierten Band seiner Fieberlehre Napoleon gewidmet.[131]

Was wird die Zukunft der Menschheit bringen? Das Studium der menschlichen Geschichte und der "ethnographischen" Literatur lassen Reil zu einem skeptischen Urteil kommen:

---

128 Vgl. hierzu Fisch (1992).

129 Der Aufsatz edicin und Pädagogik wurde 1806 veröffentlicht, also sehr wahrscheinlich vor der Schlacht von Jena (14. Oktober 1806) geschrieben.

130 Vgl. Wehler (1987 a), 523-524.

131 Vgl. auch Eulner (1960), 33.

"Ich zweifle an der Perfectibilität der Gattung ... Will man nicht der älteren Geschichte in die Augen schlagen und den neuen Weltumseglern allen Glauben versagen; so ist Glück, Tugend und Vernunft nirgends auf der ganzen Erde Allgemeingut, sondern eine ... sporadische Erscheinung ..."[132]

Für Reil ist der Mensch sowohl zu Moral, als auch zu "Willkühr" und Brutalität fähig; aber auch in diesem Zusammenhang weist er wieder auf die Notwendigkeit einer allgemeinen Gesetzgebung hin:

"allein früher oder später läuft doch einmal die Leidenschaft mit dem Verstande und der Religion davon und das Gesetz muss dem schwankenden Gleichgewicht ... zu Hülfe kommen."[133]

Die Lektüre der Schriften Reils zeigt also, daß schon in der Zeit um 1800 eine Diskussion über den Zusammenhang zwischen moderner "Cultur" und erhöhter Anfälligkeit für Nervenkrankheiten geführt wurde. Reils Modell einer Neurophysiologie bietet einen begrifflichen und theoretischen Fundus, der es ermöglicht, die Beziehungen zwischen sozialer und materieller Umwelt einerseits und Seelenleben andererseits in den Kategorien der Medizin zu thematisieren. Damit sind theoretische Möglichkeiten eröffnet; darüberhinaus hat eine solche wissenschaftliche Deutung aber auch auf den Alltag bezogene Implikationen: Sie ermöglicht eine wissenschaftliche Begründung praktischer Vorgehensweisen, die teilweise nicht erst durch das neue wissenschaftliche Modell inspiriert wurden, sondern bereits vorher existent waren. Ein konkretes Beispiel hierfür ist die Praxis der körperlichen Züchtigung, die in der Zeit um 1800 neben anderen Behandlungstechniken in vielen Institutionen üblich war: Diese bereits länger bestehende Praxis - die neben therapeutischen auch disziplinierende Aspekte hatte - konnte nun im Sinne der Neurophysiologie als wissenschaftlich fundierte Applikation von Schmerzreizen via "Gemeingefühl" auf das "Seelenorgan" gedeutet werden.[134] Tatsächlich hat Reil in einem historisch dokumentierten Gerichtsfall ein entsprechendes wissenschaftliches Gutachten abgegeben,[135] in dem er die Praxis seines Kollegen Ernst Horn, des Direktors der Irrenabteilung an der

132 Reil (1806), 445.

133 Ebd., 444.

134 Dieser Gedanke wurde von Doris Kaufmann in einem Vortrag auf der 3. Tagung der *European Association for the History of Psychiatry*, 11.-14. Sep. 1996, ausführlich entwickelt; vgl. Kaufmann (1997).

135 Reil (1812).

Berliner Charité, nach medizinisch-wissenschaftlichen Gesichtspunkten als gerechtfertigt beurteilt.[136] Nach der Züchtigung durch Schläge und therapeutischer Anwendung eines über den Kopf gestülpten Sacks war eine Patientin der Irrenabteilung "plötzlich verschieden";[137] die Anwendungen waren auf Horns Veranlassung hin geschehen. Im Zusammenhang mit Rivalitäten innerhalb der Berliner Fakultät war Horn daraufhin in ein Disziplinarverfahren verwickelt worden. Reils Gutachten führte - zusammen mit anderen Umständen - dazu, daß Horn, zumindest vorübergehend, entlastet wurde.[138]

Das historische Beispiel verweist somit auf eine Ambivalenz, die wissenschaftlichen Modellen wohl grundsätzlich zu eigen ist: Sie eröffnen neue Erkenntnismöglichkeiten, lassen sich aber auch funktionalisieren, um eine existierende oder geplante Praxis durch die Autorität einer gesellschaftlich anerkannten Deutungsinstanz, der Wissenschaft,[139] zu rechtfertigen.

Viele der um 1800 von Reil formulierten Gedanken wurden in der allgemeinen Kultur- und Zivilisationskritik des 19. und 20. Jahrhunderts feste Topoi. Für die Kultur- und Zivilisationskritik in der Geschichte der Psychiatrie ist das Werk von Reil insofern von besonderem Interesse, als seine Vorstellungen über die krankmachende Wirkung des modernen Lebens in ein umfassendes Modell der Interaktion von "Seelenorgan", Körper und Umwelt eingebettet sind. Deutlich wird an seinem Werk ebenfalls, daß sowohl politisches Denken als auch Annahmen über den Verlauf der Geschichte in die medizinische Theoriebildung um 1800 Eingang gefunden haben.

---

136 Vgl. dazu die Darstellung des Falls in der Rechtfertigungsschrift von Horn (1812); Auszüge aus Reils Gutachten werden darin widerholt zitiert: auf S. 83 die Begründung der disziplinierenden Therapie; und S. 99-116 die Bestätigung, daß die Patientin nicht unmittelbar durch die therapeutische Anwendung des Sacks ums Leben kam.

137 Horn (1812), 13. Horns Widersacher in dieser Angelegenheit, Kohlrausch, schildert in einem ebenfalls in Horns Zusammenstellung abgedruckten Brief an den Geheimrath Langermann drastisch die in der Charité angewendeten Behandlungsmethoden bis hin zur Anwendung von "Autenrieths Martyrersalbe aus Tartarus emeticus": Horn (1812), 63-69; vgl. dazu auch Fichtner (1980).

138 Zu den genaueren Umständen dieses Falls, vgl. Windholz (1995).

139 In dieser Hinsicht hat seit der Aufklärung die Wissenschaft die Religion als autoritative Instanz abgelöst.

3. Abgrenzungen und Vergewisserungen: *Psychiker*, *Somatiker* und *Physiologen*

Die Zeit zwischen dem Wiener Kongreß und der Revolution von 1848 wird in der allgemeinen Geschichtsschreibung üblicherweise in Restauration (1815-1830) und Vormärz (1830-1848) unterteilt.[140] Für die Psychiatriegeschichte ist diese Zeitspanne markiert durch die ersten deutlich sichtbaren Erfolge bei den Bemühungen zur Professionalisierung der neuen Disziplin: Unter Mitwirkung einer Reihe von Medizinern wie Johann Gottfried Langermann (1768-1832) und Maximilian Jacobi (1775-1858) wurden staatlich-administrative Reformen durchgeführt, in deren Verlauf die institutionalisierte Versorgung der "Irren" vom Tollhaus zur psychischen Heil- und Pflegeanstalt transformiert wurde.[141] Auch der "seelische Gefährdungsdiskurs"[142] fand in neugegründeten Publikationsorganen und den ersten Schritten zur Formierung einer Fachgesellschaft einen institutionellen Niederschlag.[143]

---

140 Hardtwig (1985), Nipperdey (1991), Wehler (1987 b).

141 Dörner (1969), Blasius (1994), Kaufmann (1995).

142 Dies ist der zentrale Begriff, mit dem Doris Kaufmann (1995) in ihrer grundlegenden Studie die extensive Thematisierung der bürgerlichen Selbsterfahrung mit der Entstehung der Disziplin Psychiatrie im frühen 19. Jahrhundert in Beziehung setzt.

143 1818 wurde von Friedrich Nasse mit der Zeitschrift für psychische Aerzte die erste

Auf der Ebene des Diskurses ist der skizzierte Zeitrahmen markiert durch den Versuch einer theoretischen Selbstvergewisserung der sich etablierenden Disziplin sowie das darauf folgende Bestreben, Anschluß zu finden an die Methoden, den Kenntnisstand und das schnell wachsende Prestige der übrigen medizinischen Fächer. Ausdruck dieser beiden Schwerpunkte des Diskurses war die Debatte um eine anthropologische Fundierung der Psychiatrie, die während der Restaurationszeit im Zentrum der Aufmerksamkeit stand und sich wesentlich als Auseinandersetzung zwischen "Somatikern" und "Psychikern" abspielte,[144] sowie im Vormärz das an der neu entstehenden Physiologie orientierte Programm einer psychiatrischen Wissenschaft, das vor allem im frühen Werk von Wilhelm Griesinger (1817-1868) dokumentiert ist. Die Schriften von Reil dienten dabei den psychiatrischen Autoren der Zeit als zentraler Bezugspunkt für ihre eigenen Überlegungen. Die Rezeption der Entwicklungen in der französischen und englischen Psychiatrie,[145] der professions- und allgemeinpolitische Kontext sowie die jeweiligen persönlichen Prämissen und Intentionen führten zu spezifischen Um- und auch Neuformulierungen zentraler Konzepte, und damit auch der hier besonders interessierenden Begriffe Natur und Kultur, Gesellschaft und Geschichte. Das dabei entstehende begriffliche Repertoire bildete den Fundus von Ideen und Termini, mit dessen Hilfe in der zweiten Hälfte des Jahrhunderts die stufenweise Rezeption und Adaptation der Degenerationstheorie und die "Erfindung" der Kategorie Zivilisationskrankheit möglich wurden.

---

rein unter medizinischer Leitung stehende deutschsprachige psychiatrische Fachzeitschrift gegründet; ab 1844 erschien unter der Hauptredaktion von Heinrich Damerow die Allgemeine Zeitschrift für Psychiatrie und psychisch-gerichtliche Medicin, das "öffentliche Organ der deutschen Psychiatrie"; 1846 wurde die Sektion Psychiatrie der "Gesellschaft Deutscher Naturforscher und Ärzte" gegründet: Vgl. hierzu Bodamer (1953); Dörner (1969); Keil (1985); Kaufmann (1995); 283-334.

144 Auch bei psychiatrischen Autoren, die sich explizit einem empirischen Programm verpflichteten, wurden die klinischen und pathologisch-anatomischen Beobachtungen meist illustrierend als Beleg für die eigene Position im Rahmen dieser anthropologischen Debatte angeführt; vgl. hierzu Kutzer (1991).

145 Zur französischen Psychiatrie des frühen 19. Jahrhunderts, vgl. Goldstein (1987); zur englischen Psychiatrie der gleichen Zeit, vgl. Scull (1993). Die Bedeutung dieser Traditionen für die einzelnen hier behandelten Positionen wird in den jeweiligen Abschnitten ausgeführt.

3.1. "Psychiker" und "Somatiker": Der Versuch einer anthropologischen Fundierung der Psychiatrie in der Restaurationszeit (1815/18 bis 1830)

Im Jahre 1818 eröffneten Johann Christian Heinroth (1773-1843) und Christian Friedrich Nasse (1778-1851) eine Kontroverse, die schon von den Zeitgenossen und der folgenden Generation von Psychiatern als grundsätzliche Auseinandersetzung zwischen einer "psychischen" und einer "somatischen" Interpretation des "Irreseyns" wahrgenommen wurde.[146] In der psychiatrie-historischen Literatur wurde wiederholt darauf hingewiesen, daß diese Auseinandersetzung nicht mit heutigen Debatten, beispielsweise zwischen einer biologisch-somatisch und einer psychodynamisch orientierten Psychiatrie gleichgesetzt werden darf.[147] Grundlegend für *beide* Standpunkte in der historischen Kontroverse war nämlich die Prämisse, daß die Seele eine vom Körper unabhängige Existenz haben müsse. Insbesondere die "Somatiker" begründeten ihre Position von der körperlichen Verursachung der "Seelenstörungen"[148] mit dem göttlichen Ursprung der Seele, die gerade aufgrund dieser besonderen Qualität nicht primär erkranken könne.[149]

Im zeitgenössischen Fachpublikum wurde die Debatte zwischen "Psychikern" und "Somatikern" sehr aufmerksam verfolgt und kommentiert; viele Fachvertreter äußerten sich selbst in mehr oder weniger ausführlicher Form zur zentralen Fragestellung.[150] Im Kontext der vorliegenden Arbeit ist

146 Vgl. beispielsweise Friedreich (1836); Griesinger (1844), 80; sowie Schüle (1886). Ähnliche Positionen wie diejenigen von Heinroth und Nasse waren punktuell auch zuvor formuliert worden, jedoch nicht im Kontext einer auf diese Frage zugespitzten Kontroverse. Entsprechend schreibt auch Friedreich (1836), 106, daß Nasse mit seinem Aufsatz aus dem Jahr 1818 in Erwiderung auf Heinroths Lehrbuch aus dem gleichen Jahr den "vorzüglichsten Impuls" für diese Debatte geliefert habe.

147 Dörner (1969), Verwey (1985), Benzenhöfer (1993).

148 Der Begriff der "Seelenstörung" (im weiteren ohne Anführungszeichen) wurde - allerdings mit unterschiedlichen Argumenten - übereinstimmend sowohl von Heinroth als auch von Nasse propagiert: Heinroth (1818 a) und Nasse (1818 a).

149 Vgl. dazu Dörner (1969), 276, Kutzer (1991).

150 So werden beispielsweise Maximilian Jacobi, Christian Friedrich W. Roller und Ernst Albert Zeller üblicherweise zum Lager der "Somatiker", Karl Ideler zum Lager der "Psychiker" gezählt. Für eine Darstellung der Kontroverse aus der Perspektive eines historischen Zeitgenossen, der sich selbst explizit zum Standpunkt der "Somatiker" bekannte, vgl. Friedreich (1836). Die bislang detaillierteste Darstellung der

diese Debatte insofern von Bedeutung, als sie die Protagonisten dazu veranlaßte, ihre jeweiligen theoretischen Vorannahmen im Detail zu explizieren. Damit bieten die ausformulierten Positionen von Heinroth und Nasse eine gut dokumentierte und repräsentative Grundlage für die Fragestellung der vorliegenden Untersuchung.

3.1.1. Geschichte, Moral und Psychologie bei Heinroth

3.1.1.a. Anthropologie und Krankheitslehre

Heinroth, seit 1811 Professor für psychische Heilkunde an der Universität Leipzig,[151] bezeichnet in seinem *Lehrbuch der Störungen des Seelenlebens* Reil als den "Urheber der eigentlichen psychischen Medizin", seine Ansichten als "den kräftigsten Anstoß für [die] weitere Bearbeitung dieses Gebietes".[152] Neben Reil hatte Heinroth auch die Schriften des Florentiner Psychiatriereformers Vincenzo Chiarugi (1759-1820) sowie der wichtigsten englischen und französischen Autoren detailliert rezipiert.[153] Sein besonderes Interesse an der französischen Psychiatrie wird dadurch dokumentiert, daß er die Übersetzung der maßgeblichen Aufsätze des führenden französischen Fachvertreters, Jean-Étienne-Dominique Esquirol (1772-1840), anregte und zusammen mit einem eigenen kritischen Kommentar edierte; darüberhinaus übersetzte er selbst das Hauptwerk des Esquirol-Schülers Étienne-Jean

---

Positionen von Heinroth und Nasse findet sich in der Arbeit von Benzenhöfer; allerdings präsentiert diese Darstellung beide Entwürfe völlig statisch und unverbunden nebeneinander und abstrahiert - wie der Verfasser auch selbstkritisch im Nachwort anmerkt - völlig vom allgemein- und professionspolitischen Kontext. Die Arbeit von Verwey gibt einen Eindruck von der Dynamik der Auseinandersetzung, konzentriert sich aber weitgehend auf die Implikationen für die weitere Entwicklung der (philosophischen) Anthropologie; vgl. weiter Ackerknecht (1957), 59-62; Dörner (1969), 244-279; Marx (1990/91); sowie Roelcke et al. (1994).

151 Zu Biographie und Werk Heinroths, vgl. Gregor (1921 b), Leibbrand/Wettley (1961), 492-496; Marx (1965); Dörner (1969), 255-261; Wunderlich (1981), 34-56; Pauleikhoff (1983), 84-108; Verwey (1985), 9-34; Marx (1990/91), 369-377; Benzenhöfer (1993), 75-92. Die für Heinroths Auffassungen vom Verhältnis zwischen Individuum und Staat zentralen Arbeiten zur forensischen Psychiatrie sind in der Sekundärliteratur lediglich bei Marx (1968) ausführlich thematisiert.

152 Heinroth (1818 a), 161-162.

153 Vgl. Heinroth (1818 a), 64-171.

Georget (1795-1828), *De la folie*, und publizierte diese Übersetzung ebenfalls zusammen mit kritischen *Beilagen*.[154] Heinroth schätzte die französischen Autoren wegen ihrer genauen klinischen Beobachtungen und auch wegen ihrer Praxis im Umgang mit den "Irren".[155] Er lehnte jedoch ihre an Symptomen orientierte Einteilung der Seelenstörungen als zu "oberflächlich" ab.[156] Die klinische Beobachtung sei zwar eine wichtige Voraussetzung,[157] aber keineswegs hinreichend "für die Vollendung der psychischen Medicin".[158] Mit Absicht verzichte er auch auf "Sectionsberichte", weil sich "die Seelenstörungen aus Leichenöffnungen weder erklären, noch heilen" lassen.[159] Die Empirie ermögliche zwar einige oberflächlich richtige Aussagen, führe aber leicht zu falschen Schlußfolgerungen, wenn eine falsche Perspektive eingenommen wird, "ohngefähr wie eine Mondfinsternis richtig berechnet werden kann, auch wenn man die Erde stillstehen und die Sonne sich bewegen läßt".[160] Eine Erkenntnis des wahren Wesens der Seelenstörungen sei nur aufgrund rationaler Überlegung, und zwar "vom religiösen Standpunkt aus" möglich.[161] Die Empirie habe dabei die Funktion einer bestätigenden Illustration.[162]

Heinroth argumentiert damit explizit deduzierend und aus einer theologischen Perspektive. Gleichzeitig wird die Empirie in Form von klinischer Beobachtung und pathologischem Befund entwertet. Zentral war für ihn die Frage, ob das Gehirn das Organ der "Seelenthätigkeit", und ob der Wahnsinn eine Krankheit des Gehirns sei. In diesem Sinne hatte er die Ausführungen von Georget, aber auch die Arbeiten der Hirnforscher Franz Joseph Gall

---

154 Heinroth (1821) und (1827).

155 Heinroth (1818 a), 118; (1821), IV; (1827), 545.

156 Heinroth (1818 a), 113 u. 117; (1827), 545.

157 Heinroth (1818 b).

158 Heinroth (1818 a), Vorrede, S. VI.

159 Ebd, VII.

160 Heinroth (1821), S. 280-281.

161 Heinroth (1827), 551. An anderer Stelle spricht Heinroth, weniger explizit, aber vom Kontext her synonym, vom "moralischen Prinzip": Heinroth (1823/24), Vorrede, S. III-IV. Die Bedeutung, die Heinroth dem "rationalen" - im Gegensatz zum empirischen - Standpunkt zumißt, wird deutlich durch den Zusatz im Titel von Heinroth (1818 a): Lehrbuch der Störungen des Seelenlebens oder der Seelenstörungen und ihrer Behandlung. Vom rationalen Standpunkt aus entworfen.

162 Heinroth, Vorrede zu (1823/24).

(1758-1828) und Johann Kaspar Spurzheim (1776-1832) verstanden.[163] Diese Auffassungen sind für Heinroth jedoch "Ir[r]thum" und "Folge einer optischen Täuschung.[164]

Konsequent leitet Heinroth seine Definition der "Seelenstörungen" aus einer theologisch inspirierten Anthropologie ab. Danach ist der Mensch weder Materie noch Geist, sondern "Organ des Geistes", - wobei mit Geist der trinitarische Heilige Geist gemeint ist.[165] Seele und Leib sind nur in der Anschauung zu trennen; sie sind zwei Seiten des einen Lebens. Für diese umfassende und nicht reduzierbare Einheit benutzt Heinroth - auch als Antwort auf seine Kritiker aus dem Lager der "Somatiker" - in seiner ab 1825 vorgelegten Criminalpsychologie einen eigenen Begriff, den der "Person".[166]

Die doppelte Erscheinungsweise des Lebens und damit die unabdingbare Zusammengehörigkeit von Leib und Seele versucht Heinroth anhand einer Metapher zu verdeutlichen, auf die in der weiteren Debatte wiederholt rekurriert wird:

"der Mensch [ist] ein Einziges Selbst oder Ich (Individuum), aus Seele und Leib, aus Innerem und Aeußerem bestehend; als wovon sich keines ohne das andere denken läßt; ... wie der Baum, unter der Erde, sich in Ganzes von Wurzeln ausbreitet, über der Erde als Stamm und Wipfel erscheint. Was vom Baume in der Dunkelheit der Erde lebt, ist gleichsam der Leib des Baumes, was über der Erde im Lichte des Tages sichtbar ist, gleichsam des Baumes Geist. Und wer wollte wohl Wurzel und Wipfel nicht als Theile eines und desselben Baumes, nicht als zur Einheit, zum Begriff des Baumes gehörig betrachten? Das Sichtbare wie das Unsichtbare macht Ein Ganzes aus, ist unzertrennlich nicht blos, sondern auch nicht einmal verschiedenartig."[167]

Auffallend an dieser Metapher ist, daß die sichtbaren Teile des Baumes,

---

163 Vgl. Heinroths Beilagen zu seiner Übersetzung von Georgets Lehrbuch: Heinroth (1821), 276-277. Zu Gall und Spurzheims Vorstellungen über Seele und Gehirn, vgl. Mann (1988), Hagner (1997).

164 Heinroth (1821), 280-281.

165 Heinroth (1821), 376.

166 Eine Person ist danach dasjenige Wesen, das nicht nur mit Bewußtsein und Selbstbewußtsein, sondern auch mit der Fähigkeit zur Anerkennung der Heiligkeit und Unantastbarkeit des Lebens ausgestattet ist; vgl. Heinroth (1825), 43-47, sowie Heinroth (1833); auch Marx (1968). Im Gegensatz zum Personenbegriff in der Tradition der angelsächsischen Philosophie, welche zwischen Mensch und Person differenziert, wird das Attribut Person bei Heinroth prinzipiell allen Menschen zugeordnet; es muß jedoch von jedem Einzelnen aus dem Zustand der Latenz in den der Manifestation entwickelt werden.

167 Heinroth (1818 a), 5.

Stamm und Wipfel, nicht etwa dem sichtbaren Aspekt des menschlichen Lebens, dem Leib zugeordnet werden, sondern der Seele; umgekehrt werden die unsichtbaren Wurzeln dem Leib korreliert. Das tertium metaphoris ist damit nicht die sinnliche Wahrnehmung, sondern die Polarität von unten und oben, dunkel und hell, mit jeweils vielfältigen theologischen Implikationen.

Im Gegensatz zu anderen Lebewesen ist der Mensch durch das Bewußtsein, das "Wissen vom Seyn", ausgezeichnet. Je nach der "menschlichen Lebensentwicklung" gibt es drei Abstufungen des Bewußtseins:

"Auf der niedrigsten Stufe des Bewußtseyns, und folglich des Menschenlebens, steht das Kind, der rohe Mensch, das rohe Volk. Es ist dies das Bewußtseyn des blos Aeußern". Der Mensch selbst ist auf dieser Stufe ganz "sinnliches Wesen ... Der Genuß ist sein Ziel, und der Zufall seine Gottheit."[168]

Die zweite Stufe ist erreicht, sobald der Verstand geweckt wird und "die Anschauungen zu Begriffen" werden. Auf dieser Stufe wird der Mensch sich seiner selbst bewußt und es entsteht das Selbstbewußtsein. Dieses nimmt das Äußere des eigenen Lebens als Leib, das Innere als Seele wahr. Die Seele wiederum kann in der Anschauung dreifach gegliedert werden: In Gemüth, Geist (welcher Sinne und Verstand umfaßt) und Wille.[169] Das Selbstbewußtsein ermöglicht die Wahrnehmung der Wechselwirkungen zwischen Ich und Welt. Der selbstbewußte Mensch versucht diese Wechselbeziehungen so zu gestalten, daß seine Selbständigkeit erhalten bleibt. - Auch dieser Stufe sind individuelle und vermeintliche kollektive Entwicklungstufen des Menschen zugeordnet: "Auf dieser zweyten Stufe des Bewußtseyns erblicken wir den größten Theil der gebildeten Menschheit", diejenigen, die sich selbst in ihrer eigenen Existenz wahrzunehmen vermögen, die sich jedoch über "Wesen und Ziel" ihrer Existenz keine Rechenschaft geben: "Alles um des Ichs, um des Selbstseyns willen, ist das Gesetz dieser Stufe des Bewußtseyns."[170]

Eine höchste dritte Stufe ist wenigen Menschen vorbehalten: Nämlich denjenigen, die das "Weltleben" und das "Selbstleben" aufgeben und sich der Entwicklung des "Ewigen in sich" widmen, d.h., sich Gott zuwenden. So wie das *Selbstbewußtsein* die Unterscheidung zwischen Ich und Welt ermöglicht, so ermöglicht das *Gewissen* die Wahrnehmung eines "Widerspruchs" innerhalb des Ich. Dieser Widerspruch ist das Resultat "einer höheren, in das

168 Ebd., 4.
169 Ebd., 6.
170 Ebd., 6-7.

Ich eintretenden Thätigkeit",[171] einer Instanz, die Heinroth als das "*Ueber uns*" bezeichnet. Diese Instanz hat die Tendenz, das "tiefere Bewußtsein" von der äußeren Welt und vom Selbst zu "verdrängen".[172] Während das Bewußtsein auf die Welt, das Selbstbewußtsein auf das Selbst gerichtet ist, ist das durch das Gewissen transformierte Selbstbewußtsein auf die Abwendung von der Welt, die "Selbsthingabe, d.h., die Liebe" hin ausgerichtet.[173] In Fortführung der Metapher vom Baum wird nun das Bewußtsein mit der Wurzel (und der Wahrnehmung der materiellen Welt), das Selbstbewußtsein mit dem Stamm (und der Wahrnehmung des Selbst), und schließlich das Gewissen mit dem "Wipfel, in welch letztern die Fülle der Blüthen und Früchte wohnt", korreliert.[174]

Das Gewissen fungiert als "Mahner" und "Compaß" im "Labyrinth" der Welt.[175] Die Fähigkeit zur Wahrnehmung des "Ueber uns" ist die Vernunft, der Terminus Vernunft weist auf die Funktion, das Vernehmen, hin.[176] Die Vernunft wird damit verstanden als "der Sinn für das Unendliche", mithin für Gott. Das rechtverstandene Leben ist eine Entwicklung hin zu Gott.[177]

Entscheidend ist nun, daß der Mensch von Natur aus mit Vernunft und Gewissen ausgestattet ist,[178] mithin die Möglichkeit zur Wahrnehmung und Unterscheidung von Welt, Selbst und den Geboten Gottes hat. Diese Möglichkeit der Unterscheidung bedeutet Freiheit:[179]

> "es bleibt dem Menschen überlassen, ob er sich im irdischen Haben und Seyn verlieren, oder, sich diesem entwindend, die Welt und das eigne Selbst verläugnend, dem Genius folgen will, der ihm ... eine ewige Welt und ein ewiges Seyn zur Wohnstätte anweiset."[180]

---

171 Ebd., 7.

172 Ebd., 10; der Begriff "Ueber uns" ist bei Heinroth gesperrt gedruckt. Die Analogien zum Freud'schen Modell der psychischen Instanzen sind offenkundig; sie finden sich in ähnlicher Weise in der *Symbolik des Traumes* von Heinroths Zeitgenossen Gotthilf Heinrich Schubert (1780-1860): vgl. Schott (1981). Einen Überblick über die historischen Zusammenhänge zwischen der Medizin und Philosophie des frühen 19. Jahrhunderts und der Entstehung der Psychoanalyse gibt Ellenberger (1973).

173 Ebd., 11.

174 Ebd., 15.

175 Ebd., 8-9.

176 Ebd., 10.

177 Ebd., 13.

178 Ebd., 8.

179 Heinroth (1818 a), 180.

180 Ebd., 16.

Die Seelenstörungen sind nach Heinroth Folge einer "freien Verzichtleistung auf die Freiheit". sie werden damit definiert als "psychisch-unfreie Zustände", oder, genauer, als "dauerhaft unfreie Zustände" der Vernunft.[181] Die Entscheidung zum Verzicht auf die Freiheit wird von Heinroth gleichgesetzt mit der Sünde, mit einem Leben für die Welt oder für das "Ich".[182] Damit ist die Sünde, wie Heinroth schreibt, "die innere Bedingung zur Entstehung der psychisch-unfreien Zustände".[183] Die Unfreiheit breite sich vom Gemüth her aus: Vor allem die anhaltende Leidenschaft führt über das Laster zum Wahn. Das bloß äußerliche Handeln in der bürgerlichen Gesellschaft zeigt sich im süchtigen, aber vergeblichen Verhalten, einer an Gewinn oder Verlust orientierten Begierde. Die Störung des Gemüths führt über die Geistes- bis zur Willenskrankheit. Alle Formen der Seelenstörung aber entspringen dem sündhaften, weil prinzipiell freien Handeln.

Ebenso wie die Seelenstörung ist für Heinroth auch das Verbrechen Folge einer sündigen und damit schuldhaften Handlung. Die Idee der prinzipiell allen Menschen, oder Personen, zukommenden freien Entscheidungsmöglichkeit zwischen den Geboten der Vernunft und den Versuchungen im "Labyrinth der Welt" ist auch die Grundlage für Heinroths extensiven Schuldbegriff im Kontext der *Criminalpsychologie*.[184] Daß diese Begriffe nicht nur theoretisch entwickelt, sondern auch praktisch angewendet wurden, ist dokumentiert in der Sammlung von forensisch-psychiatrischen Gutachten Heinroths, die posthum 1847 publiziert wurden.[185] Eine Exkulpierung des psychisch kranken Verbrechers lehnt Heinroth mit Verweis auf die jedem Menschen prinzipiell verfügbare Freiheit ab. Der Unterschied zwischen krimineller Handlung beim Gesunden und beim psychisch Kranken besteht lediglich darin, daß beim Kranken die Entscheidung zur Unfreiheit nicht erst unmittelbar im zeitlichen Zusammenhang mit der Tat, sondern bereits unabhängig von der Tat zu einem früheren Zeitpunkt getroffen

181 Ebd., 378 und 349; vgl. auch Heinroth (1818 a), 36.

182 Heinroth (1818 a), 25.

183 Ebd. Der Begriff der Ursache wird von Heinroth abgelehnt, da dieser Begriff im engeren Wortsinn, als Ur-sache, sich nur auf das Erste, Unbedingte, nämlich den Geist, beziehen könne: Heinroth (1818 a), 173-174; vgl. auch Benzenhöfer (1993), 82-83.

184 Theoretisch ist dieser Schuldbegriff entwickelt in Heinroth (1825) und (1833); vgl. dazu auch Marx (1968).

185 Heinroth (1847).

wurde. Die *Un*freiheit zum Tatzeitpunkt nun hat zur Folge, daß für die Tat selbst keine Strafe zugemessen werden kann; dies bedeutet aber nicht, daß der Täter keine Schuld auf sich geladen hätte.[186]

Hier wir deutlich, daß die Psychiatrie in der Zeit offensichtlich als Bewertungsinstanz für Streitfragen im Zusammenhang mit der Aufrechterhaltung der öffentlichen Ordnung eine erhebliche Bedeutung hatte, die jedoch sicher noch im Detail empirisch zu klären wäre. Dagegen lassen sich psychiatrische Stellungnahmen im Sinne einer Gesellschaftskritik oder Sozialreform in der öffentlichen Debatte nicht rekonstruieren.

Zurück zu Heinroths Werk und insbesondere den Stellenwert des Sündenbegriffs. Hier ist die individuell zu verantwortende Sünde[187] lediglich eine *notwendige*, jedoch keine *hinreichende* Bedingung für die Seelenstörungen. Weitere Faktoren müssen hinzutreten: Heinroth nennt sie "organische Bedingungen", wobei er hier weiter unterscheidet zwischen einerseits "heftiger Erregung" oder "gewaltsam einwirkenden Reizen" und andererseits einem "empfänglichen Organismus".[188] Ausreichend ist schon das Hinzutreten von nur einem dieser beiden Faktoren zur Vorbedingung der Sünde.[189] Außerdem gibt es eine Reihe von unfreien Zuständen der Seele, die *nicht* durch Sünde entstehen: nämlich die "organisch-bedingten unfreien Zustände", wie der Schlaf, der Traum und das Delirium in Fiebern. Diese Zustände sind - im Gegensatz etwa zur Verrücktheit und zur Melancholie - keine Seelenstörungen: Heinroth bezeichnet sie als "Unterbrechungen", nicht als "Störungen" des "geistigen Seelenlebens", da sie die geistige Freiheit des

186 Vgl. Heinroth (1833) und insbesondere die auf konkrete Justizfälle bezogene Argumentation in Heinroth (1847).

187 Die Betonung der individuellen Verantwortung unterscheidet Heinroth von anderen zeitgenössischen Autoren, beispielsweise Johann Nepomuk Ringseis, der bereits durch die Erbsünde eine Disposition der gesamten Menschheit zur Krankheit behauptet; vgl. unten, die Abschnitte zur Sünde bei Nasse und die Polemik Griesingers gegen Ringseis.

188 Heinroth (1821), 392; vgl. auch (1818 a), 182-185.

189 Mit dieser Theorie der Krankheitsverursachung verbindet Heinroth eine Kritik an den überlieferten ätiologischen Kategorien, wonach "vorbereitende" (Disposition) und "gelegentliche" als (zeitlich) "entfernte Ursachen" zusammengefaßt und den "nächsten Ursachen" - den Abläufen im Körper nach Einwirkung der "entfernten Ursachen" - gegenübergestellt werden: Heinroth (1818 a), 181-192. Die Unterscheidung von "entfernter" und "nächster Ursache" entspricht etwa unserer heutigen Differenzierung von Ätiologie und Pathogenese.

Menschen nicht antasteten; sie seien nicht dauerhaft im Sinne der Definition, sondern entweder vorübergehend, oder verbunden mit einem (ihren Charakter bestimmenden) körperlichen Leiden.[190] Somit sind nicht alle unfreien Zustände der Seele Folge von Sünde. Umgekehrt ist die Sünde allein nicht hinreichend, um eine Seelenstörung entstehen zu lassen.[191]

3.1.1.b. Cultur, Geschichte und Staat bei Heinroth

Von den genannten drei Bedingungsfaktoren - sündhaftes Verhalten, äußere Reize und empfänglicher Organismus - verweist die Kategorie der Sünde, also des individuellen moralischen Fehlverhaltens, auf die Bedeutung der "Cultur" für die Entstehung der Seelenstörungen:

"Cultur" wird von Heinroth als Pflege der "Geisteskräfte" durch Erziehung verstanden.[192] Der Begriff bezeichnet dabei den *Vorgang* und das *Resultat* einer richtigen Erziehung, und zwar zunächst und vor allem beim Individuum. Er bezeichnet weiter aber auch - bezogen auf ein Kollektiv ("cultivierte Völker") - die Summe der geistigen Fähigkeiten, die durch rechte Erziehung erworben werden können.[193] Cultur ist damit die Realisierung der im Menschen zwar obligat angelegten, aber keineswegs immer manifestierten Vernunft.[194]

Hier nun besteht der Zusammenhang zur Entstehung der Seelenstörungen: Die Sünde als notwendige Vorbedingung ist ja gleichbedeutend mit einer freien Entscheidung der Vernunft, ihre Freiheit aufzugeben. Nun befindet sich aber, so Heinroth, "der größte Theil des Menschengeschlechtes" in einem Zustand, in dem die Vernunft nur in der Potentialität, nicht aber als manifeste vorhanden ist, "gleichsam im Zustande der Kindheit": In diesem Zustand sind nicht nur die Kinder selbst, sondern auch alle "uncultivierten Völker"[195] sowie "bei den sogenannten cultivierten Völkern ... die ganze

---

190 Heinroth (1818 a), 41-42.

191 Ebd., 379; vgl. auch Heinroth (1818 a), 41. - Sowohl bei vielen Zeitgenossen als auch in der Rezeptionsgeschichte wird Heinroths Position meistens dahingehend verkürzt, daß er die Sünde als Ursache der Krankheit behaupte; dies ist, wie hier ausgeführt, in dieser Form nicht zutreffend.

192 Heinroth (1818 a), 184.

193 Heinroth (1818 a), 184, sowie (1821), 393.

194 Heinroth (1821), 393.

195 Hier gibt Heinroth eine Hierarchie der Cultiviertheit: Danach stehen die Völker Europas und die "cultivierten Theile von Amerika" an der Spitze, gefolgt von Asien

große Menge [derjenigen], in welche die Folgen der Cultur nicht eingedrungen sind", nämlich vor allem die Landbevölkerung, aber auch ein Teil der Stadtbewohner.[196] Die Abwesenheit der manifesten Vernunft erklärt für Heinroth die in der zeitgenössischen Fachliteratur wiederholt beschriebene Beobachtung, wonach Zustände wie die "Verrücktheit" oder die "Melancholie" kaum oder gar nicht bei den sogenannten "uncultivierten Völkern" vorkommen sollten.

Cultur, oder Cultiviertheit, ist also Voraussetzung von Sünde, und hierüber auch Voraussetzung für die Entstehung von Seelenstörungen. Die Herausbildung und Erhaltung einer solchen Cultur wird dabei von Heinroth an keiner Stelle mit der Sphäre der Politik in Verbindung gebracht. "Politische Stürme" sind abgekoppelt vom Bereich der Cultur und werden als "gewaltsam einwirkende Reize" zu den äußeren Bedingungen der Seelenstörungen gezählt.[197] Diese Möglichkeit der Krankheitsentstehung bleibt aber bei Heinroth marginal. Völlig im Zentrum seiner Ausführungen steht dagegen das sündhafte Verhalten, das an den freien Vernunftgebrauch gebunden ist. Konsequenterweise ist für ihn eine Vorbeugung der "Seelenstörungen" nicht etwa durch Umgestaltung des öffentlichen Lebens oder gar der politischen Verhältnisse zu erwarten: Vielmehr ist der richtige Gebrauch der Vernunft "das einzige Mittel" zur Prävention.[198] Der Weg dahin führt über eine christliche Erziehung, zu der allerdings der Staat Voraussetzungen schaffen muß.[199]

Der Staat wird bei Heinroth vor allem im Kontext der forensischen Psychiatrie als eine Einrichtung konzipiert, die die Vernunft und damit die Entscheidungsfähigkeit der Person - immer im Hinblick auf das religiöse Gebot - gewährleisten soll.[200] Zu diesem Zweck muß der Staat Gesetze erlassen. Nur diejenigen Personen, die sich den Gesetzen unterwerfen, sind Mitglieder des Staates, oder Bürger. Die Einschränkungen durch das autoritative, letztlich auf göttliches Gebot verweisende Gesetz machen die Pflichten des Bürgers aus;[201] sie sind unabdingbar mit seinem Freiheitsanspruch

und schließlich von Africa: Heinroth (1821), 393-394.

196 Heinroth (1821), 393.

197 Heinroth (1821), 394.

198 Ebd., 420.

199 Ebd., 430-432.

200 Heinroth (1825), 83-84 u. 116.

201 Heinroth (1825), 100, 103, 106; vgl. auch Marx (1968).

verknüpft, der aber in der Perspektive Heinroths ebenfalls auf die Realisierung des göttlichen Gebots hinzielt. Sowohl der Freiheits- als auch der Staatsbegriff sind damit ausdrücklich theologisch fundiert: Letzter Maßstab für Freiheit wie auch für staatliche Autorität ist damit nicht das autonome Individuum, sondern das in den religiösen Schriften dokumentierte Gebot. Die Sphäre der Politik existiert damit für Heinroth nur als eine der Religion nachgeordnete; Kriterien wie Öffentlichkeit und Liberalität spielen gegenüber der durch den Staat vermittelten religösen Autorität allenfalls eine marginale Rolle. *Cultur* ist mithin - wie etwa bei Reil - Voraussetzung für die volle Entfaltung der Vernunft; im Unterschied zu Reil jedoch verweist diese und damit mittelbar auch *Cultur* auf eine letztlich außerpolitische individuelle Beziehung zur höchsten religiösen Instanz. Der Staat ist allenfalls ein Garant für das Zustandekommen und die Aufrechterhaltung dieser Beziehung.

Die Psychiatrie liefert hier also keine Anstöße für sozialreformerische Aktivitäten. Vielmehr zielt die von Heinroth entwickelte Begrifflichkeit auf eine Selbstdisziplinierung des Bürgers in einem Staat, der den Ordnungsrahmen vorgibt.

Während somit bei Heinroth eine entpolitisierte *Cultur* die Bedingung für Freiheit und damit auch für die Möglichkeit der Seelenstörung ist, ist der *Natur*begriff korreliert mit Unfreiheit:

"Je mehr sich der Mensch abwendet von Gott nach der Welt, ... desto mehr fällt er auch ihr anheim, wird ihre Beute, ihr Sklav, geräth unter ihr Gesetz, unter das Gesetz der Nothwendigkeit, der Schwere, kurz, der Natur. Der Mensch wird in dem Maaße Natur, als er aufhört, sich nach dem Gesetz der Freiheit zu bestimmen."[202]

Heinroths Konzeption von Geschichte setzt eine Differenzierung zwischen den Begriffen "Bestimmung" und "Nothwendigkeit" voraus: Die Hinwendung zum Ewigen, zum "Geist" und zu Gott ist die Bestimmung des Menschen als Individuum und als Menschengeschlecht, wobei Bestimmung im Sinne eines moralisch erstrebenswerten Ziels gedacht ist. Ein solcher Prozeß der moralischen Vervollkommnung setzt jedoch den freien Entschluß des vernünftigen Einzelnen voraus, er ereignet sich nicht "mit der Gewalt der Nothwendigkeit" wie die Abläufe in der äußeren Natur, wo es keine Freiheit und damit auch keine Entscheidungsmöglichkeiten gibt.[203]

202 Heinroth (1821), 377.
203 Heinroth (1818 a), 15-16.

Der Verlauf der Geschichte ist also prinzipiell offen. Sowohl die individuelle Geschichte der Person als auch die kollektive Geschichte von Völkern oder Nationen ist damit entscheidende Voraussetzung für die Möglichkeit der Vernunft einerseits, für die Disposition zur Seelenstörung andererseits. "Rohe Völker" sind nicht einfach gesünder, sondern aufgrund ihres geringen Differenzierunsgrades gar nicht in der Lage, seelisch zu erkranken. Erst ab einem bestimmten Grad der Menschheits- und parallel dazu der Individualentwicklung entsteht das Selbstbewußtsein und damit die Möglichkeit zu moralischer Entscheidung, aber auch zur Seelenstörung. Die individuelle und kollektive Höherentwicklung ist also obligatorisch gebunden an einen steigenden moralischen Anspruch. Die "Bestimmung" des Menschen und der Menschheitsgeschichte meint damit eine Aufgabe, nicht eine selbsttätig ablaufende Bewegung zu einem vorgegebenen Ziel. Diese Aufgabe ist, entsprechend der Idee von der selbstverschuldeten Unvernunft, im wesentlichen vom Einzelnen zu leisten. Eine gefährdete öffentliche Ordnung kann aber die äußeren Anlässe liefern, die den Einzelnen vom Weg der Vernunft ablenken. Besonders die bürgerliche Gesellschaft, wie man sie in den Großstädten am deutlichsten ausgeprägt findet, ist für Heinroth mit Gefährdungen für die Vernunft durch Ausschweifungen und Anreize zur Selbstsucht assoziiert. Dagegen werden stabile öffentliche Verhältnisse von einer starken Obrigkeit und von der Sittlichkeit der Fürsten erwartet. Diese Haltung Heinroths spiegelt die Skepsis eines Teils des beamteten Bildungsbürgertums gegenüber dem neu aufkommenden Wirtschaftsbürgertum: Die Privilegien des Beamtentums waren an die Stabilität der feudal-monarchischen Obrigkeit gebunden und wurden bezahlt mit dem Ausschluß von direkter politischer Mitbestimmung, z.B. durch parlamentarische Vertretung. Diese Konstellation war gefährdet durch die Forderungen des liberalen Wirtschaftsbürgertums, aber auch einer Fraktion "freigeistiger" Bildungsbürger nach größerer Beteiligung an politischen Entscheidungen und vor allem nach einer Verfassung.[204]

Geschichte ist damit eine konstitutive Bedingung für Heinroths Psychologie und Psychopathologie, aber auch für seine Konzeption des Staates, welcher ja die vernunftbegabte Person voraussetzt. Durch die Ausrichtung sowohl der staatlichen Ordnung als auch der individuellen Vernunft auf das göttliche Gebot hin gibt es für den *vernünftigen* und mithin gesunden Bürger

---

204 Nipperdey (1991), 155-271 und 286-300; Wehler (1987 b), 185-138.

keine Kollision zwischen individueller Freiheit und staatlichem Gesetz.[205] Mit dieser Position liefert Heinroth eine anthropologische Legitimation und - über seine Criminalpsychologie und forensiche Psychiatrie - eine auch sozialpolitisch relevante Handlungsorientierung für das Umfeld des "romantischen Konservativismus" (Nipperdey). Diese wird in Staatswissenschaft und Beamtentum etwa Karl Ludwig von Haller (1768-1854) oder Adam Müller (1779-1829) repräsentiert, für die anstelle der egalitären Staatsbürgergesellschaft ständische Hierarchie und ein organismisch verstandener Staat, legitimiert durch Religion, die öffentliche Ordnung regulieren sollte.[206] Heinroth liefert hier eine psychiatrische Rechtfertigung für eine starke Obrigkeit und den "freiwilligen" Verzicht auf politische Kritik zugunsten einer Selbstdisziplinierung des Bürgers. Es verwundert nicht, daß diese Haltung Anklang v.a. in halbprivaten "erbaulichen" Zirkeln und im Bereich der Justiz fand,[207] aber nicht im Sinne einer eigenständigen medizinischen oder psychiatrischen Position in der öffentlichen Debatte relevant wird.

Mit Heinroth sind wichtige Gedanken und Argumente formuliert, die sowohl im Hinblick auf die Struktur der Ursachenlehre wie auch im Hinblick auf die Einbindung der Kategorien Geschichte, (entpolitisierte) Cultur und Staat in den psychiatrischen Diskurs gegen Ende des 19. Jahrhunderts erneut – allerdings in unterschiedlichen Kontexten – wirksam wurden. Diese Gedanken und Begriffe seien hier noch einmal in Kürze zusammengestellt:

1. Die Krankheitslehre wird historisiert; dies geschieht über den Begriff der Krankheitsdisposition: Die Disposition (bei Heinroth die Sünde) ist eine notwendige, aber nicht hinreichende Bedingung für die Krankheitsentstehung, welche vom eigentlichen Krankheitsbeginn zeitlich abgekoppelt ist und somit die Dimension der Geschichte für die Krankheitslehre konstitutiv werden läßt. Darüberhinaus erklärt diese Disposition nicht die spezifische Ausformung des manifesten Krankheitsbildes.

2. Die Krankheitslehre formuliert ein differenziertes und dynamisches Modell psychischer Instanzen, verbunden mit dem Gedanken einer psychologisch-moralischen Krankheitsentstehung.

---

205 Ein solcher Konflikt entsteht allenfalls beim freiwilligen Verzicht auf die Möglichkeiten der Vernunft, also im Falle der selbstverschuldeten Seelenstörung.

206 Hardtwig (1985), 161-172; Wehler (1989), 409-411; Nipperdey (1991), 317-319.

207 Vgl. dazu das Vorwort des posthumen Herausgebers zu Heinroth (1847), das eine zeitgenössische Perspektive auf Heinroths Wirkungskreis gibt.

3. Psychologie und Psychopathologie werden mit einem entpolitisierten, hier religiös fundierten Cultur- und Staatsbegriff verknüpft.

3.1.2. Positiver Naturbegriff und Zuwendung zum Körper bei Nasse

Friedrich Nasse (1778-1851) war Schüler von Reil und auch dessen unmittelbarer Nachfolger auf dem Hallenser Lehrstuhl, bevor er 1819 einem Ruf auf den Lehrstuhl für Medizin an der neugegründeten Universität Bonn folgte.[208] Im Gegensatz zu Heinroth, der - doppelt promoviert - zunächst an der philosophischen Fakultät der Universität Leipzig lehrte und auch später keiner Klinik vorstand,[209] war Nasse voll in die institutionalisierte Medizin integriert. Als Kliniker war er Neuem gegenüber aufgeschlossen: So wird ihm das Verdienst zugeschrieben, die in Frankreich entwickelten neuen Methoden der körperlichen Untersuchung wie Perkussion und Auskultation, außerdem auch die Temperaturmessung in der eigenen Klinik angewandt und im deutschen Sprachraum propagiert zu haben. Wiederholt verwies Nasse auch auf die Bedeutung des Sektionsbefundes für die Forschung und zur Kontrolle der klinischen Diagnostik.

Neben dem Aufgabengebiet in der allgemeinen Medizin galt Nasses Interesse vor allem der Psychiatrie. Er stand in enger Verbindung mit dem bereits erwähnten Maximilian Jacobi, dem Leiter der 1825 gegründeten Irren-Heilanstalt Siegburg bei Bonn, die für spätere Anstaltsgründungen einen Modellcharakter hatte.[210] Zusammen mit Jacobi initiierte Nasse die Möglichkeit zum psychiatrischen Unterricht an der Heilanstalt für Studenten der Bonner Universität. In Siegburg versuchte Nasse auch, die von ihm propagierte Krankheitsklassifikation praktisch anzuwenden.[211]

---

208 Zu Nasses Leben und Werk, vgl. von Noorden (1929) und (1936); Schipperges (1959) und (1975); Benzenhöfer (1993), 93-112. Zur naturphilosophisch orientierten Medizin an der Bonner Fakultät zur Zeit von Nasses Berufung, vgl. Schott (1993).

209 Er war allerdings der verantwortliche Arzt für das Waisen-, Zucht- und Versorgungshauses St. Georgen in Leipzig, einer Institution zur Versorgung und Verwahrung von unterschiedlichen sozialen Randgruppen aus der Zeit vor den preußischen Reformen, also vor der Transformation zur spezialisierten Heil- und Pflegeanstalt nur für "Irre".

210 Zur Geschichte der Anstalt Siegburg, vgl. Blasius (1980), (1994); Orth et al. (1994).

211 Nasse (1818 a), 42-43.

1818 begründete Nasse die *Zeitschrift für psychische Ärzte*, die erste rein medizinisch geleitete Fachzeitschrift der Seelenheilkunde im deutschen Sprachraum.[212] Damit verbunden war das Programm, die Seelenheilkunde als *medizinische* Disziplin zu etablieren, - ein Anliegen, das Heinroth in dieser expliziten Form nicht verfolgt hatte. Gleichwohl war es Nasses Politik, den zu dieser Zeit in Leipzig an der philosophischen Fakultät lehrenden Heinroth mit in das Herausgebergremium einzubeziehen. Zu den Mitherausgebern zählten außerdem der Münsteraner Mediziner Alexander Haindorf (1782-1862) sowie der Leiter der Irrenabteilung an der Berliner Charité, Ernst Horn (1774-1848).[213]

In dem die Zeitschrift eröffnenden Beitrag widmet sich Nasse der *Benennung und vorläufigen Eintheilung des psychischen Krankseyns*. Er stellt zunächst eine große terminologische Verwirrung für das Gebiet der Seelenheilkunde fest, eine Verwirrung der Begriffe, die verbunden sei mit einem zwar äußerst vielfältigen, aber unwirksamen Angebot an Heilmethoden.[214] Diese Klage ist verbunden mit einem ironischen Topos, der sich auch in der Einleitung zu Reils Rhapsodien findet: Die Irrenärzte leiden unter einer Sprachverwirrung und können deshalb selbst als Irre gesehen werden.[215] Jegliche genauere Erörterung über die Natur des psychischen Krankheiten und ihre Behandlung setze eine Klärung der Begriffe voraus. Terminologie und Klassifikation sollten an der Erscheinung der Dinge, nicht an ihrer mutmaßlichen Verursachung orientiert sein.[216] Nasse propagiert damit im

---

212 Keil (1985), Shepherd (1992). Kaufmann (1995), 287, datiert die Auflösung eines überdisziplinären Diskussionszusammenhangs zugunsten eines ausschließlich medizinisch-psychiatrischen Diskurses in der Fachpublizistik mit Friedreichs *Magazin für die philosophische, medicinische und gerichtliche Seelenkunde* (gegr. 1829), das sich entgegen dem Programm des Titels rasch zu einem rein ärztlichen Publikationsorgan wandelte; gerade von der Intention her - auf die es im vorliegenden Kontext ankommt - verkörpert jedoch bereits Nasses *Zeitschrift* das Programm einer medikalisierten Seelenkunde.

213 Zu Haindorf und Horn, vgl. Wunderlich (1981), Marx (1990/91) sowie Windholz (1995).

214 Nasse (1818 a), 18.

215 Vgl. Reil (1803), Einleitung. Der Topos von der Sprachverwirrung findet sich - allerdings auf die gesamte Menschheit bezogen - auch an zentraler Stelle in der *Symbolik des Traumes*, die wenige Jahre zuvor (1814) von Nasses Freund Gotthilf Heinrich Schubert veröffentlicht worden war; vgl. hierzu Schott (1981).

216 Nasse (1818 a), 29.

Gegensatz zu Heinroth einen primär deskriptiven, an den klinischen Phänomenen ausgerichteten Ansatz.[217]

Nach der Aufzählung und eingehenden Erörterung einer Vielzahl in der Literatur geläufiger Termini plädiert Nasse für den Oberbegriff des "Irreseyns". Dieser sei einfach, "schonend" für die Betroffenen, und er präjudiziere nichts über das Wesen, sondern charakterisiere lediglich die "Erscheinung" des Leidens.[218] Eine an den Erscheinungen orientierte Klassifikation liefere eine Einteilung, die unabhängig von hypothetischen Verursachungen Geltung und damit Dauerhaftigkeit habe. Nasse illustriert dies, indem er die von ihm propagierte deskriptive Einteilung in Amentia (Blödsinn), Melancholie (Wahnsinn) und Manie (Tobsucht)[219] nacheinander in den ätiologisch-orientierten Kategorien der klassischen Humoralpathologie, der Irritabilitatslehre, der Vermögenspsychologie und der Naturphilosophie plausibel zu machen versucht.[220] Der Aufsatz schließt mit einem Programm für die junge Disziplin der Psychiatrie: Danach ist es ihre wichtigste Aufgabe, die "drei Formen des Irreseyns zu drei ihnen angehörenden Formen des körperlichen Krankseyns" in Beziehung zu setzen.[221] Mit diesem Programm ist nicht nur die Prämisse eines notwendigen körperlichen Korrelats zum Irresein ausgesprochen, sondern auch die Hypothese einer *spezifischen* Beziehung zwischen einzelnen somatischen Krankheiten und den verschieden Formen der Seelenstörung.

In einem zweiten, im gleichen Jahr veröffentlichten Aufsatz verdeutlicht und vertieft Nasse diese Gedanken: Danach sind körperliche Krankheiten "nothwendige" und "vorbereitende Ursachen" für die Seelenstörungen, während psychische Faktoren wie etwa Leidenschaften als häufige, aber nicht obligate Auslöser wirken.[222] Die Seele selbst könne nicht erkranken; im Zustand des Irreseins befinde sie sich unversehrt, in ihrer "Naturgestalt", "hinter dem Vorhange des Blödsinns oder des Wahnsinns" verborgen, aber durch die körperliche Erkrankung "in ihrer Aeußerung gehemmt".[223] Zu ihrer

---

217 Nasse (1818 a), 32-33.

218 Nasse (1818 a),

219 Nasse weist ausdrücklich darauf hin, daß diese Einteilung eine seit der Antike häufig gebrauchte sei und daß er selbst keinerlei Anspruch auf Urheberschaft erhebe: Nasse (1818a), 34.

220 Nasse (1818 a), 46-47.

221 Nasse (1818 a), 48.

222 Nasse (1818 b), 428-429 und 435.

223 Nasse (1818 b), 433; vgl. auch Nasse (1820), insbes. S. 8 u. S. 19, wo u.a. im

Manifestation auf den Körper angewiesen, sei die Seele im Falle einer körperlichen Beeinträchtigung in ihren Äußerungen eingeschränkt und damit unfrei.[224] Da das Irresein "*stets* von einer körperlichen Krankheit abhängig" ist,[225] müßten diese körperlichen Bedingungen in der Zukunft systematisch erforscht werden, und zwar durch gründliche körperliche Untersuchung der Irren, durch Analyse des "Verhältnisses von Arzneien zu den verschiedenen psychischen Krankheitszuständen", sowie durch eine Korrelation von Krankheitserscheinungen und Leichenbefund.[226]

In deutlicher Anspielung, aber ohne Namensnennung bezieht Nasse sich auf Heinroth: In der Tat sei zwar die Unfreiheit der Seele "die Hauptsache beim Irreseyn"; allerdings sei es nicht nachvollziehbar, wie die Seele durch freien Entschluß auf die Freiheit verzichten könne. Die psychische Krankheit sei eben kein Resultat einer freien Entscheidung zur Unfreiheit. Individuelle Sünde sei beim Irren nicht häufiger zu finden als beim Gesunden; die Erbsünde aber - mag man sie auch anerkennen - betreffe das ganze Menschengeschlecht und tauge daher nicht als Erklärung oder Ursache individueller Krankheitszustände.[227]

Das Irresein wird von Nasse definiert als Abweichung von der "naturgemäßen Bahn des geistigen Lebens". Die "Natur" der Seele ist ihr gesunder Zustand, der "naturwidrige" ist der krankhafte Zustand.[228] Hier wird deutlich, daß der Naturbegriff sich bei Nasse auf den erwachsenen, vernunftbegabten und auch gebildeten Menschen bezieht.[229] Im Gegensatz zu Heinroth wird der Naturzustand weder in eine ferne Vergangenheit zurückprojiziert, noch wird eine historisierte Natur einer Cultur der Gegenwart gegenübergestellt. Entsprechend wird der auch bei Nasse vorhandene Topos von den gesunden Wilden weder in eine historische Dimension eingebettet noch durch den Gegensatz von Natur und Cultur expliziert: Vielmehr ist für Nasse

---

Kontext einer Auseinandersetzung mit der Baum-Metapher von Heinroth ebenfalls darauf abgehoben wird, daß "die durch den Leib vermittelten Aeusserungen der Seele" nicht mit der Seele selbst verwechselt werden dürften.

224 Nasse (1818 b), 438.

225 Nasse (1818 b), 450; Hervorhebung von Nasse im Original.

226 Nasse (1818 b), 448-450.

227 Nasse (1818) b, 438-440.

228 Nasse (1818 a), 44-45; vgl. auch die Passage zur "Naturgestalt" der Seele in Nasse (1818 b), 433.

229 Vgl. auch Nasse (1822), 19 (§ 38 und 45) sowie 33.

das Irresein "bei wilden Völkern" lediglich deshalb "weit minder häufig", weil für diese "die Zahl psychischer Reize geringer ist".[230] Eine Bewertung dieses Unterschieds im Sinne einer Korrelation von Reizquantität und "Höhe" der Cultur, oder Überlegungen über die gesetzmäßige Veränderungen dieser Quantität im Verlauf der Geschichte finden sich bei Nasse nicht.[231]

Damit läßt sich Nasses Versuch, einer zukünftig eindeutig *medizinischen* Seelenheilkunde eine einheitliche Terminologie und eine anthropologische Fundierung zu geben, als eine Form von psychophysischem Dualismus bezeichnen.[232] Gegenüber Heinroth ergeben sich zwei wesentliche Unterschiede: Der positive Naturbegriff, sowie die Hinwendung zum Körper. Natur wird nicht wie bei Heinroth in einer historischen Dimension der Cultur entgegengesetzt; vielmehr ist Cultur Voraussetzung zur Realisierung der *eigentlichen* Natur, d.h., der vollen Entfaltung der seelischen und körperlichen Anlagen eines Organismus. Die Natur der Seele oder des Körpers ist damit nur in Ausnahmefällen das konkret Vorgefundene; viel eher ist sie ein idealer Zustand, für den der gesunde, erwachsene und gebildete Mensch die Norm abgibt. Der Naturbegriff ist damit im Gegensatz zu Heinroth einerseits positiv besetzt, andererseits aber auch idealisiert und damit in gewisser Weise der Realität entrückt.

Prinzipiell hält Nasse zwar die Möglichkeit einer äußeren - und damit auch sozialen - Verursachung von seelischen Irritationen offen; tatsächlich aber nutzt er diese theoretische Option nicht für weitere Überlegungen über das Verhältnis des Seelenlebens zum öffentlichen Leben, zur Politik oder zum Staat. Vielmehr beschränkt sich die Ursachenlehre bei Nasse auf den Körper und sein Verhältnis zur erkrankten Seele. Eine Differenzierung oder Hierarchisierung der Krankheitsbedingungen, etwa in entfernte und nächste

---

230 Nasse (1818 b), 137 und 427-428. Die Reizbarkeit (im Anschluß an die Theorien von Haller, Unzer und Brown) ist bei Nasse wie bei Heinroth der zentrale physiologische Begriff: Vgl. etwa Nasse (1822), 20, 26, 30-31, sowie die auf die Polarität von Reizmangel und -überschuß (Depression und Exaltation) aufbauende Krankheitsklassifikation in Heinroth (1818 a), 238.

231 Allerdings findet sich in Nasse (1822), 29, die Überlegung (keineswegs die feste Überzeugung), daß das "psychisch-leibliche Verhältnis", dessen Integrität Voraussetzung für seelische Gesundheit ist, bei Menschen früherer Zeiten loser gewesen sein könnte; auch hier wird aber der frühere Zustand nicht mit "Natur" assoziiert.

232 Diese Interpretation vertritt auch Benzenhöfer (1993).

Urschen, oder in körperinterne und -externe Faktoren läßt sich nicht rekonstruieren, so daß auch der Körper als mögliche Vermittlungsinstanz zwischen sozialer Welt und Seele nicht diskutiert wird. Das Augenmerk bleibt auf die Strukturen und Prozesse *im* Menschen beschränkt, der soziale Raum bleibt marginal. Damit entgeht Nasse dem Vorwurf des Psychologismus, bleibt aber im Rahmen der skizzierten anthropologischen Diskussion, welche die soziale Dimension ausklammert.

Gleichzeitig muß festgehalten werden, daß die Hinwendung zum Körper bei Nasse und anderen "Somatikern" wohl vorwiegend einen programmatischen Charakter hatte: Über eine Realisierung der geforderten systematischen Untersuchungen, insbesondere von Arzneimittelwirkungen und körperlichen Krankheitszuständen auf psychische Störungen, oder systematische Sektionen, ist nichts bekannt.[233] Somit ist die "Somatisierung" der Seelenstörung bei Nasse zu sehen im Kontext seines Bestrebens, die Seelenheilkunde als *medizinische* Disziplin zu etablieren. Diese "Somatisierung" ist allerdings nicht verbunden mit einer theoretisch ausgearbeiteten Situierung des Körpers im konkreten historischen und politischen Raum, sondern beschränkt sich vielmehr auf den Versuch, die Phänomene der empirischen Psychopathologie mit der anthropologischen Prämisse von der Unantastbarkeit der Seele in Einklang zu bringen.

Dem "Psychiker" Heinroth und dem "Somatiker" Nasse ist damit eine religiös inspirierte anthropologische Grundlage der Seelenheilkunde gemeinsam. Diese macht auf Seiten der "Somatiker" die Integrität der Seele, auf Seiten der "Psychiker" die Ausrichtung des psychischen Apparats und der seelischen Tätigkeit auf das göttliche Gebot zur Prämisse von Psychologie und Psychopathologie. Für beide Autoren hat die theoretisch deduzierte anthropologische Fundierung Vorrang vor den Daten empirischer Beobachtung und Forschung. Die letzteren müssen mit den anthropologischen Prämissen jeweils in Übereinstimmung gebracht werden. Auf diese Weise wird der Fokus der Theorie auf das Innere des Menschen, die Interaktion zwischen Körper und Seele (Nasse) bzw. die Dynamik der seelischen Instanzen (Heinroth) gerichtet; die soziale Welt wird weitgehend aus dem Diskurs ausgeklammert. Insofern ging hier der psychiatrische Diskurs konform mit der Entpolitisierung des akademischen und öffentlichen Lebens, die

233 Vgl. hierzu auch Kutzer (1991).

mit dem Ende der Ära Hardenberg als Resultat der obrigkeitlichen Politik auch im preußischen Flächenstaat festgestellt werden kann: Das Universitäts- und Pressegesetz in der Folge der Karlsbader Beschlüsse von 1819 sowie das seit 1823 bestehende Verbot für Bücher, die sich mit dem Rechtscharakter und der Politik des Deutschen Bundes beschäftigten, hatten genau eine solche Ausklammerung potentiell brisanter politischer Themen aus der öffentlichen und insbesondere der akademischen Diskussion intendiert.[234] Heinroth und auch Nasse waren somit - ob gewollt oder ungewollt, bleibt hier dahingestellt - einem möglichen Konflikt mit der staatlichen Autorität ausgewichen. Die im öffentlichen Diskurs nur marginal auftretende Stimme der Psychiatrie hatte hier einen stark affirmativen Charakter.

3.2. Liberale Physiologie im Vormärz: Griesingers Entwurf einer "Mechanik der Gehirnactionen"

Nach der französischen Juli-Revolution 1830 erhielten auch im deutschen Sprachraum die liberalen und auf eine Verfassung abzielenden nationalen Bestrebungen neuen Aufwind. Diese Bestrebungen waren verbunden mit einem Erstarken des Bürgertums als politisch wirksamer Kraft, eine Entwicklung, die auch durch die erneute Pressezensur nach den Wiener Ministerialkonferenzen 1834 nur vorübergehend verzögert wurde. Im Zusammenhang mit dem neu aufkommenden politischen Journalismus und der Neugründung von politischen Zeitschriften sowohl konservativer als auch liberaler Orientierung entstand auch eine neue soziale Formation innerhalb des Bürgertums, die Gruppe der bürgerlichen Intellektuellen.[235] Eine Politisierung des öffentlichen Lebens, der Literatur und der Presse ging einher mit einer Politisierung des akademischen Lebens.[236]

Die hier skizzierten Veränderungen hatten ihre Entsprechung auch im psychiatrischen Diskurs. Die sich wandelnde wissenschaftliche Diskussion

234 Vgl. Hardtwig (1985), 33-50; Wehler (1987 b), 322-369; Nipperdey (1991), 272-285.

235 Wehler (1987 b), 526-540.

236 Wehler (1987 b), 535; Nipperdey (1991), 470-482.

wurde dabei nicht nur durch die veränderten historischen Rahmenbedingungen ermöglicht oder gar verursacht, sondern sie wirkte selbst wieder - beispielsweise durch Akteure wie den hier genauer in den Blick genommenen Wilhelm Griesinger, auf dem Höhepunkt seiner Karriere schließlich Ordinarius für Psychiatrie und Direktor der Nervenklinik an der Berliner Charité - auf die öffentliche Debatte zurück.[237]

Griesinger sieht 1844 den Streit zwischen der "somatischen Theorie des Irreseins" und den "moralisierenden Lehren Heinroths" als überwunden an. Die Vertreter beider Richtungen seien "einseitig" und "generalisierend" über die Ergebnisse der empirischen Beobachtung hinausgegangen.[238] Mit dem Programm einer Priorität der Empirie vor der Spekulation bricht Griesinger in seiner Selbsteinschätzung mit der psychiatrischen Tradition.[239]

Bereits 1842 hatte Griesinger sich in dem von seinem Freund Carl August Wunderlich (1815-1877) neugegründeten *Archiv für physiologische Heilkunde* äußerst detailliert und kritisch mit zwei Hauptströmungen der Medizin der vorausgegangenen Jahre auseinandergesetzt: Mit der naturphilosophischen Tradition, in katholischer Färbung repräsentiert durch Johann Nepomuk Ringseis (1785-1880), sowie der naturhistorischen Schule, repräsentiert durch Johann Lukas Schönlein (1793-1864) und seine Anhänger.[240]

Den Vertretern der naturhistorischen Schule wirft Griesinger vor, daß sie - entgegen ihrem Programm - aufgrund einer vor-empirischen Auswahl von vermeintlich "wesentlichen" klinischen Symptomreihen ontologische Krankheitseinheiten konstruierten, die mit den empirisch-beobachtbaren Krankheitsphänomenen nur wenig zu tun hätten.[241] Die resultierenden Krankheits-

---

237 Zu Leben und Werk von Griesinger, vgl. Dörner (1969), Marx (1972), Güse und Schmacke (1976), Pauleikhoff (1983), Verwey (1985), 86-155; Wahrig-Schmidt (1985) und (1991), Schmiedebach (1990).

238 Griesinger (1844), 80-81.

239 Auch retrospektiv wurde sowohl von psychiatrischen Fachvertretern als auch von Medizinhistorikern mit Griesinger der Beginn einer neuen Ära in der Psychiatrie datiert; wichtige Stadien der Griesinger-Rezeption sind zusammengefaßt bei Marx (1972).

240 Zu Ringseis, vgl. von Engelhardt (1991); zur naturhistorischen Schule, vgl. Bleker (1981).

241 Griesinger (1842), 64. Griesinger benutzt hier den Begriff "construieren" in einem kritisch-analytischen Sinn, - einen Begriff, der in Rahmen heutiger (sozial-) konstruktivistischer Ansätze in der Wissenschaftstheorie eine besondere Aktualität gewonnen hat.

einheiten seien das Resultat einer "Schwindel erregenden Deduction", das daraus durch Analogie und Spekulation entstandene System der Krankheitslehre ein "aus Luft und Nebel gebildetes Gebäude".[242] Das Prinzip der Krankheitsspezifität, das für jedes Krankheitsphänomen einen "zu Grunde liegenden specifischen Process" annehme, wird von Griesinger abgelehnt; Krankheiten seien keine vom betroffenen Körper unabhängige Entitäten, "nichts Bleibendes, Feststehendes, sondern wandelbare Zustände des Organismus".[243] Diese könnten nur mit den Mitteln der pathologischen Anatomie und insbesondere der Physiologie untersucht und verstanden werden. Das Vorgehen müsse streng empirisch-induktiv sein:

"Unserer Ansicht nach darf kein, auch nicht das geringste Symptom irgend einer Störung der Lebensprocesse, weder ein objectives noch ein subjectives, ausser Acht gelassen werden."[244]

Vom "Wesen" einer Krankheit könne allenfalls im Sinne eines erkenntnistheoretischen Ideals gesprochen werden; die Annäherung an dieses Ideal setze die "Erkenntniss aller und jeder Details der pathologischen Vorgänge, der successiven Aufeinanderfolge der quantitativen und qualitativen Functionsstörungen" voraus. Nur in diesem "physiologischen" Sinne könne - in Abgrenzung zur naturhistorische Schule - eine *Geschichte* der "Krankheitsprocesse" Gegenstand des Erkenntnisinteresses sein.[245]

Auch bei Ringseis diagnostiziert Griesinger ein ontologisches Krankheitsverständnis, in welchem die Krankheitszustände auf ein beseeltes "Nichtassimiliertes" zurückgeführt werden. Ironisch fordert Griesinger, dieses parasitenähnliche "Nichtassimilierte" vor Augen geführt zu bekommen.[246] Gegen die "ontologische" oder "Parasitentheorie" von Krankheit stellt Griesinger seine Forderung nach einer "genetischen" Theorie, welche die Krankheitserscheinungen aus den Gesetzen des Körpers und nicht aus denen postulierter "Parasiten" erklärt.[247] Griesinger stimmt Ringseis allerdings zu, wenn dieser eine spezifische Beziehung zwischen Krankheitserscheinung (Symptomatik)

---

242 Griesinger (1842), 55 u. 59.

243 Griesinger (1842), 58.

244 Griesinger (1842), 63.

245 Griesinger (1842), 65-66.

246 Griesinger (1842), 20-21; auch gegen Schönlein wird das Argument der fehlenden unmittelbaren Anschauung der postulierten Krankheitsentitäten angeführt: Ebd., 38.

247 Griesinger (1842), 19, 29, 57.

und Verursachung ablehnt: Eine Klassifikation der Krankheitsursachen dürfe nicht mit einer Klassifikation der physiologischen oder pathologischen Phänomene vermengt werden.[248]

In der *Begründung* dieser Position distanziert sich Griesinger jedoch vehement von Ringseis: Für diesen existiere vollkommene Gesundheit nur im Paradies; seit dem Sündenfall gebe es nur eine "relative Gesundheit", da nun die "Disposition" zur Krankheit vorhanden sei. Im Einzelfall führten dann ungünstige Säftemischungen zur manifesten Erkrankung.[249] Eine solche Krankheitslehre baue, so Griesinger, auf die "sogenannten Wahrheiten" der Religionsschriften. Sie bringe

> "dadurch Dinge in die Medicin, die sich zwar in Ewigkeit nicht widerlegen lassen für den, der nun einmal daran glauben will, die aber aus einer empirischen Wissenschaft auf's energischste zurückgewiesen werden müssen. Und zwar einfach aus dem Grunde, weil in der Medicin ..., wie in allen Naturwissenschaften, eine exacte empirisch-demonstrative Methode festzuhalten ist".[250]

Theoriebildung aufgrund von Deskription und falsifizierbarer Hypothesenformulierung sind die Grundlagen dieses erkenntnistheoretischen Programms. Demgegenüber wirft Griesinger Ringseis ein aus der Religion in die Medizin transportiertes "Festhalten am [religiösen] Autoritätsglauben, in der Politik eine hierarchisch-absolutistische Tendenz" sowie das "Lobpreisen und Zurückwünschen mittelalterlicher Institutionen" vor.[251]

Hier wird deutlich, daß für Griesinger wissenschaftliche Methode und politische Haltung untrennbar miteinander verknüpft sind, - eine Feststellung, die auf Griesingers eigenes politisches Engagement verweist. Schon in der Tübinger Studentenzeit hatte Griesingers Engagement in der verbotenen liberalen Burschenschaft zum consilium abeundi für ein Jahr geführt.[252] Trotz dem Verbot des Bundestags ging Griesinger daraufhin an die Universität Zürich, zur damaligen Zeit Zufluchtsstätte vieler akademischer Emigranten. Nach dem Abschluß des Studiums folgten Studienreisen, die ihn wiederholt nach Paris sowie nach Wien führten. Zwischenzeitlich sammelte Griesinger

248 Griesinger (1842), 27-28.

249 Griesinger (1842), 18.

250 Griesinger (1842), 15.

251 Griesinger (1842), 15.

252 Zur Situation der in der Folge der Karlsbader Beschlüsse 1819/20 offiziell verbotenen und seither häufig getarnt agierenden Burschenschaften, vgl. Wehler (1987 b), 404-406; Nipperdey (1991), 279-285.

erste praktische irrenärztliche Erfahrungen an der privaten Irrenheilanstalt Winnenthal bei dem "Somatiker" Ernst Albert Zeller (1804-1877). Bettina Wahrig-Schmidt hat das politische und philosophische Umfeld Griesingers während seiner Lehr- und Wanderjahre ausführlich dargestellt.[253] Danach diskutierte Griesinger seit 1841 mit seinen ehemaligen Studienfreunden, dem bereits erwähnten Wunderlich und Wilhelm Roser (1817-1888) über die Gründung einer Zeitschrift, die die naturphilosophischen Theorien ihrer akademischen Lehrer angreifen und gegen sie eine neue "physiologische", an Johannes Müller und der zeitgenössischen französischen Schule orientierte Medizin setzten sollte. Das Manifest *Über die Mängel der heutigen deutschen Medicin* forderte - in Anlehnung an die oppositionell-liberalen *Hallischen Jahrbücher* - eine "kritische Thätigkeit der medicinischen Literatur". Die *Vernunft* sollte - dies war auch der Impetus der verdeckten burschenschaftlichen Aktivitäten im Vormärz - in der Wissenschaft ebenso wie im akademischen und öffentlichen Leben verwirklicht werden. In der Tradition des süddeutschen Liberalismus wurde das aufgeklärte Vernunft- und Naturrecht gegen autoritär gesetzte Glaubenssätze gestellt. Diese Form des auf *Natur* rekurrierenden "radikalen" Liberalismus stand auch in Opposition zu einem konservativeren Flügel des Liberalismus etwa um den bereits genannten Staatswissenschaftler Friedrich Christoph Dahlmann, der mit *Geschichte* argumentierend und mit Berufung auf englische Vorbilder den Gegensatz zwischen Individuum und Staat zu versöhnen versuchte. Danach ist der Staat kein Vertragswerk, aus der vernünftigen Einsicht in seine Notwendigkeit geboren, sondern "eine ursprüngliche Ordnung", deren Aufrechterhaltung allerdings auch die individuelle Freiheit garantiere.[254]

Als sich Anfang der 1840er Jahre das politische Klima veränderte und liberal-oppositionelle Kräfte wieder öffentlich in Erscheinung traten, konstitutierte sich an der Tübinger Universität der "Dozentenklub", dem neben den Philosophen und Theologen Friedrich Theodor Vischer (1807-1877), Albert Schwegler (1819-1857) und Eduard Zeller (1814-1908) auch Griesinger angehörte. Von Mitgliedern dieses Kreises wurden ab 1843 die *Jahrbücher der Gegenwart* herausgegeben, die sich programmatisch gegen Repression und Zensur wendeten und sich in der Tradition der *Hallischen Jahrbücher* sahen. Im zweiten Jahrgang der neuen Zeitschrift veröffentlichte

253 Wahrig-Schmidt (1985) und (1991).

254 Hardtwig (1985), 193-195; Nipperdey (1991), 385-387.

Griesinger seine *Medicinischen Briefe*, in denen er einer breiten Öffentlichkeit seine "physiologische" Auffassung vom Leben und auch vom Gegenstandsbereich der Philosophie und der Medizin zusammenfaßte:

"Derjenige weiß mehr vom Leben, der die Erklärung kennt, die jüngst ein Professor der Philosophie gab: Leben sei eine Verbindung von Essen, Trinken, Schlafen, Arbeiten, etc. - Wer hätte vor 20 Jahren gedacht, daß ein Philosoph so vom Leben spräche! - als der, dem man sagt, es sei das Ergebniß des Conflictes eines unbekannten Princips mit den äußeren Agentien."[255]

Dieser Gedanke geht auf Schillers Verse in den *Weltweisen* zurück, wo er noch ironisch gebrochen die Elemente einer materialistischen Anthropologie (Hunger und Liebe als Grundlage des Weltgeschehens) mit dem Anspruch der Geschichtsphilosophie konfrontiert.[256] Bei Griesinger ist der gleiche Gedanke die eindeutige Grundlage einer materialistischen Psychiatrie: Wenn er in der ein Jahr später publizierten *Pathologie und Therapie der psychischen Krankheiten* schreibt, "dass Hunger und Liebe die stärksten Motive" auch des gesitteten Menschen seien,[257] so wird die materiell verstandene menschliche Natur zum Schlüssel für die vom Menschen gestaltete Geschichte.

Empirische Naturforschung bedeutet für Griesinger die gleichberechtigte, quasi demokratische Beachtung aller Naturphänomene ohne Selektion oder Hierarchisierung aufgrund vorgefaßter Dogmen, sowie eine rational darauf aufbauende Physiologie und Krankheitslehre. Diese Auffassung ist untrennbar verknüpft mit den Prinzipien einer bürgerlich-liberalen Anthropologie und einer auf Vernunft- und Naturrecht aufbauenden Politik, die die Freiheitsrechte des vernünftigen, autonomen Individuums verteidigt. Dieses Programm läßt sich auch in Griesingers früher psychiatrischer Lehre rekonstruieren:[258]

---

255 Griesinger, *Medicinische Briefe* (1844), 905-906; s. Wahrig-Schmidt (1991), 181.

256 Bei Schiller heißt es:

Einstweilen, bis den Bau der Welt
Philosophie zusammenhält,
Erhält sie [die Natur] das Getriebe
Durch Hunger und durch Liebe.

Thomé (1993), 32, verweist auf die noch unerforschte Rezeptionsgeschichte dieses Zitats in der realistischen Literatur, aber auch in der Psychiatrie des 19. Jahrhunderts. Zum Verhältnis von Geschichtsphilosophie und Anthropologie in den ersten Jahrzehnten des 19. Jahrhunderts, vgl. Marquardt (1982).

257 Griesinger (1845), 31.

258 Unter "frühem" Werk Griesingers werden hier die Publikationen bis zur

Nach Griesinger fordert das Verständnis der "psychischen Erscheinungen" nicht die Annahme einer immateriellen Seelensubstanz; vielmehr sei die Seele "die Summe aller Gehirnzustände" und so eine Funktion der Gehirnaktivität.[259] Die Seele als Funktion könne aber nicht erkranken, sondern nur das zugrundeliegende materielle Substrat bzw. Organ, das Gehirn. Für diese elementare Prämisse verwendet er selbst den Begriff des Materialismus.[260]

Die psychischen Erscheinungen können mit den gleichen Methoden und Begriffen untersucht werden, "welche die neuere Physiologie für eine Anzahl anderer Phänomene an der organisirten [!] Materie geschaffen und entwickelt hat", vor allem mit dem heuristischen Begriff der "Reflexaction im Nervensystem".[261] Griesinger knüpft damit an die zeitgenössische Reflexlehre von Johannes Müller (1801-1858) und Alfred Wilhelm Volkmann (1800-1877) an, erweitert diese aber in einem entscheidenden Punkt: Die Vorstellung vom spinalen Reflexkreis, bei dem die "centripetale" Empfindung über eine zentrale vermittelnde Schaltstelle im Rückenmark mit einer "centrifugalen" Bewegung verknüpft ist, wird "auf die Actionen des Gehirns selbst" übertragen.[262] Den spinalen Komponenten des Reflexes, Empfindungen und Bewegungen, entsprechen dabei die cerebralen "Vorstellungen" und "Strebungen". Im Centralorgan (Rückenmark oder Gehirn) erfolgt eine "Zerstreuung der centripetalen Eindrücke", wodurch diese

> "unter sich zusammengeleitet, vermischt, unendlich vielfach combinirt [!] und in dem ganzen Organ so verbreitet werden, dass eben ein Zustand des Ganzen als Facit daraus hervorgeht".[263]

Rückenmark und Gehirn bilden dabei

> "ein Ganzes, dessen verschiedene Abschnitte ... einen gemeinsamen, wenn gleich zu immer höherer Entwicklung fortschreitenden Typus der Organisation zeigen."[264]

---

monographischen *Pathologie und Therapie der psychischen Krankheiten* (1. Auflage 1845) zusammengefaßt, somit die in der Zeit des Vormärz entstandenen Schriften. Zu Griesingers Spätwerk, vgl. Kapitel 4, Abschnitt 4.2.

259 Griesinger (1843), 3, sowie (1845), 5. Zu Griesingers Position bei der Auflösung der Vorstellung vom Seelenorgan, vgl. Hagner (1997).

260 Griesinger (1843), 44; (1845), Vorwort, V-VI.

261 Griesinger (1843), 3.

262 Griesinger (1843), 10-11.

263 Griesinger (1843), 12.

264 Griesinger (1845), 10.

Mit dieser sowohl morphologischen als auch funktionellen Einheit von Rückenmark und Gehirn löst Griesinger - zunächst überraschend - die alte naturphilosophische Forderung nach einer gemeinsamen Gesetzmäßigkeit für Psychologie und Physiologie, für Geist und materielle Natur ein. Tatsächlich verweist er in der Einleitung zu einem seiner grundlegenden Aufsätze auch auf Goethe und Oken, deren Gedanken von der organischen Entwicklung er bei dieser Analogisierung von Rückenmark und Gehirn verpflichtet sei.[265]

Die Unterschiede zwischen der Reflexaction im Rückenmark und derjenigen im Gehirn sind nach Griesinger nur graduelle oder quantitative, ebenso die zwischen "unbewussten, halbbewussten (dunklen) und bewussten Vorstellungen". Die Intensität der Prozesse im Nervensystem nimmt, ausgehend von der elementarsten Reflexaction, "durch unfassbare Mittelstufen" zu, und

"der quantitative Unterschied in der Stärke schlägt an einem gewissen Punkte in eine Qualitätsveränderung um - nemlich [!] in das Bewsstwerden, womit die Vorstellung erst in den Vordergrund der 'Seele' tritt."[266]

Die "bewussten Vorstellungen" oder "geistigen Inhalte" sind ein Resultat von drei Faktoren: den neu ankommenden centripetalen Eindrücken, dem "vorhandenen geistigen Vorrath", sowie der "Disposition des Gehirns": Vom Zusammenwirken dieser Faktoren hängt es ab, ob aus dem neuen Eindruck

"neue und klare Vorstellungen hervorgehen oder ob dieser ganze Process nur eine undeutliche Modification des ganzen geistigen Inhalts zur Folge hat."[267]

Die "Masse der im Gehirn zerstreuten und unter sich combinirten Vorstellungen" bildet einen Gesamtzustand, den "psychischen Tonus", der nach Griesinger mit den herkömmlichen Begriffen Gemüth und Charakter korrespondiert.[268]

Wenn der Übergang einer Vorstellung in eine Strebung so intensiv wird, daß er selbst bewußt wird, so handelt es sich um das "Wollen".

"Die Freiheit des Willens aber ... [ist] nur die Möglichkeit, *andere* Vorstellungen und Bestrebungen auf die eben im Flusse befindliche einwirken zu lassen, und jene anderen

---

265 Griesinger (1844), 10; vgl. auch Clarke und Jacyna (1987), 133-138. Hier zeigen sich auch Kontinuitäten im Hinblick auf naturphilosophische Traditionslinien, trotz der von Griesinger selbst und in der Sekundärliteratur betonten grundsätzlichen Neuorientierung.

266 Griesinger (1843), 17, vgl. auch ebd., 23.

267 Griesinger (1843), 24.

268 (1843), 25.

Vorstellungen innerhalb gewisser Grenzen spontan ... hervorzurufen. ... Je vielseitiger und ausgebildetet die Vorstellungen werden, je leichter sie im concreten Falle von der im Flusse befindlichen hervorgerufen werden, gleichsam sich um diese gruppiren, desto grösser ist die Wahl unter ihnen, desto freier die Handlung - Denken macht frei."[269]

Übung und Erziehung verbessern die "Zerstreuungs- und Combinationsfunctionen des Gehirns", so daß beim gebildeten Menschen die "Combinationen der Vorstellungen "in ganz anderer Schnelligkeit, Mannigfaltigkeit" und Variabilität vor sich gehen als beim "rohen und stumpfen" oder gar beim "verwilderten" Menschen.[270]

Die bereits vorhandenen Vorstellungen und die Disposition des Gehirns wirken darüberhinaus auch im Sinne einer "psychischen Hemmung", die verhindert, daß jeder Eindruck sogleich von einer unmittelbaren Bewegung oder Strebung gefolgt wird. Die Summe dieser "psychischen Hemmungen" nennt Griesinger "Besonnenheit"; sie erlaubt es beispielsweise auch, Strebungen unterschiedlicher Art gegeneinander abzuwägen.[271]

Besonnenheit und Freiheit des Willens sind also keineswegs gattungsspezifische Merkmale *aller* Menschen, sondern das Resultat eines gelungenen Bildungsprozesses, welcher erst ein "starkes Ich" ermöglicht. Kinder und "geistig träge Individuen" besitzen diese Qualitäten allenfalls in eingeschränktem Maß.[272] Vor allem aber im Zustand der psychischen Krankheit besteht eine "Abnormität oder ein gänzlicher Verlust der Besonnenheit und eben damit der geistigen Freiheit".[273]

Psychische Gesundheit ist somit identifiziert mit freier Selbstbestimmung, die zugleich von Griesinger als erstrebenswertestes Gut des Menschen apostrophiert wird.[274] Die Psychiatrie liefert hier eine "physiologische" Begründung zentraler Kategorien der bürgerlich-liberalen Anthropologie, wie etwa autonome Individualität ("starkes Ich"), Freiheit und Bildung. Allerdings wird hier auch deutlich, daß der Geltungsbereich dieser Begriffe durchaus eingeschränkt ist: Kinder, die den Bildungsprozeß noch nicht

269 (1843), 26; Hervorhebung im Original.

270 (1843), 26-27.

271 (1843), 30-31; (1845), 36. Dies wurde in der Sekundärliteratur als Vorwegnahme des psychoanalytischen Konfliktmodells interpretiert; s. dazu kritisch Marx (1972).

272 (1845), 35.

273 Griesinger (1843), 30.

274 Vgl. zum Folgenden auch Dörner (1969), Schmiedebach (1990), sowie Thomé (1993), 61-65.

durchlaufen haben, oder Individuen, die aus geographischen bzw. historischen oder auch aus ökonomischen Gründen nicht zu einer angemessenen Bildung gelangen konnten, verfügen nicht über die volle Freiheit und Besonnenheit des geistig gesunden *Bildungs*bürgers. Damit identifiziert Griesinger das bürgerliche Selbstverständnis mit der humanen Norm und sieht den Bürger als den Menschen schlechthin.

Im Gegensatz dazu waren bei Heinroth Freiheit und Vernunft erstens prinzipiell allen Menschen zu eigen (wenngleich nicht immer vollständig manifestiert), und zweitens nicht als Normen in sich, sondern immer in Ausrichtung auf das göttliche Gebot hin konzipiert.

Das Gegenbild zum gesunden Bürger ist für Griesinger der Geisteskranke. Diese eindeutig defizitäre Bestimmung von psychischer Krankheit ist in solcher Form nicht bei Heinroth zu rekonstruieren, bei Nasse jedoch bereits angelegt, wenn die gesunde "Natur" als Norm aufgefaßt wird.[275] Eine solche Bestimmung der Seelenstörung als Mangel an "Besonnenheit" und "psychischer Freiheit" impliziert auch eine verminderte oder völlig fehlende Verfügungsgewalt über sich selbst. Die Physiologie der Gehirnaktion ermöglicht dabei für Griesinger grundsätzlich zwei Formen der Seelenstörungen: Zu große, und zu geringe Hemmung. Psychische Krankheit führt daher entweder - in Form der Melancholie - zu einer Antriebsschwäche, welche autonomes Handeln erschwert oder unmöglich macht, oder aber - in der Manie - zu einer fehlenden Hemmung von triebhaften "Strebungen":

"Geisteskranke, bei welchen der Einfluss der [hemmenden] Vorstellungen auf diese [sinnlichen] Treibe geschwächt ist, ... sehen wir oft z.B. den Nahrungstrieb oder den Geschlechtstrieb mit offenster Rücksichtslosigkeit äussern."[276]

Hier wird deutlich, daß "Hunger und Liebe", die zentralen Motivationen für menschliches Handeln, beim gesunden Bürger durch eine funktionierende Hemmung, d.h., ein "starkes Ich", an soziale Normen wie sie "Pflicht und

275 Dem letztlich quantitativ konzipierten Normalitätsbegriff bei Griesinger steht bei Heinroth ein qualitativer Krankheitsbegriff - die selbstverantwortete Andersartigkeit des Seelenlebens - gegenüber. Eine ähnliche Verschiebung des Normalitätsbegriffs läßt sich auch in anderen Bereichen der Medizin, etwa der Physiologie, oder auch in den Staatswissenschaften für das zweite Drittel des 19. Jahrhunderts feststellen; vgl. dazu die noch immer grundlegende Studie von Canguilhem (1949).

276 (1845), 31.

Sitte" gebieten, angepaßt wird.[277] Die Kriterien von solchem gesellschaftlich angemessenem Verhalten werden von Griesinger nicht reflektiert, sondern als Naturkonstante behandelt. Damit erkennt er auch die impliziten sozialen Normen seiner Krankheitslehre nicht als historisch bedingt.

Geschichte wird als eigenständige Kategorie für Griesinger in dieser frühen Schaffensphase nur im Sinne der Lebensgeschichte des einzelnen Menschen relevant, da diese ja den "geistigen Vorrath" an Vorstellungen, somit die "Disposition des Gehirns" bestimmt.[278] Dies wird nicht zuletzt deutlich bei Griesingers Erörterung der Krankheitsursachen:[279] In der Klasse der "äußeren prädisponierenden Faktoren" widmet Griesinger neben dem Klima und Standesunterschieden auch der Civilisation einen eigenen Abschnitt. Im Gegensatz zu Heinroth oder auch Reil tauchen hier erstmals statistische Angaben über Krankheitshäufigkeiten in unterschiedlichen Staaten auf (eine entsprechende Nutzung der Statistik als Argument gab es zuvor lediglich bei französischen Autoren wie etwa Esquirol[280]). Veränderungen über die Zeit hinweg, das heißt, Hinweise auf eine Zunahme der Erkrankungen, werden zwar kurz referiert, jedoch als statistisch nicht abgesichert eingeordnet. Eine Erörterung über die möglichen Ursachen einer eventuell steigenden Krankheitshäufigkeit fehlt.[281] Ebenso fehlen Äußerungen über die Veränderung der Lebensbedingungen im Verlauf der Geschichte.

Demgegenüber schlägt sich die bereits konstatierte "Politisierung" der Krankheitslehre auch konkret in der Ursachenlehre nieder, und zwar vor

---

277 (1845), 31; vgl. auch das "harmonische Verhältnis" zwischen Außenwelt und "Affecten" etc. "im gesunden Zustand": ebd, 50.

278 Griesinger (1843), 23-24.

279 Griesinger (1845),

280 Vgl. Esquirol (1838), z.B. 45, 62, 64, 108-110; dieses Eröffnungskapitel ("De la folie") aus Esquirols Hauptwerk erschien zuerst 1816 im 16. Band des *Dictionnaire des Sciences Médicales*. Die deutsche Übersetzung der Aufsatzsammlung *Maladies mentales* erschien bereits 1838 (Berlin: Voß), im gleichen Jahr wie die französische Version.

281 Die Frage nach der Zunahme der Geisteskrankheiten wurde in der zeitgenössischen psychiatrischen Literatur international wiederholt diskutiert, etwa bei Esquirol (1824) sowie, in erweiterter Form, bei Esquirol (1838), 723-742; die Überlegungen Esquirols wurden bereits 1829 in Friedreichs *Magazin für Seelenheilkunde* auch dem deutschsprachigen Publikum zugänglich gemacht: Vgl. dort, Jg. 1829, H. 3, 149-150.

allem im Abschnitt über den "Stand", also den sozialen Status als prädisponierenden Faktor. Hier werden vor allem unterschiedliche Berufsgruppen mit verschiedenem Erkrankungsrisiko angeführt (also wiederum von der Statistik als Ausgangspunkt her argumentiert), woran sich dann jedoch eine Erörterung möglicher Erklärungen anschließt.

Zusammenfassend kann die Position von Griesinger in seinem frühen Werk somit durch die folgenden Punkte gekennzeichnet werden:

1. Die Ablehnung einer religiös autorisierten Anthropologie, der eine explizit materialistische Auffassung vom Menschen und auch vom Seelenleben gegenübergestellt wird.
2. Die Politisierung der Physiologie im Sinne bürgerlich-liberaler Wertvorstellungen.
3. Die Reduktion der Bedeutung von Geschichte auf den Bereich der individuellen Lebensgeschichte; die Natur- oder die Menschheitsgeschichte werden nicht relevant.

Elemente von Griesingers frühem Denken wurden ebenso wie Argumente früherer Autoren gegen Ende des Jahrhunderts wichtig für die Entstehung der Vorstellung von der Zivilisationskrankheit. Zuvor wurden jedoch zwei neue diskursive Elemente wirksam, von denen das eine, der Degenerationsgedanke nach Morel, auch in Griesingers eigenem Denken seinen Niederschlag fand. Das nächste Kapitel stellt daher das Konzept der Degeneration bei Morel sowie seine Rezeption im Spätwerk von Griesinger, bei Richard von Krafft-Ebing, Heinrich Schüle und Paul Julis Möbius dar.

4. Degeneration als individuelle Pathologie: Die erste Rezeptionsphase der Morel'schen Theorie in der deutschsprachigen Psychiatrie

In der veränderten politischen Situation nach der gescheiterten Revolution von 1848 und der Phase des "konservativ-liberalen Scheinkonstitutionalismus" hatte sich das Bürgertum als soziale Formation zunächst konsolidiert. In den 1860er Jahren erfuhr es durch die Etablierung der parlamentarischen Monarchie, durch die rasch an Dynamik gewinnende Industrialisierung und die nachfolgenden gesellschaftlichen Transformationen mit Ausweitung bildungsbürgerlich dominierter Aufgabenbereiche wie Schule, Hochschule und staatlicher Bürokratie eine enorme politische Aufwertung.[282] Sowohl in der allgemeinen öffentlichen Meinung als auch in der Selbsteinschätzung der Bürgerlichen gehörte dem Bürgertum die Zukunft. Verbunden mit dieser optimistischen Einschätzung war ein emphatisch verwendeter Bildungsbegriff, der die durch Universitätsstudium und Neuhumanismus geprägten bürgerlichen Funktionseliten mit einem besonderen Nimbus umgab.[283]

Diese hier skizzierten Veränderungen der bildungsbürgerlichen Selbstwahrnehmung verliefen parallel zu einer folgenreichen theoretischen Innovation: Die Einführung des Degenerationsgedankens in die Psychiatrie durch Benedict Auguste Morel (1809-1873), und die rasche Rezeption dieses Gedankens in spezifischer Form im deutschsprachigen Raum. Der Beginn

282 Wehler (1995), 111-140.
283 Wehler (1995), 125.

und die entscheidende Weichenstellung für diese Rezeption läßt sich im Werk Wilhelm Griesingers rekonstruieren.

In der ersten Auflage von Griesingers *Pathologie und Therapie der psychischen Krankheiten* aus dem Jahr 1845 war die "Erblichkeit" ein Bedingungsfaktor unter vielen für die Krankheitsentstehung; daneben wurden - unter dem Oberbegriff "individuelle Prädisposition" - auch die "Erziehung" und eine "nervöse Constitution" in eigenen Abschnitten abgehandelt.[284] Offensichtlich war die "nervöse Consititution" nicht notwendigerweise vererbt.[285]

Im Gegensatz dazu führt Griesinger in der zweiten Auflage der *Pathologie* im Jahr 1861 den neuen Begriff der Degeneration in die Ursachenlehre ein und widmet ihm einen eigenen Abschnitt.[286] Die Degeneration, oder Entartung, stellt hier zunächst eine Untergruppe der Erblichkeit dar. In den folgenden Jahren wird sie dann zusammen mit der ihr assoziierten Krankheitskategorie "neuropathische Disposition" zu einem zentralen Begriff in Griesingers psychiatrischen Publikationen. Der Degenerationsgedanke und die damit verbundene Theorie wurde aber nicht nur von Griesinger umgehend in die eigene Theoriebildung integriert; er bestimmte auch ganz wesentlich die weitere psychiatrische Krankheitslehre in der zweiten Hälfte des 19. Jahrhunderts und entwickelte sich schließlich zur zentralen Kategorie, in welcher der Zusammenhang zwischen modernem Leben und psychischer Krankheit formuliert wurde.

In der bisherigen Forschungsliteratur wird eine kontinuierliche Wirkungsgeschichte des Entartungsgedankens postuliert.[287] Dagegen soll im fol-

---

284 Griesinger (1845), 112-120.

285 Vgl. insbes. Griesinger (1845), 118.

286 Griesinger (1861), 157 und 159-161. Griesinger spricht hier vorwiegend von den "degenerativen Formen" sowie von den "Entartungs-Zuständen"; er referiert die zentralen Thesen von Morels beiden Abhandlungen aus den Jahren 1857 und 1860 und kommentiert diese abschließend mit den Worten: "In dieser Darstellung liegt unendlich viel Wahres"; vgl. Griesinger (1861), 160.

287 Für die Rezeption der Degenerationstheorie im medizinischen Diskurs, vgl. vor allem Genil-Perrin (1913), Leibbrand und Wettley (1961), sowie Dowbiggin (1991). Für die öffentliche Rezeption des Degenerationsgedankens vor allem im Frankreich und Italien des 19. Jahrhunderts, vgl. Pick (1989); für Großbritannien, vgl. Oppenheim (1991), 265-292. Aspekte der öffentlichen Rezeption im deutschsprachigen Raum sind dargestellt in Mann (1985); Weingart, Kroll und Bayertz (1988); Weindling (1989). Für die Wirkungsgeschichte in der erzählenden Literatur des 19. und beginnenden 20. Jahrhun-

genden gezeigt werden, daß der Begriff der Degeneration in der deutschsprachigen Psychiatrie im Gegensatz zur französischen Tradition zunächst in einer entpolitisierten und individualisierten Form rezipiert wurde. Dies geschah in der Blütezeit des bürgerlichen Liberalismus. Die Diskussion um den Einfluß der modernen Zivilisation auf die psychische Gesundheit - in der zeitgenössischen Psychiatrie durchaus kein marginales Thema[288] - wurde in dieser ersten Rezeptionsphase ohne Rekurs auf den Entartungsgedanken geführt. Wohl aber wurde der Degenerationsbegriff gebraucht, um eine zuvor schon existierende nosologische Kategorie, die "neuropathische Disposition", auch ätiologisch plausibel zu machen. Zivilisationskritik und Degenerationsdiskurs existieren mithin in dieser Phase unvermittelt nebeneinander. Dies ist insofern bemerkenswert, als der Degenerationsgedanke bereits in der von Morel geprägten Form eine explizit sozialpolitische und auch sozialkritische Dimension einschloß.

Zum genaueren Verständnis dieser selektiven Rezeption im deutschsprachigen Raum seien hier zunächst die wichtigsten Strukturelemente der Morelschen Konzeption mit ihren sozialpolitischen Dimensionen rekonstruiert (4.1). Griesingers Übernahme des Degenerationsgedankens im Sinne einer ätiologischen Unterfütterung individueller Pathologie im Kontext einer bürgerlich-liberalen Psychiatrie bildet dann den Einstieg in die deutschsprachige Rezeptionsgeschichte des Entartungsbegriffs (4.2). In den Diskussionen der folgenden Jahrzehnte, die im dritten Teil des Kapitels geschildert werden, bleibt der Degenerationsbegriff einerseits auf individuelle Pathologie beschränkt; andererseits durchdringt der Entartungsgedanke fast die gesamte psychiatrische Krankheitslehre und erlaubt ihre Ausweitung auch auf bisher von den "Irrenärzten" nicht beachtete Übergangszustände zum "Gesunden" (4.3).

derts, vgl. Wettley (1959 b); Link-Heer (1986); Anz (1989); Thomé (1993).

288 Die Mehrzahl der zeitgenössischen Lehrbücher enthält im Rahmen der Ursachenlehre einen Abschnitt zur Bedeutung der "Civilisation"; vgl. beispielsweise Griesinger (1861), 142-144.

4.1. Moral, Politik und Medizin: Morels Theorie der Degeneration

Morel wurde 1809 in Wien als Sohn französischer Eltern geboren.[289] Nach Erziehung in einem katholischen Pfarrhaus und in einem Priesterseminar war er zunächst als Journalist tätig, bevor er sich zum Studium der Medizin immatrikulierte. Bereits während des Studiums lernte er den späteren Physiologen Claude Bernard (1813-1878) kennen, mit dem er in der Folge in regem Austausch blieb. Im Gegensatz zu Bernards Programm einer experimentellen Medizin war Morel vor allem an der sozialen und sozialpädagogischen Dimension der Heilkunde interessiert.[290] Ab Mitte der 1840er Jahre war Morel aktiv in einem republikanischen Zirkel, der von dem Mediziner, Historiker und Politiker Philippe Joseph Benjamin Buchez (1796-1854, im Jahr 1848 kurzzeitig Präsident der französischen Nationalversammlung) und dem sozialmedizinisch interessierten Baron Laurent Alexis Cerise (1807-1869) geleitet wurde.[291] Nach einer Tätigkeit als Assistent an der Salpetrière in Paris und ausführlichen Studienreisen durch mehrere europäische Länder wurde Morel 1848 Direktor der Irrenanstalt von Maréville, von 1856 bis zu seinem Tode 1873 dann Leiter der Anstalt von Saint-Yon bei Rouen.

Der vor Morel schon in der Naturgeschichte des 18. Jahrhunderts (etwa bei Buffon[292]), in der Ethnologie und auch in der Geschichtsphilosophie (etwa bei Hegel[293]) verwendete Begriff der Degeneration wurde bei Morel erstmals konstitutiver Bestandteil der psychiatrischen Theoriebildung.[294] Sporadisch und ohne konstitutive Funktion war der Begriff auch bereits zuvor in der psychiatrischen Literatur aufgetaucht, etwa bei Heinroth.[295]

---

289 Zu Biographie und Werk von Morel, vgl. Genil-Perrin (1913), 39-69; Wettley (1959 a); Leibbrand und Wettley (1961), 519-545; Burgener (1964); Pick (1989), 44-50; Liégeois (1993).

290 Vgl. Morel (1857), XIII-XIV.

291 Burgener (1964), 16-17; Dörner (1969), 155.

292 Vgl. Rheinberger (1990).

293 Hegel verwendet den Begriff in den *Vorlesungen über die Philosphie der Weltgeschichte* (1822 ff.); vgl. dazu auch Pick (1989), 19.

294 Genil-Perrin(1913); Ackerknecht (1957), 54-57; Leibbrand und Wettley (1961), 524-528; Burgener (1964).

295 Heinroth (1827), 552. Der Begriff bezeichnet hier die aus der Summe der Leidenschaften entstandene Bereitschaft, "psychisch-krankhafte Zustände" zu entwickeln; für einen weiteren Beleg, vgl. Heinroth (1818 a), 43. Über eine mögliche Rezeption von Heinroths

Inspiriert war Morel sowohl durch Vertreter der zeitgenössischen katholischen Sozialphilosophie als auch durch Repräsentanten der Anthropologie und der Neuropathologie. Hier waren es vor allem Buffon und Franz Josef Gall (1758-1828), aus deren Werken Morel den Gedanken von der biologischen Einheit der Schöpfung, d.h. der Einheit von Tier- und Menschenwelt, übernahm, - mit der Implikation, daß somit auch die Welt der Menschen, und damit auch die Gesellschaft, durch die Methoden der (biologischen) Wissenschaften prinzipiell erforschbar seien.[296]

Durch den Kontakt mit den Ideen von Buchez und Félicité Robert Lamennais (1782-1854)[297] wurde dieser Gedanke sozialphilosophisch und religiös fundiert: Für Lamennais und ebenso für Buchez boten die neuen positivistischen Wissenschaften Biologie und Soziologie eine Möglichkeit zur Bestätigung der christlichen Schöpfungs- und Gesellschaftslehre. Die Einheit und der implizierte Fortschritt des Menschengeschlechts unterliegen in der Perspektive dieser christlichen Naturgeschichte biologischen und soziologischen Gesetzmäßigkeiten, deren Erkenntnis wiederum Möglichkeiten der Intervention eröffnet, solange diese nur im Einklang mit der christlichen Schöpfungs- und Gesellschaftslehre stehen.[298] Buchez selbst kommentierte Morels Theorie der Degeneration vor der Société médico-psychologique ausführlich und positiv und verwies dabei besonders auf die Herleitung des Entartungsbegriffs aus der Möglichkeit des christlich-anthropologischen Fortschritts- und Perfektibilitätsgedankens.[299]

Auf dem Hintergrund einer solchen therapeutischen und sozialen Motivation war es Morels zentrales Anliegen, die Ursachen der Geisteskrankheiten zu identifizieren, um auf dem Weg über die Ursachen auch Möglichkeiten der Intervention zu finden.[300] Von Buchez und Lamennais

---

Werk bei Morel, vgl. unten in diesem Abschnitt.

296 Vgl. Morel (1857), Vorwort S. XI sowie S. 4 u. 11 zur "unité de l'homme". Diese Prämisse war vor allem durch Buffons *Histoire naturelle de l'homme* (1749) sowie durch Galls *Philosophisch-medizinische Untersuchungen* (1791) angeregt, die Morel schon früh in seiner Karriere rezipiert hatte; vgl. Burgener (1964), 14-15, 19-22. Zu Galls Anthropologie, vgl. Hagner (1997), 89-118.

297 Zu Lamennais, vgl. Burgener (1964), 13-14.

298 Vgl. Burgener (1964), 28-34.

299 Vgl. dazu Burgener (1964), 34-35.

300 Vgl. Morel (1857), Vorwort, S. VI. Die zeitgenössischen Berichte über eine Zunahme der Geisteskrankheiten waren dabei ein besonderer Anlaß zur Beunruhigung; vgl. Morel, Vorwort, S. VII-IX. Dieser Topos läßt sich seit der Aufklärung in der psychiatrischen

beeinflußt, versuchte Morel, die "Familie der Geisteskrankheiten" als medizinisch-soziologische Formation innerhalb der gesamten menschlichen Phänomene zu begreifen und in ihrer Genealogie kennenzulernen.[301] Dabei war neben der soziologischen Perspektive der Gedanke der biologischen Einheit von Tier und Mensch sowie von der Einheit der menschlichen Rasse eine elementare Prämisse für Morel.

Im *Traité des Dégénérescences* aus dem Jahr 1857, der ausdrücklich eine Vorbereitung für ein später folgendes Lehrbuch über Geisteskrankheiten sein sollte, entwickelte Morel seine Theorie der Entartung.[302] Während Buffon die "dégénération" als eine natürliche Variation der menschlichen Species definiert hatte, welche von einem ursprünglichen Typus der Menschheit abstammen sollte (etwa die verschiedenen Spielarten menschlicher Rassen), übertrug Morel den Entartungsbegriff nun auf pathologische Phänomene und gab dem Begriff damit eine negative Konnotation. Obligates Charakteristikum der Degeneration war - nach Morel - die Progression: Danach verschlechterte sich der physische und psychische Zustand der betroffenen Individuen von Generation zu Generation bis hin zur Sterilität.[303] Um diesem neuen Begriff der Degeneration eine organische Basis zu geben, berief sich Morel auf die Vererbungstheorie von Prosper Lucas (1808-1885).[304]

Die Theorie Morels hatte neben den biologisch-anthropologischen auch entscheidende theologische und philosophische Prämissen: Grundlegend war die Vorstellung, daß Gott einen "type primitif" oder "type normal" des Menschen geschaffen hatte; dies war der Mensch vor dem Sündenfall. Die Degeneration war nun konzipiert als die Abweichung von diesem ursprünglichen, gesunden und normalen Typ des Menschen.[305] Der Ursprung der Entartung war dabei identisch mit dem Ursprung des Bösen in der Welt, der ersten Sünde. Als Folge des Sündenfalls kann sich der Mensch nicht mehr dem Einfluß der äußeren Welt, des Klimas, der Nahrung und insbe-

---

Literatur identifizieren und bis ins 20. Jahrhundert verfolgen.

301 Das Programm einer umfassenden medizinischen, philosophischen und soziologischen Zu-gangsweise wird explizit im Vorwort des Degenerations-Traktats formuliert: Morel (1857), X.

302 Die folgenden Passagen orientieren sich wesentlich an Leibbrand und Wettley (1961), 524-528; Pick (1989), 44-50; und Liégeois (1993).

303 Morel (1857), 564-572.

304 Vgl. Pick (1989), 48-50; Dowbiggin (1991), 117.

305 Morel (1857), 5 und 47.

sondere krankheitsverursachenden Einwirkungen sowie deren Vererbung entziehen.[306] Diese Einwirkungen führen zu Abweichungen vom "type normal", und zwar sowohl zu den verschiedenen menschlichen Arten als auch zu den krankhaften "Entartungen". Sowohl die gesunden Varietäten des Menschengeschlechtes als auch die Entartungszustände tragen charakteristische Kennzeichen, so daß sie in unterschiedliche Gruppen und Subgruppierungen eingeteilt werden können. Die jeweils charakteristischen Merkmale dieser Gruppierungen erklärt Morel aus der äußeren Ursache, die den jeweiligen Zweig der Entartung hervorgebracht hat.

Konsequenterweise führt Morel dann auch in seinem *Traité des maladies mentales* (1860) eine an der Ätiologie orientierte Klassifikation der psychischen Krankheiten ein;[307] eine symptomatologische Klassifikation lehnt er ausdrücklich ab.[308] Nach der neuen Klassifikation gibt es sechs Krankheitsgruppen. Vier von diesen Gruppen bestehen aus Krankheitszuständen, die beim Betroffenen jeweils zum ersten Mal auftreten, und bei denen die Bedeutung der Erblichkeit gering oder unsicher ist: Hierher zählt Morel die Intoxikationen (etwa durch Alkohol, Opium, geologische Einflüsse oder Nahrungsmittelgifte), weiter Zustände, die durch die "Transformation von Neurosen" entstanden sind, schließlich "idiopathische" (angeborene oder in der Kindheit erworbene) und "sympathische" (ein "moralisches Übel" begleitende) psychische Störungen. Eine weitere Gruppe stellen die "dégénérescences résultant du milieu social" dar, wozu Berufskrankheiten und Folgen der

306 Die Parallele zu Heinroths und Schuberts Konzeption von der Sünde als notwendiger Ursache aller Krankheit sowie zu Schellings in den *Stuttgarter Privatvorlesungen* (1810) formulierten Idee vom Abfall des ersten Menschen von Gott ist offensichtlich. Leibbrand und Wettley (1961), 520, sowie Dörner (1969), 316, Anm. 224, weisen jeweils am Rande ihrer Ausführungen auf die Verbindungslinien zwischen den Vertretern der deutschen romantischen Naturforschung (insbesondere Schelling, Oken und Burdach) und den französischen Verer-bungs- und Entartungstheoretikern hin; die Parallele zwischen Heinroths und Morels Sündenfalltheorie wird in der Sekundärliteratur bisher nicht thematisiert. Morel selbst - in einer deutschsprachigen Umgebung aufgewachsen - zeigt sich in seinen Schriften auf dem aktuellen Stand auch der deutschen psychiatrischen Diskussion und referiert beispielsweise die Debatte zwischen "Psychikern" und "Somatikern"; vgl. Morel (1860), 66-67. Die Analyse dieser Rezeptionswege zwischen der romantischen Medizin und Naturforschung und der Degenerationsidee ist ein Desiderat der medizin-, aber auch der geistesgeschichtlichen Forschung.

307 Morel (1860), 4.

308 Morel (1860), VIII.

Armut gezählt werden. Die letzte Gruppe schließlich bilden die "aliénations héréditaires". Diese Krankheiten sind Folgeerscheinungen der zuvor genannten Zustände.[309] Die Erblichkeit ist ihr charakteristisches Merkmal und ihre - nach Morel - spezifische Ursache, da die vorangegangenen äußeren Krankheitsfaktoren zur Schädigung der Keimanlage geführt haben. Die degenerativen Erkrankungen verschlechtern sich von Generation zu Generation, von leichten Verhaltensauffälligkeiten und erhöhter Anfälligkeit für diverse Krankheiten über verschiedene Geistesstörungen von zunehmendem Schweregrad (mit jeweils begleitenden körperlichen Stigmata) bis hin zur Idiotie und Unfruchtbarkeit.

Für Morel sind die psychischen Krankheiten Ausdruck einer gestörten Beziehung zwischen Körper und Seele; sie manifestieren sich am Gehirn.[310] Die Ursachen für diese Störungen können sowohl aus dem Gehirn selbst ("idiopathisch") als auch von außen kommen.[311] Den Körper-externen Ursachen räumt Morel - wie dargelegt - einen besonders großen Raum ein; sie wirken jedoch nicht direkt auf die Seele, sondern "sympathetisch" über den Körper auf das Gehirn. Eine Läsion des Gehirns verhindert die freie Manifestation der intellektuellen und moralischen Fähigkeiten der Seele. Die Seele - gedacht als eine Art oberste Kontrollinstanz ähnlich Heinroths "Über uns" - kann in solchen Zuständen die Leidenschaften aus dem Körper und die äußeren Reize nicht mehr ausreichend filtern und aufeinander abstimmen und wird von diesen schließlich überwältigt. Diese Überwältigung ist die Erklärung für die Symptome der psychischen Störungen. Ohne die freie Manifestationsmöglichkeit der verschiedenen Seelenvermögen ist die psychisch kranke Person nicht mehr für ihre Handlungen verantwortlich.[312]

Morel verteidigt damit gleichzeitig die Unantastbarkeit der Seele sowie das Postulat vom Gehirn als dem Sitz der Seele und der Seelenstörungen. Auch hier beruft er sich einerseits auf Galls Auffassung vom Gehirn als dem "Organ der Seele", lehnt aber - mit Verweis auf Flourens - dessen Position von der Vielzahl der lokalisierbaren Cerebralfunktionen ab.[313]

309 Morel (1860), XIII sowie 249-272. Vgl. dazu auch Genil-Perrin (1913), 56-57, sowie Liégeois (1993), 16.
310 Morel (1860), 68-76.
311 Morel (1860), 77-248.
312 Morel (1860), 68-76; vgl. auch Liégeois (1993), 16-17.
313 Morel (1860), 68-76.

Morel postuliert also nicht nur eine *innere* (bei ihm theologisch konzipierte) erste Ursache der Degeneration, sondern darüberhinaus vornehmlich *äußere*, und zwar sowohl soziale als auch materielle Bedingungsfaktoren, die in spezifischer Weise die Natur der vererbten psychischen und physischen Entartungszustände bestimmen. Die Anhäufung kranker Individuen und Familien durch das Leben in der modernen Gesellschaft stellte schon bei Morel eine Existenzbedrohung für ganze Nationen dar.

Der von Morel in die psychiatrische Diskussion eingeführte Begriff der Degeneration verbindet somit Elemente aus dem sozialphilosophischen und politischen Diskurs mit solchen aus dem Bereich der Naturgeschichte. In den Begriff sind weiterhin explizite theologische und anthropologische Prämissen eingegangen. Die von Morel ausdrücklich intendierte soziologische Dimension des Konzepts ermöglicht die Thematisierung der zeitgenössischen Lebensumstände als Bedingungsfaktoren für die Krankheitsentstehung. Damit ist der Degenerationsbegriff deutlich politisch und moralisch aufgeladen. Das Prinzip der Progressivität - abgeleitet vom naturhistorischen Entwicklungsgedanken - erklärt für Morel die zunehmende Häufigkeit der als Entartung klassifizierten Störungen. In diesem Prinzip ist ein Bedrohungspotential sowohl für den Gesundheitszustand der betroffenen Individuen und ihrer Familien als auch für ganze Bevölkerungsgruppen angelegt; darüberhinaus impliziert es - quasi rückwärts gewendet - auch ein medizinisches Argument gegen die politisch verantwortlichen Verursacher der Entartungszustände. Diese Implikationen sind für Morel durchaus präsent und sogar intendiert; sie werden allerdings nicht politisch ausgespielt. In der Rezeptionsgeschichte des Degenerationsgedankens jedoch zeigte dieses politische und auch das moralisch-wertende Potential des Begriffs in unterschiedlichen Kontexten eine teilweise erhebliche Wirkung.

4.2. Degeneration als Erklärung für individuelle Pathologie: Das Spätwerk von Griesinger

Wilhelm Griesinger gehörte zu den ersten und prominentesten Psychiatern im deutschsprachigen Raum, in deren Werk Morels Degenerationskonzept einen deutlichen Niederschlag fand. Diese Rezeption bezog sich jedoch nicht nur auf die psychiatrische Theoriebildung, sondern hatte auch Auswirkungen auf die psychiatrische Praxis und den wissenschaftlichen Status des Fachs: Sie ermöglichte die konzeptionelle Ergänzung der psychiatrischen Krankheitslehre durch einen zeitgenössisch plausiblen Ursachenbegriff, und sie legitimierte die Ausdehnung des Geltungsbereichs psychiatrischer Deutungen von sozial abweichendem Verhalten. Diese Ausweitung wiederum hatte ein Korrelat im Bereich der psychiatrischen Versorgung, wo Griesinger neue Institutionen (nervenärztliche Ambulanzen; psychiatrische Abteilungen in Allgemeinkrankenhäusern) propagierte und auch im Ansatz durchsetzte. Diese Veränderungen sollen im Folgenden genauer dargestellt werden.

Nach Professuren in Kiel und Zürich hatte Griesinger 1865 den Lehrstuhl für Psychiatrie an der Berliner Universität und damit verbunden das Direktorat der "Abtheilung für Gemüthskrankheiten und Nervenkrankheiten" an der Charité übernommen. In den Berufungsverhandlungen hatte er eine gemeinsame Poliklinik für "Irre" und "Nervenkranke" zur Bedingung für die Übernahme der neuen Stelle gemacht. Dies entsprach seiner Überzeugung, daß die "Geisteskrankheiten" nur ein Teil der "Krankheiten des Nervensystems" seien.[314] In seiner 1866 gehaltenen Berliner "Eröffnungsvorlesung" verweist er stolz darauf, daß in diesem neugeschaffenen institutionellen Rahmen nun "zum erstenmal Geisteskrankheiten und sonstige Nervenkrankheiten miteinander den Gegenstand des Unterrichts ausmachen werden."[315]

Der Begriff der Degeneration, mit explizitem Verweis auf Morel von Griesinger in die zweite Auflage seines Lehrbuchs eingeführt, erhielt in der neuen "physiologischen" Psychiatrie zwei Funktionen:[316] Er verwies auf eine Theorie der Ätiologie für die "Krankheiten des Nervenapparates",[317] und er

---

314 Griesinger (1866), 107.

315 Griesinger (1866), 107.

316 Vgl. zum "physiologischen" Standpunkt Griesingers die Ausführungen in Abschnitt 2.2. - In der Sekundärliteratur zu Griesinger wird die Übernahme des Degenerationsbegriffs wiederholt konstatiert: Dörner (1969), 300; Güse und Schmacke (1976), 57; Schmiedebach (1990), 88; Wahrig-Schmidt (1991), 187-188; Thomé (1993), 169. Die spezifische Funktion im Kontext von Griesingers Krankheitslehre, sowie die im Unterschied zur französischen Tradition (vgl. Pick, 1989) über die nächsten zwei Jahrzehnte auf die individuelle Pathologie beschränkte Begriffsbedeutung wurde jedoch bislang nicht thematisiert.

317 Diesen Begriff bevorzugt Griesinger gegenüber dem Terminus "Geisteskrankheiten", den er der naturphilosophisch-"spekulativen" und "psychologisierenden" Psychiatrie der ersten Jahrzehnte des Jahrhunderts zuordnet; vgl. beispielsweise das programmatische Vorwort

erlaubte die Thematisierung von psychopathologischen Übergangsformen zwischen gesunden und kranken Zuständen, für welche in den bisherigen psychiatrischen Kategorien kein Platz gewesen war.[318]

Das neue Konzept erlaubte es Griesinger, die Gesamtheit der Nervenkrankheiten nach Gesichtspunkten der Ätiologie und "Pathogenie" (Pathogenese) einzuteilen: Erstens die Gruppe der "erworbenen, ... zufällig entstandenen Hirnkrankheiten", sowie zweitens "die Gruppe, viel grösser als die vorige", welche all diejenigen Krankheiten umfaßt, die das Resultat einer seit Geburt bestehenden Disposition sind.[319] Unter den Kranken mit einer "neuropathischen Disposition" wiederum bilden diejenigen vererbten Störungen, die von einer "körperlichen Missgestaltung" begleitet sind - die Entartungszustände nach Morel -, die größte Untergruppe.[320] Ein Drittel des gesamten Textes der "Eröffnungsvorlesung" (insgesamt 18 Seiten) ist allein diesem Thema der Degeneration gewidmet, dagegen nur eine Seite den übrigen "neuropathischen" Zuständen, eine weitere halbe Seite den "erworbenen Hirnkrankheiten", - ein Indiz dafür, welche Bedeutung Morels Konzept für Griesingers neue, ätiologische Krankheitsklassifikation bekommen hatte.[321]

Obwohl Griesinger bereits fünf Jahre zuvor in der zweiten Auflage seines Lehrbuchs den Morelschen Degenerationsbegriff aufgenommen hatte, folgte die Einteilung der psychischen Krankheiten hier noch - wie in der ersten Auflage - einer symptomatologischen Betrachtungsweise.[322] Erst in den Vorlesungen und Aufsätzen aus den Jahren 1866 bis 1868 zeigt die Theorie der Degeneration auch Auswirkungen auf die Krankheitsklassifikation. Die symptomatologisch-psychologische Betrachtungsweise wurde nun endgültig durch eine an den Krankheitsursachen orientierte "neuropathologische"

---

in dem von Griesinger neugegründeten *Archiv für Psychiatrie und Nervenkrankheiten*: Griesinger (1868 a), insbes. S. III-V. Dörner führt den Begriff der "Geisteskrankheit" - im Gegensatz etwa zum "Irresein" - zurück auf Schelling: Dörner (1969), 247-251.

318 Besonders deutlich wird diese Unzulänglichkeit der zeitgenössischen psychiatrischen Terminologie im Kontext des Aufsatzes *Ueber einen bisher wenig bekannten psychopathischen Zustand* ausgesprochen: Vgl. Griesinger (1868 d), insbes. 626 und 647.

319 Griesinger (1866), 109.

320 Griesinger (1866), 111-112.

321 Griesinger (1866): S. 108-109 ist der "neuropathischen Disposition", 109-116 den Degenerationszuständen gewidmet; die restlichen neun Seiten des Textes beziehen sich auf die klinischen Erscheinungen der "sogenannten Geisteskrankheiten" (116).

322 Vgl. Griesinger (1861), 211-213.

Perspektive und auch Terminologie ersetzt.[323] Dieser Wechsel zur ätiologischen Klassifikation war verbunden mit der Aufgabe des zunächst von Ernst Albert Zeller (1804-1877) übernommenen Konzepts der Einheitspsychose, wonach statt der Existenz eigenständiger Krankheitseinheiten alle Erscheinungsformen des Irreseins als wechselnde, aufeinanderfolgende Stadien einer Grundstörung gedacht wurden.[324]

Die Griesinger-Rezeption bezog sich in den folgenden Jahrzehnten jedoch nicht auf die späten Aufsätze aus den Jahren 1866 bis 1868, sondern weitgehend auf die zweite (1861) und die folgenden, unveränderten Auflagen des Lehrbuchs. Dieses galt noch während der Ausbildungszeit von Emil Kraepelin Ende der 1870er Jahre als das beste der Zeit[325] und wurde von Kraepelin selbst in seinem *Compendium der Psychiatrie* aus dem Jahr 1883 als Referenzwerk benutzt (vgl. unten, Kap. 6).[326] Die symptomatologische Krankheitsklassifikation aus Griesingers Lehrbuch wurde deshalb in der deutschsprachigen Psychiatrie nach Griesingers frühem Tod (1868) beibehalten, so daß Kraepelin beim Entwurf seines Forschungsprogramms und bei seiner Reformulierung der tradierten Nosologie und Ursachenlehre sich selbst als Neuerer sehen konnte.[327]

Die Kategorie der "nervösen Disposition" aus der ersten Auflage des Griesingerschen Lehrbuchs, dort "physiologisch" als "Missverhältniss der Reaction zu den einwirkenden Reizen" definiert und mit dem klinischen Erscheinungsbild der "reizbaren Schwäche" korreliert,[328] konnte nach Übernahme des Degenerationsbegriffs nun auch ätiologisch unterfüttert werden. Diese Kategorie verwies auf Individuen, die häufig ohne manifeste psychopa-

---

323 Vgl. beispielsweise Griesinger (1868 c), 143-144. Auch im Kontext dieses Vortrags findet sich wieder ein ausdrücklicher Hinweis auf die Verdienste Morels: Ebd., 148.

324 Dieses Konzept wird mit explizitem Bezug auf Zeller noch ausgeführt in Griesinger (1861), 212; vgl. dazu auch Leibbrand und Wettley (1961), 515-516, sowie Berrios und Beer (1995).

325 Kraepelin (1983), 9.

326 Kraepelin (1883), 3.

327 Vgl. dazu unten, Kapitel 6. - Zeitlich gesehen zwischen Griesinger und Kraepelin formulierte außerdem auch Karl Kahlbaum eine Klassifikation der psychischen Krankheiten auf der Basis der angenommenen Krankheitsursachen. Das Buch wurde in seiner Zeit jedoch kaum wahrgenommen. Der in der psychiatriehistorischen Literatur postulierte Einfluß von Kahlbaum auf Kraepelin ist nicht unumstritten und bedarf noch weiterer Klärung; vgl. Roelcke (1998).

328 Griesinger (1845), 117-118; identisch in Griesinger (1861), 162-163.

thologische Symptomatik im Alltag lebten und daher den klassischen Anstaltsärzten nie zu Gesicht gekommen waren. Gerade von dieser Personengruppe aber erhoffte sich Griesinger neue Aufschlüsse sowohl über die Psychologie als auch über die Erblichkeit der Nervenkrankheiten. Die "hereditäre Constitution" dieser Personen - so Griesinger - macht sie nicht nur anfällig für alle Arten der manifesten Nervenkrankheiten (aufgezählt werden hier "Neuralgien, Hysterie, Epilepsie" sowie zahlreiche unspezifische "leichte psychische Anomalien"); sie ist auch die ätiologische Grundlage "für Sonderlinge, Hypochondristen, curiose Individuen, für comische Figuren, oder gar - für Genies."[329] Die Formel von der "reizbaren Schwäche" sollte zwanzig Jahre später konstitutiv für die Pathophysiologie der Neurasthenie werden (vgl. unten, Kapitel 5). Auch der von Griesinger benannte Kreis der betroffenen Personen - nämlich nicht die stationär behandelten "Irren", sondern die allenfalls ambulant konsultierenden, psychisch anfälligen Individuen - entspricht der Bevölkerungsgruppe, die später im Kontext der Neurasthenie-Konjunktur als Opfer der modernen Zivilisation identifiziert werden sollte.

Dieser Gruppe der zur psychischen Krankheit disponierten und nur gelegentlich dekompensierenden Individuen galt nun Griesingers besonderes Interesse, und zwar sowohl aus theoretischer als auch aus praktischer Perspektive.[330] In einem umfangreichen Aufsatz zur Reform der deutschen Irrenanstalten verwarf Griesinger die am Anfang des 19. Jahrhunderts von den Irrenärzten und der Obrigkeit initiierte Anstaltsform. Diese sei von der falschen Prämisse ausgegangen, "dass ein gewisser Theil der sogenannten Geisteskranken heilbar" sei. Die Begriffe Heilbarkeit und Unheilbarkeit seien jedoch unklar, eine entsprechende Einteilung der Patienten eine "Fiction".[331] Statt der am Kriterium der Heilbarkeit orientierten Differenzierung der Institutionen in Heil- und Pflegeanstalten schlägt Griesinger deshalb eine Aufteilung nach dem Gesichtspunkt der voraussichtlichen Aufenthaltsdauer vor: Als Begründung hierfür gibt er an, daß die meisten Anstaltsinsassen nicht wegen der Krankheit als solcher, sondern wegen "eines *gewissen Grades*"

---

329 Griesinger (1868 a), S. V. - In der umfangreichen Geschichte des Topos "Irrsinn und Genie" von Lange-Eichbaum (1928) wird diese Thematisierung bei Griesinger nicht angeführt.

330 Zu der von Griesinger angeregten Diskussion über "neuropathische" und "psychopathische" Zustände in der Berliner medicinisch-psychologischen Gesellschaft (1867 bis 1899), vgl. Schmiedebach (1986), 45-55.

331 Griesinger (1868 b), 9-10.

einer psychischen Störung in psychiatrische Institutionen aufgenommen würden.[332] Bei vielen anderen Menschen finde sich der gleiche Zustand, jedoch in geringerer Ausprägung, so daß diese allenfalls in die Ambulanz eines allgemeinen Krankenhauses oder auch überhaupt nicht ins Blickfeld der Ärzte gerieten.

Hier wie auch in anderen Zusammenhängen, beispielsweise im Bereich der forensischen Psychiatrie, betont Griesinger "gerade das Gradative der Zustände, das Uebergängliche zwischen Gesundheit und Krankheit", das mit der dichotomen Fragestellung "Geisteskrank oder Geistesgesund" überhaupt nicht adäquat erfasst werden könne, zumal das Ausmaß und die Intensität der Störungen selbst bei einzelnen Individuen erfahrungsgemäß sehr stark variiere.[333] Mit Blick auf die psychiatrische Praxis schlägt er deshalb Institutionen für akute, "transitorische" Zustände vor, denen Anstalten für langfristige Aufenthalte nachgeordnet werden sollten. Dabei sind für Griesinger sowohl die Interessen der betroffenen Individuen als auch "die Bedürfnisse der bürgerlichen Gesellschaft" präsent: Für beide beteiligten Seiten sei ein dezentrales, gemeindenahes Behandlungsangebot sinnvoll, während die großen, an entlegenen Stellen gebauten Anstalten ihrem Zweck nicht gerecht werden könnten. Außerdem sollte durch "niedrige Verpflegungs-Sätze *die Aufnahme erleichtert werden.*"[334]

Die Vorschläge Griesingers führten unter seinen Fachkollegen zu einer heftigen Diskussion, wobei sich vor allem die Anstaltsdirektoren gegen das Programm einer psychiatrischen Versorgung in unmittelbarer Nähe des Wohnorts der Patienten wendeten.[335]

Griesingers waches Bewußtsein für die aktuelle gesellschaftliche Lage und ihre Bedeutung für die Befindlichkeit des Einzelnen zeigt sich in unterschiedlichen Kontexten sehr deutlich: In seinen Überlegungen zur Reform der Irrenanstalten gilt seine besondere Aufmerksamkeit der - wie er schreibt - in Deutschland besonders großen "Classe der Bevölkerung, die bei guter Erziehung und sorgfältiger Geistesbildung, ohne weitere [finanzielle] Mittel auf den steten Ertrag ihres einzigen Capitals, ihrer geistigen Kräfte angewiesen ist." Dies sei ein "wichtiger und interessanter Theil" vor allem

---

332 Griesinger (1868 b), 11; Hervorhebung im Original bei Griesinger.

333 Vgl. Griesinger (1868 e), 639.

334 Griesinger (1868 b), 13; Hervorhebung im Original bei Griesinger.

335 Vgl. Marx (1972); Schmiedebach (1986).

der Stadtbevölkerung: "kleinere Gelehrte, Künstler, Aerzte, Beamte, Literaten".[336] Genau diese bildungsbürgerliche Gruppe - soziologisch und demographisch auch aus der Sicht der Historiographie angemessen beschrieben - war im Falle einer situativen Dekompensation etwa im Sinne einer "reizbaren Schwäche" oder anderer "psychopathischer Zustände"[337] durch ihre spezifische soziale und ökonomische Lebenssituation in den rasch wachsenden Städten sowie durch die "Steigerung der cerebralen Thätigkeiten" besonders gefährdet. An diesem Punkt stellt sich die Frage nach Griesingers Verständnis der Zivilisation.

Für Griesinger geht die moderne Zivilisation einher mit "grossen Entdeckungen in den Naturwissenschaften und hoher Entwicklung der Industrie". Gemeinsam mit der "eifrigen Pflege des Schönen in der Kunst" und mit "steter Weiterverbreitung wahrer Bildung" führten diese zu einem Rückgang der Kriminalität und zu einer "Bezwingung der finsteren Mächte der menschlichen Natur".[338] Damit verringern sich zunächst wichtige Körper-externe Bedingungsfaktoren für psychische Krankheiten mit steigendem Zivilisationsgrad. Auf der anderen Seite führen das zunehmende Lebenstempo, das Jagen nach materiellen Gütern und "die Verbreitung der feineren, geistigen und leiblichen Genüsse" zu "früher unbekannten Neigungen und Leidenschaften", wodurch ein "halbrauschartigen Zustand von Gehirnreizung" ausgelöst werden kann.[339] Den durch Wissenschaft und Technik günstigeren Rahmenbedingungen der Moderne stehen also erhöhte Krankheitsrisiken gegenüber. Auch die auf dem Mechanismus der Vererbung beruhenden Ursachenfaktoren sind unabhängig vom Entwicklungsstand der Zivilisation weiter wirksam: Die durch "schwere organische Belastung" verursachten Ausbrüche psychischer Störungen und "unbegreiflicher Thaten", zum Teil begleitet von kriminellem Verhalten, sind nicht endgültig "durch Bildung und Fortschritt" zu bezwingen. Für eine derartige Beeinflussung der innersten menschlichen Natur besteht - so Griesinger - "keine Aussicht".[340]

336 Griesinger (1868 b), 13. Die von Griesinger in seinen Kasuistiken beschriebenen Patienten, etwa in Griesinger (1868 d), entstammen fast alle dieser sozialen Schicht.

337 Zum Begriff der "psychopathischen Störung" im Ausgang von Griesinger, vgl. Schmiedebach (1985).

338 Griesinger (1868 e), 643-644.

339 Griesinger (1861), 142-143.

340 Griesinger (1868 e), Zitate auf den Seiten 644 und 645.

Ganz im Sinne der Aufklärung und des bürgerlichen Bildungsideals ist die Natur hier verstanden als zumindest potentiell (bei entsprechender Veranlagung) schädigend und überwältigend; sie muß durch Bildung, Wissenschaft und Technik gezähmt werden. Im günstigen Falle können "Leidenschaft, Unsittlichkeit und Bosheit" und damit auch die Nervenkrankheiten eingedämmt, jedoch nie vollständig bezwungen werden.

Damit diagnostiziert Griesinger zwar neue einerseits Gefährdungspotentiale der modernen Zivilisation; die allgemein verbesserten Rahmenbedingungen sowie speziell die Fortschritte der Medizin können diese Gefährdungen jedoch kompensieren. Der Fortschritt selbst wird von Griesinger nicht in Frage gestellt.

Die Griesinger'sche Kategorie der "neuropathischen Disposition", und insbesondere die Untergruppe der "nervösen" Disposition, ätiologisch durch den neuen Begriff der Degeneration definiert, bringt somit eine bis dahin wenig beachtete soziale Gruppe ins Blickfeld des psychiatrischen Diskurses: Die für psychische Störungen anfälligen, aber nicht in Anstalten auftauchenden Personen mit nur vorübergehender Symptomatik. Aus diesem Personenkreis rekrutieren sich die zwei Jahrzehnte später als Neurastheniker klassifizierten Opfer der modernen Zivilisation. Der zur nosologischen Thematisierung dieser sozialen Gruppe für Griesinger konstitutive Begriff der Degeneration wird von ihm jedoch ausschließlich zur Bezeichnung individueller Pathologie und ohne wertenden Unterton gebraucht. Eine Anwendung des Degenerationsbegriffs auf die Gesamtheit der Zivilisationsgeschädigten oder gar auf die moderne Kultur schlechthin läßt sich nicht rekonstruieren. Auch führt die Zivilisation nicht zu degenerativen Zuständen oder zur "neuropathischen Disposition". Diese werden vielmehr primär unabhängig von den modernen Lebensbedingungen als unhinterfragt "erblich" erklärt. Die Zivilisation führt lediglich im Sinne eines Auslösers zur vorübergehenden Manifestation psychischer Störungen bei der in Frage stehenden Personengruppe.

Mit der "neuropathischen Disposition" ist aber gleichwohl der Ausgangspunkt für eine psychiatrische Deskription von mehr oder weniger auffallenden Abweichungen der Normalbevölkerung, mithin für eine Ausweitung des Deutungs- und Kompetenzanspruchs der Psychiatrie eingeführt. Diese Ausweitung der psychiatrischen Begrifflichkeit wird im folgenden Abschnitt dargestellt.

4.3. Die Psychiatrisierung des Alltagslebens: Schüle, Krafft-Ebing, Magnan und Möbius

Die von Griesinger bereits in der zweiten Auflage der *Pathologie* geprägte Einengung und Entpolitisierung des Degenerationsbegriffs wurde in der folgenden Generation von Psychiatern ganz in seinem Sinne rezipiert. Der Begriff blieb auf individuelle Pathologie - oder die Anlage dazu - beschränkt, erörtert wurden allenfalls praktische Konsequenzen mit Sicht auf die unmittelbare Nachkommenschaft. Eine bei Griesinger bereits angelegte Ausweitung des psychiatrischen Blicks auch auf diejenigen Bevölkerungskreise, die nicht in die Anstalten gelangten, verstärkt sich allerdings in den folgenden Jahrzehnten.

Grundlage für diese Ausweitung ist zunächst die Erweiterung des Degenerationsbegriffs selbst. Bei Morel war das Irresein der Entarteten noch eine eingegrenzte nosologische Entität neben anderen, wenn auch die am weitesten verbreitete. Bei Heinrich Schüle (1840-1916) und Richard von Krafft-Ebing (1840-1902) war der Begriff der Entartung bereits auf eine Vielzahl von diagnostischen Kategorien ausgedehnt,[341] und bei Morels Schüler Valentin Magnan (1835-1916) sind außer einigen wenigen Krankheitsbildern (der Paranoia completa, der progressiven Paralyse sowie Krankheiten nach groben Hirnverletzungen) alle psychischen Störungen Ergebnis der Degeneration.[342]

Neben dieser Ausweitung des Erblichkeitsparadigmas und insbesondere des Degenerationsbegriffs auf eine Vielzahl von Krankheitseinheiten werden darüberhinaus viele Formen abweichenden Verhaltens, die bisher nicht als krankhaft galten, in die neue Sammelkategorie Degeneration eingegliedert.

Krafft-Ebing hatte den Degenerationsbegriff bereits in seinen frühesten Schriften Ende der 1860er Jahre für individuelle psychopathologische Zustände anzuwenden versucht.[343] Die Erweiterung des Paradigmas auf Übergangszustände wird im folgenden Jahrzehnt vor allem in seinen Arbeiten zur forensischen Psychiatrie - etwa mit der Einführung der Kategorie der

---

341 Schüle (1878); Krafft-Ebing (1879).

342 Magnan (1891); die folgenden Passagen orientieren sich wesentlich an Thomé (1993), 171-175.

343 Vgl. Krafft-Ebing (1868) und (1869).

Zwangsstörung - deutlich.[344] Ebenso werden in der für die spätere Sexualwissenschaft wegweisenden Monographie *Psychopathia sexualis* (1886) eine Vielzahl von sexuellen Normabweichungen als Entartungsphänomene eingeordnet.[345]

Der Begriff der Prädisposition, noch bei Griesinger ein Sammelbegriff für alle "allgemeinen" und "individuellen" Begünstigungsfaktoren oder -variablen (wie etwa Alter, Klima, Civilisation), wird bei Schüle nun völlig gefüllt durch hereditäre Störungen. Damit wird das unscharfe Konzept von "Anfälligkeit" zunehmend durch eine begriffliche Kategorie ersetzt, die versprach, die zugrundeliegenden Phänomene durch Methoden der empirischen biologischen Wissenschaften aufzuklären. "Prädisposition" bezeichnet bei Schüle nun einen "in Folge der Erblichkeit übertragenen Schwächezustand des Organismus". Der Prädisponierte wird durch "die auf ihn eindringenden Reize ..., selbst wenn sie noch in normaler Breite liegen (physiologisch sind), zur wirklichen *Krankheit* gebracht".[346] Die erblich Belasteten sind somit selbst den normalen Alltagsansprüchen nur mit Mühe - wenn überhaupt - gewachsen.

Schüle erkennt außer der "degenerativen Erblichkeit" auch eine "einfache Heredität", bei welcher die Nachkommen "in der gleichen oder gleichwerthigen Form" erkranken; bei den degenerativen Formen hingegen gehen aus "dem schlimmen Keime" schwerere Formen "und endlich vollkommene Defectzustände" hervor, "bis geistig mit dem intellectuellen und sittlichen Idiotismus und körperlich mit der Sterilität die äusserste anthropologische Entartungsgrenze erreicht ist."[347]

Magnans Arbeiten aus den 1880er Jahren wurden von Paul Julius Möbius ins Deutsche übersetzt und in der Folge weit rezipiert. In diesen Schriften erscheinen wie schon bei Griesinger neben den Idioten und den Irren auch Kranke, die unter vorübergehenden "Zuständen" (syndromes épisodiques) leiden, in der Kategorie der Degenerierten. Konkret meint Magnan einerseits die "Zwangsstörungen", zusätzlich aber, weit über Griesinger hinausgehend,

344 Im Kontext der frühen forenisch-psychiatrischen Arbeit zur Zwangsstörung werden die Übergänge zwischen krank und gesund ausführlich erörtert und in der Tendenz psychopathologisch gedeutet: Krafft-Ebing (1867).

345 Krafft-Ebing (1886).

346 Schüle (1878), 254. Hervorhebung bei Schüle im Original.

347 Schüle (1878), 253.

auch Homosexualität und "andere geschlechtliche Abweichungen", Sucht, bestimmte Formen der Kriminalität und des Selbstmordes.[348] In einem Vortrag *Ueber Zoophilomanie* betrachtet Magnan nicht nur übertriebene Tierliebe als Ausdruck der Entartung; auch Gegner der Vivisektion, die Magnans eigene Tierversuche bekämpften, sowie Vegetarier werden hier als erblich Degenerierte klassifiziert.[349]

Möbius konstatiert selbstkritisch die "Ausdehnung des Begriffs der Entartung" und die unreflektierte Gleichsetzung mit "erblicher Belastung".[350] Trotzdem postuliert auch er Formen der Degeneration, bei denen keinerlei manifeste Symptome ("Zufälle") mehr auftreten.[351] Der Begriff der Entartung habe es insbesondere für die forensische Psychiatrie möglich gemacht, die "Grenzzustände zwischen Geisteskrankheit und Gesundheit" in allen Übergangsformen zu erfassen und zu konzeptualisieren.[352] Die Kenntnis des Prinzips der Degeneration habe nun auch dazu geführt, "dass man die Behauptung, der oder jener sei ein ganz normaler Mensch, überhaupt nicht mehr aufstellen sollte".[353] Andererseits relativiert Möbius - wie auch Magnan - das Morelsche Gesetz von der Progression des Entartungsprozesses und räumt durchaus auch die Möglichkeit der *Re*generation ein, insbesondere bei Formen der "erworbenen Entartung" etwa in Folge des Alkoholismus.[354]

Die breite Auslegung des Degenerationsbegriffs wurde möglich durch den Gedanken, daß die Entartung einerseits spezifische punktuelle Schwächen nach sich ziehe, andererseits durch noch intakte Funktionen des Nervensystems doch eine weitgehende Anpassung an Forderungen des Alltagslebens erlaube. So schreibt Magnan:

"... die wichtigste Erscheinung bei dem hereditären Irresein ist die Disharmonie, der Mangel an Gleichgewicht nicht nur zwischen den intellectuellen und den moralischen Fähigkeiten, sondern auch zwischen den einzelnen intellectuellen Fähigkeiten selbst. Ein Hereditarier kann ein Gelehrter, ein ausgezeichneter Beamter, ein großer Künstler, ein

348 Magnan (1891): Heft 2/3, S. 35-65; Heft 4/5, S. 33-46 sowie 53-62; zum Selbstmord, vgl. Heft 1, S. 3.

349 Magnan (1891), Heft 2/3, S. 107-113. Die hier genannten Beispiele sind ausgeführt bei Thomé (1993), 171-173.

350 Möbius (1900), 105.

351 Vgl. die Vorrede von Möbius zu Heft 2/3 von Magnan (1891), S. VIII-IX.

352 Möbius (1900), 102.

353 Möbius (1900), 111; vgl. auch 102.

354 Möbius (1900), 97.

Mathematiker, ein Politiker, ein geschickter Staatsmann sein und dabei in moralischer Hinsicht klaffende Lücken zeigen, wunderliche Neigungen, überraschende Unregelmäßigkeiten der Lebensführung ...".[355]

In der Folge dieses Gedankens ergeben sich drei Klassen von Entartungszuständen: "1. Vorwiegen der intellectuellen Entwickelung bei moralischem Defect. 2. Normale Moralität bei intellectuellem Schwachsinne. 3. Ausfallen, oder mangelhafte Entwickelung einzelner Fähigkeiten."[356]

Wegen der extremen Ausweitung und der unspezifischen Verwendung des Entartungsbegriffs war es nun beinahe unmöglich, in der Familie des Kranken *keine* Degenerierten zu entdecken. Die vermeintlich biologisch begründete und durch äußerlich sichtbare Zeichen ("Stigmata") zu eruierende Diagnose der Entartung konnte auf jedes normabweichende oder auch nur mißliebige Phänomen angewendet und nur schwer oder gar nicht widerlegt werden. Sie kam dem Bedarf nach vereinheitlichter, objektivierender und operationalisierbarer Definition etwa des *homo criminalis* nach, der im Zuge der reichsweiten Rationalisierung obrigkeitsstaatlicher Verwaltungsakte vor allem nach 1871 deutlich gestiegen war.[357] Die Ausweitung des psychiatrischen Deutungs- und Kompetenzanspruchs findet ihre Fortsetzung aber auch in dem klassisch von Cesare Lombroso (1836-1909) ausgearbeiteten Topos von der Vergesellschaftung von Wahnsinn und Genie,[358] in der literarischen Gattung der Pathographien "großer Männer" (in exemplarischer Weise bei Möbius), sowie in der Übertragung psychiatrischer Terminologie auf soziale und politische Phänomene im Kontext der Debatte um "Kultur und Entartung" (vgl. unten, Kapitel 6).

Auf diese Weise wurden weite Teile des Alltagslebens zumindest potentiell der psychopathologischen Diagnose zugänglich. So schreibt Möbius programmatisch:

"Die Lehre von den Geistesstörungen der Entarteten ist wohl der wichtigste Abschnitt der Psychiatrie und einer der wichtigsten Theile der Menschenkunde überhaupt. Sie geht nicht nur den in einer Irrenanstalt thätigen Arzt, sondern jeden Arzt an, sie ist dem Richter unentbehrlich, ihrer bedürfen auch der Historiker, der Pädagog, ja alle die, die mit

---

355 Magnan (1891), Heft 2/3, S. 6-7; vgl. dazu auch die Vorrede von Möbius in Magnan (1891), VII.

356 Magnan (1891), Heft 2/3, S. 7.

357 Zur Rezeption von Lombroso in der deutschsprachigen Diskussion, vgl. Gadebusch-Bondio (1995).

358 Lombroso (1863); vgl. auch Lange-Eichbaum (1928).

wirklichen Menschen zu tun haben. Denn die Entarteten sind nicht nur überaus zahlreich und ihre Zahl wächst immer mehr, sondern auch sie gelten zum grossen Theile nicht für krank und spielen gerade vermöge der ihnen eigenen Art eine große Rolle in der Gesellschaft. Es gilt, sie richtig zu beurtheilen und zu behandeln, die Gesellschaft von dem Schaden, den sie anrichten, nach Möglichkeit zu bewahren und endlich Mittel zu finden, um die Entartung zu verhüten."[359]

Danach ist kein Lebensbereich von vornherein vom Krankheitsverdacht ausgeschlossen, und prinzipiell alle Erlebnis- und Verhaltensweisen können zum Gegenstand der psychiatrischen Diagnostik werden.

Möbius formuliert hier den Anspruch, die Psychiatrie als zentrale Wissenschaft auch zur Analyse pädagogischer und politischer Phänomene zu betrachten. Im Gegensatz zum Beginn des Jahrhunderts, wo ein solcher Anspruch außerhalb des medizinschen Diskurses auf kein Echo stieß, war nun, in den letzten Jahrzehnten vor 1900, das öffentliche Prestige der Medizin und damit ihre Deutungskompetenz enorm gewachsen. Ablsesbar ist dies an der Präsenz von Medizinern und von medizinisch-biologischen Argumentationen in der breiteren öffentlichen Diskussion. Andererseits entstand gerade in der Folge der Industrialisierungs- und Rationalisierungsprozesse eine Krisensituation für das bürgerliche Selbstverständnis, welche mit einer zunehmenden Nachfrage nach neuen Deutungsangeboten verbunden war. Die Ausweitung des psychiatrischen Kompetenzanspruchs seit den 1860er Jahren bereitete den Boden für eine Reaktualisierung des *kollektiven* Bedeutungsgehalts psychopathologischer Kategorien, und insbesondere des Degenerationsbegriffs, so daß der psychiatrische Diskurs eine spezifische Begrifflichkeit zur Diagnose individueller und kollektiver Befindlichkeiten bieten konnte.

Das im medizin-internen Diskurs vorbereitete und weit ausgreifende Deutungsangebot traf somit in den letzten beiden Jahrzehnten des 19. Jahrhunderts auf die erste größere Krise der modernen, gerade industrialiserten bürgerlichen Gesellschaft. Die sich aus dieser Konstellation ergebenden Entwicklungen sind Gegenstand der folgenden Kapitel.

---

359 Möbius, Vorbemerkung zu Heft 2/3 in Magnan (1891), S. V.

5. Die Elektrifizierung der Nerven und die Neurasthenie als sozial verursachte Erschöpfung der Nervenkraft

5.1. Die Elektrizitätslehre: Neues Paradigma für das Verständnis des Nervensystems

Im Jahr 1877 "gab es noch keine 'Nervenärzte'; es gab ... 'Elektrotherapeuten', aus deren Mitte später die Fachneurologen hervorgingen."[360] Mit dieser Erinnerung verweist Constantin von Monakow (1853-1930), einer der renommiertesten Vertreter der zeitgenössischen deskriptiven Neuroanatomie und -pathologie, auf die Bedeutung der Elektrizitätslehre für die Formierungsphase eines eigenständigen Fachs Neurologie.[361] Monakow, um 1880 vor allem bekannt wegen seiner grundlegenden Arbeiten über die anatomische Struktur der zentralen Sehbahn, hielt denn auch nach seiner Habilitation in Zürich im Jahr 1885[362] seine ersten beiden Vorlesungen nicht nur zur deskriptiven Hirnanatomie, sondern auch zur Elektrodiagnostik der Nerven-

360 von Monakow (1924), 53, zitiert nach Hagner (1993), Anm. 22.

361 Zu Leben und Werk von Monakows, vgl. die Selbstbiographie: von Monakow (1970) sowie dort die Einleitung der Herausgeber Alfred W. Gubser und Erwin H. Ackerknecht.

362 Dies war die erste Habilitation für das Fach Neurologie in der Schweiz; vgl. die Einleitung von Gubser und Ackerknecht in von Monakow (1970).

krankheiten,[363] da vor allem zu diesem Thema offensichtlich ein besonderes Interesse der studentischen Hörerschaft zu erwarten war.

Monakow formuliert seine Einschätzung von der Bedeutung der Elektrizitätslehre in einem 1924 gehaltenen Vortrag, der unter dem Titel *Fünfzig Jahre Neurologie* publiziert wurde. Entsprechende Urteile wurden von Vertretern des Fachs aber nicht nur retrospektiv, sondern auch in der in Frage stehenden Zeit selbst geäußert: So stellte im Jahr 1880 der Leipziger und spätere Heidelberger Internist und Neurologe Wilhelm Erb (1840-1921)[364] fest, daß die Entwicklung der modernen Neuropathologie und Neurophysiologie eng an die "Fortschritte der Electricitätslehre" geknüpft sei:

"Es ist nicht zuviel gesagt, wenn ich angebe, dass die Mehrzahl, wenigstens der deutschen, Nervenpathologen, von der Electrotherapie ausgegangen ist ..."[365]

Ebenso wie von Monakow verweist Erb in diesem Zusammenhang auf die Vorarbeiten von Guillaume Duchenne (1806-1875), Robert Remak (1815-1865) und Eduard Hitzig (1838-1907).

Die Bedeutung der Elektrizitätslehre als Paradigma[366] sowohl für die Professionalisierung der Neurologie als auch für die Akzeptanz einer "Nervenphysiologie" in der Alltagssprache wurde in der medizinhistorischen Literatur nur wenig beachtet. In bislang keiner einzigen Arbeit wird dem Thema ein eigenes Kapitel gewidmet. In einem der Standardwerke zur Geschichte der Neurologie, Garrisons *History of Neurology*,[367] taucht die Elektrizitätslehre nur am Rande, bei der Beschreibung einzelner Versuchsanordnungen und Entdeckungen, auf. Einen ähnlich marginalen Stellenwert hat das Thema im Sammelband von Corsi.[368] In den *Origins of Neuroscience* von Stanley

---

363 von Monakow (1970), 194-195.

364 Zu Biographie und Werk von Erb, vgl. Nonne (1956) und Vogel (1970).

365 Erb (1880), 11. Dort heißt es weiter: "Eine völlige Beherrschung der Nervenpathologie [ist] nicht möglich ohne meisterhaftes Verständniss der electrodiagnostischen und electrotherapeutischen Methoden."

366 Der Begriff "Paradigma" wird hier nicht in seiner wissenschaftstheoretischen Bedeutung nach Thomas S. Kuhn (1970) verwendet, sondern allgemeiner im Sinne eines Fundus von Begriffen und Theorien, welcher von seinen historischen Nutzern als kohärente und autoritative Quelle zur Deutung von Erfahrungen und kommunizierten Sachver-halten sowohl aus der Alltagswelt als auch aus dem Bereich der Wissenschaft verstanden wird.

367 Neuauflage: McHenry (1969).

368 Corsi (1991).

Finger ist zumindest der Elektrotherapie ein Unterabschnitt gewidmet; verstreut finden sich Verweise auf elektrophysiologische Entdeckungen, jedoch wird das Thema Elektrizität an keiner Stelle in systematischem Zusammenhang behandelt.[369] In der grundlegenden Studie von Clarke und Jacyna[370] über neurowissenschaftliche Konzepte des 19. Jahrhunderts wird vergleichsweise ausführlich auf die Bedeutung der Elektrizitätslehre für die Formulierung einzelner neurologischer Konzepte eingegangen, aber auch hier fehlt eine systematische oder auch nur zusammenfassende Würdigung des Themas Elektrizität als Quelle der Inspiration, des wissenschaftlichen Versuchs und der alltagssprachlichen Referenz für den "neurophysiologischen" Diskurs. In der zusammenfassenden Arbeit von Rowbottom und Susskind[371] zur Geschichte der Wechselbeziehungen von Elektrizitätslehre und Medizin wiederum wird nur am Rande auf die Formierung der Neurologie als Fach, und gar nicht auf die Entstehung eines "Nervendiskurses" in der öffentlichen Diskussion des 19. Jahrhunderts verwiesen. Rothschuh hat in seiner Geschichte der Physiologie der Entdeckung der "tierischen Elektrizität" ein eigenes Kapitel gewidmet.[372] Diese wird allerdings im Kontext der konzeptuellen Entwicklung physiologischer Ideen thematisiert und endet in den 1840er Jahren; eine Behandlung unter der Perspektive der Entwicklung neurologischer Konzepte und der Entstehung eines eigenständigen Fachs Neurologie findet sich - entsprechend der Intention des Autors - nicht.

Im folgenden Abschnitt sollen deshalb kurz einige Leitlinien für eine Geschichte der Neurologie aus der Perspektive der Elektrizitätslehre entwickelt werden.[373]

Die Geschichte des systematisierten Wissens von der Elektrizität war seit dem 17. Jahrhundert zunächst eng verbunden mit der Theologie, die in unterschiedlichen Kontexten und konfessionellen Traditionen die sichtbaren Manifestationen des elektrischen Stroms wie Funke und Blitz als Ausdruck

369 Finger (1994); der Abschnitt zur Elektrotherpie findet sich auf den Seiten 431-435.

370 Clarke und Jacyna (1987).

371 Rowbottom und Susskind (1984).

372 Rothschuh (1968), 178-190; vgl. auch Rothschuh (1960), wiederabgedruckt in Rothschuh (1969), 139-154.

373 Ein historischer Überblick aus der Perspektive des ausgehenden 19. Jahrhunderts findet sich in Erb (1882), 3-18.

eines "Lebensfeuers" oder eines göttlichen Glanzes interpretierte.[374] Diese Deutung der elektrischen Phänomene resultierte vor allem im 18. Jahrhundert bei Naturwissenschaftlern und Theologen in einem großen gegenseitigen Interesse, das seine Fortführung in dem Versuch vieler romantischer Naturforscher fand, empirische Beobachtungen aus der belebten und unbelebten Natur miteinander in Beziehung zu setzen und in den Kategorien einer spekulativen, Natur und Geist identifizierenden Kosmologie zu interpretieren.[375] Inspiriert durch die Prämissen der idealistischen Naturphilosophie - etwa die grundlegende Bedeutung von Polaritäten und Analogien sowohl für eine Theorie der Wissenschaften als auch der Natur - gelangten eine Reihe von Forschern aus dem Umfeld der romantischen Bewegung zu bedeutenden empirischen Entdeckungen:[376] So etwa Johann Wilhelm Ritter (1776-1810), der den Zusammenhang zwischen galvanischen und chemischen Prozessen nachweisen konnte und mit der Ladungssäule eine Vorform des Akkumulators konstruierte;[377] oder Hans Christian Oerstedt (1777-1851), der - wiederum beeinflußt durch Ritter und auch durch die Philosophie Schellings - die experimentellen Grundlagen des Elektromagnetismus schuf.[378] Nach dem Postulat einer tierischen Elektrizität durch Luigi Galvani (1737-1798) versuchte Ritter ebenso wie Alexander von Humboldt (1769-1859), experimentell durch galvanische Reizung von Nerven Muskelkontraktionen zu provozieren. Der endgültige empirische Nachweis für die Existenz einer im Muskel selbst vorhandenen Elektrizität gelang schließlich Carlo Matteuci und Emil Du Bois-Reymond (1818-1896) im Jahr 1842.[379]

Das große Interesse der romantischen Naturforscher für die Phänomene der Polarität und Elektrizität war auch ein wesentlicher Faktor für eine neue Akzeptanz der Lehren von Franz Anton Mesmer (1734-1815): Mesmer

---

374 Vgl. hierzu die grundlegende Arbeit von Benz (1970). Vgl. Heilbron (1979) zur allgemeinen Entwicklung der Elektrizitätslehre im Kontext der Physik des 17. und 18. Jahrhunderts.

375 Rothschuh (1968), 191-203; von Engelhardt (1979), 103-157, sowie ders. (1991) und (1994). Schott (1987) analysiert die zeitgenössischen Versuche, postulierte elektrische und magnetische Heilkräfte der Natur durch Apparate zu bändigen und therapeutisch einzuset-zen.

376 Rothschuh (1968), 191-203; sowie (1978), 392-393; von Engelhardt (1994).

377 Wetzels (1973).

378 Vgl. Eriksson (1988).

379 Rothschuh (1960), sowie (1969), 128-133.

postulierte eine physikalisch verstandene kosmische Kraft ("Fluidum"), die durch verschiedene Formen der Manipulation auf das Nervensystem kranker Organismen übertragen werden konnte.[380] Schon in den 1780er Jahren waren die von ihm durch den "animalischen Magnetismus" erzielten Heileffekte als Resultate von Suggestion kritisiert und in der Folge von wissenschaftlichen Gutachten diskreditiert worden. Durch die angedeuteten neuen empirischen Funde im Kontext der idealistischen Naturphilosophie, aber auch durch die Bereitschaft des zeitgenössischen Publikums, sich mit den *Nachtseiten der Naturwissenschaften*,[381] mit Erscheinungen wie dem Traum, der Phantasie und dem Somnambulismus als Erkenntnisquelle zu befassen, kam es am Anfang des 19. Jahrhunderts zu einer Renaissance des Mesmerismus.[382] Die in diesem Kontext beobachteten Phänomene und formulierten Theorien wurden ein Ausgangspunkt der späteren dynamischen Psychiatrie und Psychotherapie.[383]

Die weitere experimentelle Erforschung des peripheren Nervensystems sowie der Interaktionen zwischen Nervensystem und Muskulatur verknüpfte die neuen empirischen Ergebnisse sowie den auf Albrecht von Haller (1708-1777) und Johann August Unzer (1727-1799) zurückgehenden Diskurs über die Reizbarkeit des Muskel- und Nervensystems.[384] Durch die Konstruktion experimenteller Systeme, in welchen systematisch eine quantitativ-physikalische Methodik auf die bestehenden Fragestellungen angewendet werden sollte, wurde die Verschränkung von Neurophysiologie und Elektrizitätslehre für die nächsten Jahrzehnte fortgeschrieben. Voraussetzung hierfür war die Etablierung stabiler institutioneller Rahmenbedingungen in Form eines eigenständigen Faches Physiologie seit der Mitte des Jahrhunderts, das die schnell umfangreicher und komplexer werdenden Experimentalsysteme und einen sich zunehmend spezialisierenden Binnendiskurs gewährleisten konnte.[385] Vor allem zwei Schüler des Bonner und späteren Berliner Physio-

---

380 Vgl. Schott (1982).

381 So lautete der Titel einer später auch publizierten Vorlesungsreihe von Gotthilf Heinrich Schubert in den Jahren 1807/08; zur breiten Resonanz dieser Vorlesung und Publikation, vgl. von Engelhardt (1980) und Gregory (1995).

382 Vgl. von Engelhardt (1985), Schott (1985 a) und (1985 b).

383 Vgl. Ellenberger (1973).

384 Rothschuh (1969), 123-128.

385 Rothschuh (1968), 253-279; Eulner (1970), 46-65; Coleman und Holmes (1988); Cunningham und Williams (1992); Lenoir (1992). Auf die besondere

logen Johannes Müller (1801-1858) gaben einer "elektrifizierten" Neurophysiologie entscheidende Impulse: Emil Du Bois-Reymond (1818-1896) und Hermann von Helmholtz (1821-1894). Du Bois-Reymond gelang nach dem Nachweis der tierischen Elektrizität auch der experimentelle Beleg für die Existenz eines Nervenaktionsstromes ("Aktionspotential") durch einen eigens entwickelten Verstärker. In der Vorrede zum ersten Band seiner *Untersuchungen über thierische Electricität* (1848) findet sich die auch in ihrem triumphierenden Ton bezeichnende Feststellung:

"Es ist mir, wenn mich nicht alles täuscht, gelungen, jenen hundertjährigen Traum der Physiker und Physiologen von der Einheit des Nervenwesens und der Elektricität, wenn auch in etwas abgeänderter Gestalt, zu lebensvoller Wirklichkeit zu erwecken."[386]

Du Bois-Reymond will - ausdrücklich auch an naturphilosophisch inspirierte Forscher wie Ritter anknüpfend[387] - auf seinen Funden und theoretischen Schlußfolgerungen die neue Wissenschaft der "elektrischen Nerven- und Muskelphysik" aufbauen, welche sowohl "eine gehörige Vertrautheit mit dem Bau und den Verrichtungen der thierischen Körper" als auch "die Kenntniss der verwickelten Gesetze der Elektricitätslehre" verlange.[388] Das ist das explizite Programm einer Verknüpfung des Elektrizitätsdiskurses mit demjenigen über Nervenphysiologie.

Helmholtz, der in engem Austausch mit Du Bois-Reymond stand, gelang es, durch die Messung der Nervenleitgeschwindigkeit (1850) eine weitreichende diagnostische Methode zu etablieren. Allerdings ergab sich durch diese neue Methode auch eine ganz neue Aufgabenstellung, da mit Helmholtz' Meßresultaten deutlich wurde, daß die "tierische Elektrizität" im Nerven nicht einfach wie ein Volta'scher Strom dahinfloß (dazu waren die gemessenen Geschwindigkeiten viel zu gering), sondern durch einen anderen Mechanismus erklärt werden mußte.[389]

---

wissenschaftstheoretische Bedeutung von Experimentalsystemen für die biologischen Wissenschaften seit 1850 weist der Sammelband von Rheinberger und Hagner (1993) hin.

386 Du Bois-Reymond (1848/49), Vorrede, S. XV; vgl. auch Clarke und Jacyna (1987), 211.

387 Du Bois-Reymond (1848/49), Vorrede, S. XX.

388 Du Bois-Reymond (1848/49), Vorrede, S. IX, XII und XVI.

389 Vgl. Clarke und Jacyna (1987), 187.

Seit etwa der Mitte des Jahrhunderts entwickelte sich im Verhältnis zwischen Klinik und Physiologie hinsichtlich wissenschaftlichem Prestige und auch hinsichtlich der Ressourcenzuteilung eine zunehmende Konkurrenz.[390] Ergänzend zu den Laborstudien der Elektrophysiologen Helmholtz und Du Bois-Reymond zeigten etwa zeitgleich die Arbeiten von Guillaume Duchenne (1806-1875) den großen heuristischen Wert auch der klinischen Forschungsperspektive, - ein Hinweis darauf, daß der Klinikkontext nach wie vor den institutionellen Rahmen für innovative Beobachtungen und auch theoretische Formulierungen abgeben konnte.

Duchenne entwikelte einfache, am lebenden Menschen ohne Hautverletzung durchführbare Methoden, mit denen er die "electromusculäre Contractilität" und die "electrocutane Sensibilität" messen konnte. Mit diesen und weiteren Diagnoseverfahren gelangen ihm die systematische Beschreibung und Differenzierung einer ganzen Reihe von neuromuskulären Erkrankungen sowie Beiträge zur Aufklärung grundlegender pathologischer Erscheinungen am Nervensystem, wie etwa der Ataxie.[391] Damit war auch die klinische Relevanz der elektrophysiologischen Interpretation neurologischer Phänomene deutlich demonstriert.

Eine ähnliche Bedeutung hatten die Arbeiten von Robert Remak (1815-1865). Remak, ein Schüler von Johannes Müller und Johann Lukas Schönlein, hatte sich seit Anfang der 1840er Jahre zunächst ausgehend von der Histologie ("Mikrotomie") und dann der Physiologie der Frage nach der Interaktion zwischen Nerv und Muskel genähert.[392] Im Vorwort seiner weit rezipierten *Galvanotherapie der Nerven- und Muskelkrankheiten* (1858) weist er auf die Bedeutung der Elektrizitätslehre zur Verifizierung früher postulierter Theorien hin, wie etwa der Irritabilitätslehre Hallers. Darüberhinaus versteht er sie auch als methodisches Bindeglied zwischen Physiologie, Pathologie und Klinik, somit als Medium der theoretischen Vereinheitlichung und der professionspolitischen Vermittlung zwischen den seit dem zweiten Drittel des Jahrhunderts sich rasch auseinander ent-

390 Vgl. Lenoir (1992).

391 Erb (1882), 8, verweist bewundernd vor allem auf Duchennes Schilderungen der Bulbärparalyse, der progressiven Muskelatrophie sowie der spinalen Kinderlähmung.

392 Zu Leben und Werk von Remak, vgl. Schmiedebach (1995). Zu Müller und Schönlein, vgl. die relevanten Passagen in Kapitel 2.3. der vorliegenden Arbeit, sowie Beker (1981)

wickelnden neuen medizinischen Spezialdisziplinen. In seiner Polemik mit Duchenne[393] hob Remak einerseits auf die große Bedeutung des Nervensystems für das Verständnis der elektrischen Wirkungen am Muskel ab, andererseits verwies er auf den praktischen Nutzen und die erkenntnistheoretische Bedeutung der therapeutischen Versuche mit elektrischem, vor allem galvanischem Strom. Damit stellen Duchennes und Remaks Arbeiten in der weiteren Entwicklung den Referenzpunkt für die systematische therapeutische Anwendung der Elektrizität dar.

Während bis in die 1860er Jahre das periphere Nervensystem durch eine Fülle von therapeutischen und experimentellen Praktiken in vielen seiner Funktionen erschlossen wurde, war das "Centralorgan" des Nervensystems, das Gehirn, aus der Perspektive der Elektrophysiologie weitgehend eine terra incognita geblieben. Die im Kontext der romantischen Naturforschung und dann auch von Du Bois-Reymond postulierte Identität zwischen Elektrizität und Nervenkraft auch auf das Gehirn zu beziehen blieb bis in die fünfziger Jahre des 19. Jahrhunderts das Vorrecht von Autoren wie dem Jenaer Professor für Anatomie Emil Huschke (1797-1858), die noch bewußt in der Tradition der idealistischen Naturphilosophie standen: Huschke, mit Lorenz Oken (1779-1851) von einem führenden Vertreter der romantischen Naturforschung inspiriert, hatte noch in seiner Schrift über *Schaedel, Hirn und Seele des Menschen und der Thiere* von 1854 seine empirischen Beobachtungen im Sinne der spekulativen Naturphilosophie, vor allem des romantischen Entwicklungsgedankens, gedeutet.[394] Diese Interpretation stieß allerdings auf wenig Resonanz, da sie der neuen Forderung nach experimenteller Überprüfung nicht gerecht werden konnte.

Die Postulate aus der naturphilosophisch inspirierten medizinischen Elektrizitätslehre waren jedoch noch gleichsam als begriffliche Matrix verfügbar, als - aus der elektrotherapeutischen Praxis kommend - Eduard Hitzig (1838-1907) und der Anatom Gustav Fritsch (1838-1927) im Jahr 1870 ihr berühmt gewordenes Experiment durchführten: Ihnen gelang es, durch elektrische Reizung eines spezifischen Gehirnabschnitts die Bewegung von Extremitäten zu provozieren. Durch dieses Experiment wurde die

393 Vgl. hierzu Rowbottom und Susskind (1984), 103-108.

394 Die hier relevante Passage findet sich in Huschke (1854), S. 168. Den Hinweis auf das Werk von Huschke verdanke ich der aufschlußreichen Studie von Hagner (1993), dort S. 97.

im deutschsprachigen Raum über Jahrzehnte zum Stillstand gekommene Diskussion um die Lokalisierung der geistigen Fähigkeiten wieder in Gang gebracht.[395]

In der Folge der Arbeiten von Du Bois-Reymond, Helmholtz, Duchenne, Remak und Hitzig wurde die Bedeutung der Elektrizität als wissenschaftliche und auch klinisch relevante Methode im Bereich des Muskel- und Nervensystems breit akzeptiert. Zwischen 1860 und 1890 erschienen eine Vielzahl von Publikationen zum Thema, darunter eine ganze Reihe von umfangreichen Lehrbüchern, so von Hugo von Ziemssen (1829-1902), Moriz Benedikt (1835-1920) und Wilhelm Erb. Auch in Frankreich, Großbritannien und den USA wurden die Elektrophysiologie und Elektrotherapie zum Gegenstand des Interesses führender Kliniker und Physiologen.[396] An einer ganzen Reihe von akademischen Krankenhäusern wurden Abteilungen für Elektrotherapie eingerichtet. John Hughlings Jackson (1835-1911) etwa veranlaßte im Jahr 1867 die Einrichtung eines speziellen "elektrischen Zimmers" für Forschungen und Behandlungen mit Elektrizität im Londoner National Hospital.[397]

Angeregt vor allem durch das Werk von Remak behandelte Wilhelm Erb seit Anfang der 1860er Jahre Nervenkranke mit faradischen Strömen. 1872 wandte sich Erb, unterstützt durch seinen Lehrer Nikolaus Friedreich (1825-1882), an die Heidelberger medizinische Fakultät mit dem Gesuch, eine elektrotherapeutische Station einzurichten. In ihrer Stellungnahme gegenüber dem Ministerium in Karlsruhe befürwortete die Fakultät dieses Gesuch mit der folgenden Begründung:

"Die medizinische Elektrizitätslehre, ... speziell die elektrotherapeutischen Methoden haben in einer Reihe von Jahren eine zunehmende Ausbildung erfahren und sich zu einem wichtigen Zweig der medizinischen Wissenschaft entwickelt."

Die Fakultät war daher einstimmig der Ansicht, daß

"die Gründung einer besonderen elektrotherapeutischen Station in Anschluß an die bestehenden Kliniken wissenschaftlich und den Interessen des Unterrichts förderlich sei."[398]

---

395 Der Stillstand dieser Diskussion war das Resultat der Diskreditierung von Galls Phrenologie; vgl. dazu und zum Experiment von Fritsch und Hitzig: Hagner (1993), (1997).

396 Eine detaillierte zeitgenössische Übersicht zur internationalen Literatur findet sich bei Möbius (1882 b), (1884) und (1887).

397 Vgl. Finger (1994), 435.

398 Universitätsarchiv Heidelberg, Akten Dekanat 1872/73; zitiert nach Bryan (1996),

Dieser Vorgang zeigt deutlich, daß die "medizinische Elektrizitätslehre" nicht nur von Seiten der Physiologie und der praktizierenden Elektrotherapeuten für wichtig gehalten wurde, sondern daß diese Einschätzung quer durch die medizinischen Fächer geteilt wurde. Auch in den neu aufkommenden Privatkliniken für Nervenkranke wurde die Elektrotherapie, neben der differenzierten Anwendung von Bädern, zum wichtigsten und breit nachgefragten Behandlungsangebot.[399]

Mitte der 1880er Jahre begann Kritik an der Wirksamkeit der Elektrotherapie laut zu werden. Vor allem Paul Julius Möbius (1853-1907), der als habilitierter, aber niedergelassener Nervenarzt und Redakteur von *Schmidt's Jahrbüchern der gesammten in- und ausländischen Medicin* praktische Erfahrung, breite Kenntnis der Literatur und eine besondere Bereitschaft zur Kritik vereinte, bestritt die postulierte Wirksamkeit der Elektrizität auf physiologischer Grundlage und erklärte den Erfolg der Elektrotherapeuten als eine Folge der Suggestion.[400] Diese Kritik löste unter den akademisch etablierten Nervenärzten, etwa bei Erb oder Ludwig Edinger (1855-1918), große Empörung aus. Die sich anschließende Kontroverse führte schließlich 1891 zu einer von Edinger und anderen nach Frankfurt einberufenen Versammlung der Nervenärzte zur Klärung "elektro-therapeutischer Streitfragen", - auch dies ein deutliches Indiz dafür, wie sehr die Elektrizitätslehre in den letzten Jahrzehnten des 19. Jahrhunderts zum leitenden Deutungsmodell nicht nur für die Neurophysiologie, sondern auch für die nervenärztliche Praxis geworden war.[401] Ein adäquates Verständnis des Nervensystems mußte - so der weitgehende zeitgenössische Konsens - ebenso wie eine Diagnostik und Therapie der Nervenkrankheiten vom zentralen Phänomen der Elektrizität aus gedacht werden.

Die Elektrizitätslehre eröffnete somit im zweiten Drittel des 19. Jahrhunderts eine neue Dimension im Verständnis des Nervensystems. Umgekehrt begann das Nervensystem jetzt als ein System elektrischer Impulse, Leitungsbahnen und Energieströme betrachtet zu werden. Die

---

44. Aus fakultätsinternen Gründen wurde die Station jedoch nicht vor Erbs Berufung nach Leipzig im Jahr 1880 eröffnet.

399 Rowbottom und Susskind (1984), 103-119.

400 Vgl. etwa Möbius (1887), insbes. S. 86-87.

401 Die Frankfurter Tagung ist dokumentiert in Edinger et al. (1892); vgl. zu dieser Auseinandersetzung auch Waldeck-Semadeni (1980), 55-68.

Funktionen des Nervensystems wurden zunehmend in den Kategorien von Kraftfeldern und Energieimpulsen wahrgenommen und interpretiert.[402]

Diese "elektrifizierende" Interpretation des Nervensystems im medizinischen Diskurs korrespondiert mit einer Konjunktur der Elektrizität als Deutungsmodell auch für Erfahrungen der Alltagswelt. Insbesondere die modernen Großstadt wurde in ihrer Wirkung auf das Individuum in den Kategorien der Elektrizitätslehre und der Neurophysiologie ("Spannung", "Überreizung") wahrgenommen. Die Dynamisierung der Raumerfahrung durch die Eisenbahn hatte bereits seit den 1830er Jahren zu einer grundlegenden Veränderung der Wirklichkeitswahrnehmung geführt.[403] In den folgenden Jahrzehnten kam es durch die allgemeine Beschleunigung der Verkehrsmittel (neben der raschen Ausweitung des Eisenbahnnetzes spielte hier auch die Dampfschiffahrt eine zunehmend wichtige Rolle) und der Informationsübermittlung (Telephon und Telegraphie) nicht nur im Bereich der Wissenschaft, sondern auch in der Alltagssprache zur raschen Ausbreitung des Elektrizitätsparadigmas, um die Schnelligkeit und auch Bedrohlichkeit durch die neuen Formen der Fortbewegung und der Kommunikation in Begriffe zu fassen. Indizien für diese neue Begrifflichkeit finden sich - sicher nicht überraschend - zunächst in der avantgardistischen Literatur, etwa bei Charles Baudelaire (1821-1867), für den Elektrizität und Blitz zu Metaphern für die Wahrnehmung und Deutung des Großstadtlebens werden: Im Essay über den *Maler des modernen Lebens* (1860) etwa beschreibt er die moderne Großstadt als "ungeheures Behältnis elektrischer Spannungen", deren Wahrnehmung "von einer mehr oder minder starken Nervenerschütterung" begleitet wird.[404] Stéphane Mallarmé (1842-1898), der zentrale Kopf eines für die Ästhetik der Moderne wegweisenden literarischen Zirkels in Paris, spricht angesichts der Reizfülle im modernen Leben von "Vibrationen" der Nerven und vergleicht diese mit Reflexen von "virtuellen Blitzgarben".[405]

402 Vgl. Asendorf (1989), 119-122.
403 Vgl. Schivelbusch (1977).
404 Baudelaire (1990), 296 (ebenso 323); sowie Asendorf (1989), 123-124.
405 Zitiert nach Asendorf (1989), 123-124.

5.2. George M. Beards *American Nervousness*: Die Neurasthenie als Krankheit der modernen Zivilisation (1869-1885)[406]

Die Praxis der Elektrotherapie und die Konzeption vom Nervensystem als einer elektrischen Maschine, die zu ihrer Tätigkeit auch auf die Möglichkeit der Speicherung elektrischer Energie angewiesen ist, schufen die Voraussetzungen, um ein neues Krankheitsbild zu denken: Die Neurasthenie.

Die Neurasthenie als eigenständige Krankheitseinheit wurde erstmals 1869 von dem amerikanischen Elektrotherapeuten George Miller Beard (1839-1883) beschrieben.[407] 1880 widmete Beard diesem Krankheitsbild dann eine eigene Monographie, die noch im gleichen Jahr ins Deutsche übersetzt wurde und dort auf eine geradezu stürmische Rezeption stieß.[408] Beards Konzeption und die anschließende Wirkungsgeschichte sind Gegenstand der beiden folgenden Abschnitte dieses Kapitels.

Die neu formulierte Theorie der Neurasthenie hatte - wie bereits angedeutet - die "Elektrifizierung" des Nervensystems zur Voraussetzung. Beard hatte sich bereits bald nach seinem medizinischen Examen (1866) für eine Spezialisierung im Bereich der Elektrotherapie und der Nervenkrankheiten entschieden.[409] Seine erste Publikation zur Neurasthenie, ein 1869 im *Boston Medical and Surgical Journal* veröffentlichter Vortrag, erschien kurze Zeit

---

406 Der für diesen Abschnitt 5.2. markierte Zeitrahmen bezieht sich einerseits auf die erste Publikation Beards zur Neurasthenie (1869), andererseits auf die Publikation der deutschen Übersetzung seines letzten, posthum erschienen Werks über *Die sexuelle Neurasthenie* (1884, deutsch 1885); im folgenden Abschnitt 5.3. steht die Rezeptionsgeschichte von Beards Neurasthenie-Konzept speziell im deutschsprachigen Raum im Zentrum der Analyse.

407 Zu Leben und Werk von Beard, vgl. Rosenberg (1962) und Sicherman (1977). Shorter (1994) bestreitet die Priorität Beards für die Formulierung des Neurasthenie-Begriffs. Die von ihm für die Zeit vor 1869 nachgewiesenen Publikationen zur Neurasthenie oder Nervosität benutzten den Begriff allerdings nicht in einer vergleichbar systematisierten Form wie Beard; darüberhinaus wurden sie weder in der medizinischen noch in einer größeren Öffentlichkeit rezipiert und sind deshalb wirkungsgeschichtlich nur von marginaler Bedeutung.

408 Vgl. dazu Steiner (1964), Eckart (1994), Radkau (1994). Von diesen Autoren werden allerdings die wissenschaftshistorischen Aspekte der Vorgeschichte sowie das Verhältnis zwischen dem Nervositäts- und dem Degenerationsdiskurs nicht analysiert.

409 Rosenberg (1962), 246.

später in leicht veränderter Form auch als Kapitel in Beard und Rockwells Monographie über *The Medical and Surgical Uses of Electricity*.[410] Alphonse David Rockwell (1840-1933), der Konstrukteur des ersten elektrischen Stuhls und Co-Autor dieser Monographie, schrieb später, daß die Systematisierung der ersten hypothetischen Betrachtungen zur Neurasthenie vor allem deshalb durchgeführt werden konnte, weil nach der Publikation des gemeinsamen Buchs den Autoren eine genügend große Anzahl von Patienten für die Elektrotherapie zugewiesen worden war. Erst dadurch seien die weiteren Forschungen zur Neurasthenie ermöglicht worden.[411] Die Systematisierung des Neurasthenie-Konzepts erfolgte also nach einer Vorauswahl der hierzu untersuchten Patienten, - eine Selektion, die nach dem Gesichtspunkt der Therapierbarkeit durch Elektrizität durchgeführt worden war. Für Beard war somit die Elektrophysiologie der Schlüssel für die Interpretation "nervöser Erkrankungen". Dies belegt auch die von ihm Mitte der 1870er Jahre in New York edierte Zeitschrift *Archives of electrology and neurology: A journal of electrotherapeutics and nervous diseases*.[412]

Wie viele andere "Nervenärzte" seiner Zeit stellte auch Beard bald fest, daß ein großer Teil seiner Patienten nicht über klar definierte Symptome klagte, sondern viele vage und unklassifizierbare Beschwerden präsentierte, wie etwa unangemessene Müdigkeit, Krankheitsängste, diffuse Schmerzen, Schwindel, oder sexuelle Funktionsstörungen.[413] Für Beard waren diese Beschwerden jedoch der variable Ausdruck einer gemeinsamen, zugrundeliegenden Krankheitseinheit, deren Pathogenese eine somatische sein sollte, und die im Nervensystem zu lokalisieren war: der Neurasthenie.[414] Das Wesen dieser Krankheit sei eine Schwäche des Nervensystems, verursacht durch eine "Verarmung der Nervenkraft".[415] Die Definition der neuen

---

410 Vgl. Beard (1869), sowie Beard (1881), Vorwort, S. V, und Rockwells Vorwort in Beard (1884).

411 Vgl. das Vorwort von Rockwell zu Beard (1884), dort S. III-IV.

412 Die Publikation der Zeitschrift wurde jedoch nach dem vierten Heft Ende 1875 wieder eingestellt: Vgl. *Index-Catalogue of the Library of the Surgeon-General's Office*, United States Army. Vol. I, Washington 1880, S. 514.

413 Beard (1880), 9-71. Zu den sozialhistorischen Variablen der körperlichen Symptompräsentation in den USA im ausgehenden 19. Jahrhundert, vgl. Sicherman (1977) und (1981).

414 Beard (1880), 72-100.

415 Beard (1880), 92 und Beard (1881), 5.

Krankheitskategorie erfolgte somit nicht über eine charakteristische Symptomatologie, und auch nicht primär über eine spezifische Ätiologie, sondern über die Pathogenese; die "moderne Civilisation" war dabei - wie noch ausführlicher gezeigt werden soll - eine notwendige und spezifische, wenn auch nicht hinreichende Ursache für das neu abgegrenzte Krankheitsbild und der Grund für seine ungewöhnlich rasche und breite Rezeption.[416]

Für Beard war das Nervensystem ein System miteinander verbundener, geschlossener Kanäle. Eine konstante Menge an Nervenkraft, die als elektrische angenommen wurde, zirkulierte durch dieses Kanalsystem.[417] Die Nervenkraft transportierte Informationen von einem Teil des Körpers in den anderen, beispielsweise vom Gehirn in die inneren Organe. Sie war danach auch die physikalisch gedachte Grundlage für das Bewußtsein. Die Energieresourcen des Nervensystems waren nach Beard begrenzt. Die Verausgabung von Energie an einer Stelle des Organismus resultierte in der Unfähigkeit, die Anforderungen an anderer Stelle oder zu einem späteren Zeitpunkt erfüllen zu können.[418] Mit dieser Berufung auf das physikalische Gesetz der Energieerhaltung gelang es Beard unter anderem auch, die bei jedem einzelnen Individuum ungleichmäßige Entwicklung grundsätzlicher menschlicher Fähigkeiten zu erklären: Danach waren der unbeholfene Gelehrte oder der künstlerisch begabte Geisteskranke jeweils ein extremes Beispiel für eine besonders unausgewogene Verteilung der Energieströme im Nervensystem.[419] Wenn durch Krankheit der Strom der Nervenkraft durch einen bestimmten Kanal blockiert sei, dränge er mit um so größerer Geschwindigkeit durch die gesunden Kanäle, erklärt Beard in einer "psychologischen" Kasuistik.[420]

Beard verbindet für seine Konzeption von der Pathophysiologie der Neurasthenie drei diskursive Komplexe: Die auf Julius Robert Mayer (1814-1878) und Helmholtz zurückgehende Thermodynamik mit der Theorie von der Energieerhaltung; die von Marshall Hall (1790-1857) und Griesinger formulierte Lehre von der Reflexaktion im Nervensystem; und Du Bois-Reymonds Nachweis der elektrischen Natur des Nervenimpulses.[421] Mit der For-

416 Vgl. Beard (1881), Vorwort, S. VI.
417 Beard (1881), 10-11, sowie (1884), 31-32.
418 Beard (1881), 11-12.
419 Beard (1881), 52; vgl. Rosenberg (1962), 250.
420 Beard (1882), 104; vgl. auch (1881), 11-12.
421 Hier folge ich im wesentlichen Rosenberg (1962).

mulierung dieses Modells lieferte Beard eine schlüssige Erklärung für menschliches Denken, Fühlen und Verhalten. Die einzelnen Komponenten dieses Modells waren in den vorausgegangenen Jahrzehnten experimentell legitimiert worden. Die spezifische Kombination und Interpretation der experimentellen Resultate stellte einen durchaus kreativen, aber auch spekulativen Akt der Konstruktion durch Beard dar. Diese Konstruktion erhielt eine zusätzliche Plausibilität durch die verbreitete und in der Zeit - wie oben ausgeführt - sehr erfolgreiche Praxis der Elektrotherapie, die ebenfalls auf die Kategorien und die Terminologie der Elektrizitätslehre rekurrierte, ohne den genauen Wirkmechanismus ihrer Methoden nachweisen zu können.[422] Die große öffentliche Autorität der Naturwissenschaften, die wiederum ihre Überzeugungskraft popularisierter wissenschaftlicher Theorien verdankte, verhalf dem neuformulierten Neurasthenie-Konzept bei Ärzten, aber auch unter den potentiellen Patienten zu schneller Akzeptanz.[423]

Mit diesem pathogenetischen Modell konnte auch die Wirkung von Umweltfaktoren auf das Nervensystem konsistent erklärt werden. Mit Verweis auf Thomas A. Edison (1847-1931), mit dem er kurze Zeit auch zusammengearbeitet hatte,[424] schreibt Beard:

> [In allen wissenschaftlichen Untersuchungen] "wird angenommen, daß die von einer zentralen Maschine zur Verfügung gestellte Kraft begrenzt ist, und nicht über einen bestimmten Punkt hinaus beansprucht werden kann. Wenn nun die Anzahl der an einen Stromkreis angeschlossenen Lampen erhöht wird, wird auch eine zusätzliche Kraft von der Maschine verlangt. Das Nervensystem des Menschen ist das Zentrum der Nervenkraft, welches alle Organe des Körpers versorgt. ... Seine Kraft[vorräte] sind limitiert," [und zusätzliche Verausgabung führt zur Überforderung.][425]

---

422 Vgl. die oben in Abschnitt 4.1. angedeutete Debatte, in der v.a. Möbius die Wirkung der Elektrotherapie auf Suggestion zurückführte.

423 Paradigmatisch für die zeitgenössische öffentliche Autorität der Naturwissenschaften ist die Rede Du Bois-Reymonds zum Verhältnis von Naturwissenschaft und Kulturgeschichte im Jahr 1877 (publiziert 1878); vgl. dazu Gradmann (1993). Zur Bedeutung einzelner naturwissenschaftlicher Theorien für den öffentlichen Diskurs im letzten Drittel des 19. Jahrhunderts, vgl. Kremer (1990), Rabinbach (1990). Mit der auch für die vorliegende Arbeit zentralen ersten Modernisierungskrise um 1900 wurde die Hegemonie popularisierter *physikalistischer* Deutungsmuster abgelöst durch die *biologistischen* Deutungen des Sozialdarwinismus.

424 Rosenberg (1962), 251, Anm. 14.

425 Beard (1881), 98-99.

Die Lebensprozesse und insbesondere die Abläufe im Nervensystems werden damit als energieverbrauchende Applikationen der elektrischen Nervenkraft gedacht, die von einem elektrischen Apparat mit begrenztem Kraftreservoir erbracht werden.[426] Die dem Nervensystem zur Verfügung stehende Menge an Kraft ist abhängig vom Zustand des Körpers, wie etwa dem Lebensalter; sie kann durch hygienisch-diätetische Maßnahmen geschont und in gewissem Maß sogar gesteigert werden. Im Falle körperlicher Krankheit kann sie durch medizinische Verfahren wiederhergestellt werden.[427]

Die Anforderungen der Außenwelt hingegen, gleichsam die in der heuristischen Analogie bemühten Glühbirnen, verbrauchen Nervenkraft. Die charakteristischen Lebensbedingungen in der "modernen Civilisation" benötigen dabei zusätzlich zum normalen Verbrauch bestimmte Summen an Energie, die infolge der konstanten Energiebilanz dem Körper an anderen Stellen entzogen wird.[428] Ausdrücklich bezeichnet Beard die "moderne Civilisation" als "the chief and primary cause ... without which there can be little or no nervousness,"[429] also als notwendige Bedingung für die rasche Ausbreitung der Neurasthenie.

Beard geht nicht darauf ein, welches die "normalen" Lebensanforderungen vor dem Eintritt in die "moderne Civilisation" sind. Grundsätzlich erlaubt es das Modell durchaus, das vergleichsweise sehr viel seltenere Auftreten neurasthenischer Zustände auch in früheren Jahrhunderten und in "unzivilisierten" Gesellschaften zu erklären: Selbst bei geringen Applikationen der Nervenkraft, d.h., bei geringen Anforderungen durch die Außenwelt, können beispielsweise durch körperliche Erkrankungen energetische Defizite auftreten, die die Bewältigung von Alltgsaufgaben nicht mehr erlauben. Diese Form der Pathogenese erklärt jedoch nur das sporadische Auftreten der Krankheit; die hohe Prävalenz und noch weitere Zunahme in der Häufigkeit der Erkrankung macht den Faktor "moderne Civilisation" notwendig.

Während der "normale" Energieverbrauch in der "vormodernen" Zeit von Beard nicht eigens thematisiert wird, nimmt die Schilderung der Energieanforderungen in der "modernen Civilisation" um so größeren Raum ein. Die periodische Presse, die Anwendung der Dampfkraft für industrielle

426 Vgl. Beard (1881), 11.
427 Beard (1881), 99.
428 Beard (1881), 99-100.
429 Beard (1881), Vorwort, S. VI.

Produktion sowie für Eisenbahn und Schiffahrt, die Telegraphie sowie die rasch zunehmende Komplexität der Inhalte in der modernen Erziehung - nach Beard ein Problem vor allem für Frauen - werden wiederholt als zentrale Charakteristika des modernen Lebens genannt.[430] In *American Nervousness* sind darüber hinaus fast hundert Seiten den möglichen Krankheitsauslösenden Faktoren in der "modernen Civilisation" gewidmet.[431] Neben dem alten Topos von "Kopfarbeit und Sitzberuf", der sich seit dem 17. Jahrhundert durch die medizinische Literatur verfolgen läßt und der sich auch bei den Autoren des 19. Jahrhunderts, angefangen bei Reil, immer wieder identifizieren läßt,[432] findet sich bei Beard als neue Dimension eine differenzierte Beschreibung des Lebens in der modernen Großstadt des ausgehenden 19. Jahrhunderts, wobei vor allem den Bereichen Technik und politisches Leben ein großer Raum gewidmet wird. Die Fabrikarbeit mit Maschinenlärm und den Anforderungen monotoner Arbeitsabläufe, das Diktat der Uhren sowohl in der Produktion als auch bei der Benutzung der neuen Verkehrsmittel, die Freiheit der Meinungsäußerung und die rasante Ausbreitung neuer Ideen und Theorien, sowie die Aufregungen durch das moderne Geschäftsleben, durch Wahlkämpfe und Revolutionen sind neue Elemente im nervenärztlichen Diskurs und werden ausführlich thematisiert.

Dabei werden gegenüber den früheren Ursachenkatalogen unter der Rubrik "Civilisation" nicht nur Technik und Politik in neuer Weise in das argumentative Repertoire aufgenommen. Es finden sich nun auch zwei Topoi, die wenige Jahrzehnte später zum Kristallisationspunkt für die beiden großen Kulturtheorien des 20. Jahrhunderts wurden: Die "Verdrängung" (repression) von Emotionen, die - in der Verknüpfung mit dem Thema Sexualität - zentrales Thema bei Sigmund Freud wird;[433] sowie das spezifische Ethos des Protestantismus, bei dem eine größere Unabhängigkeit von den Zwängen der institutionalisierten Kirche mit der Bürde einer individualisierten Verantwortung und Gewissensüberprüfung verbunden ist,[434] - der

430 Beard (1881), 99-100; ebenso im Vorwort, S. VI.

431 Beard (1881), 96-192.

432 Vgl. Kümmel (1989), sowie Kapitel 1 der vorliegenden Untersuchung.

433 Beard widmet der "Verdrängung" (repression) von Gefühlen als Krankheitsursache einen eigenen Unterabschnitt: Beard (1881), 120-121; die Bedeutung der Sexualität für die Entstehung der Neurasthenie wird von Beard in einer eigenen Monographie (1884) analysiert.

434 Beard (1881), 122-128.

Kern von Max Webers (1864-1920) These zum Verhältnis von protestantischer Ethik und Geist des Kapitalismus.[435] Die Verbindungslinien zwischen den Schriften von Beard und der Kulturtheorie Sigmund Freuds sind Thema von Abschnitt 4.3. sowie Kapitel 6. Eine direkte Rezeption von Beard durch Max Weber ist nach meinem Wissen bisher nicht belegt; eine indirekte Rezeption läßt sich aber durch Webers Auseinandersetzung mit der deutschsprachigen Nervositäts-Debatte, insbesondere auch durch seine Bekanntschaft mit dem Psychiater und Sozialpsychologen Willy Hellpach (1877-1955) wahrscheinlich machen.[436]

An dieser Stelle ist es angezeigt, darauf hinzuweisen, daß Beard bei seiner Konzeption der Neurasthenie eindeutig *nicht* durch die Morel'sche Degenerationstheorie inspiriert war, - im Gegensatz zu wiederholten entsprechenden Behauptungen in der Sekundärliteratur.[437] Der Begriff der Degeneration ist Beard, der durchaus die europäische Forschungsliteratur verfolgt, nicht unbekannt.[438] In Beards Werk jedoch taucht der Terminus - meistens in der Form "degeneracy" - nur ganz vereinzelt auf. Er wird nur inkonsistent gebraucht und hat an keiner Stelle eine für die Theorie der Neurasthenie konstitutive Funktion: In *American Nervousness* beispielsweise ist von der "zerebralen Degeneration" als einer Alterserscheinung beim Indi-

---

435 Weber (1905); vgl. zu Webers Zivilisations- und Kapitalismustheorie auch Bogner (1988) sowie van Dülmen (1988).

436 Über Max Webers Kenntnis der zeitgenössischen psychiatrischen Literatur und seinen Gedankenaustausch mit Willy Hellpach, vgl. Frommer (1994).

437 Vgl. etwa schon Martius (1909), 15; zuletzt Thomé (1993), 175-176 sowie dort Anm. 31; und Schröder (1995), 51. Gunter Mann (1985), S. 11, bezeichnet in seinem wegweisenden Übersichtsaufsatz zwar nicht ausdrücklich Beards Position, aber die an ihn anschließende Rede vom "Zeitalter der Nervosität" als degenerationstheoretisch inspiriert; dies ist - so das Argument der vorliegenden Untersuchung - nur bedingt und erst mit der Konvergenz des Neurasthenie- und des Entartungsdiskurses ab etwa der Mitte der 1890er Jahre zutreffend.

438 Vgl. beispielsweise die Literaturliste in Beard (1884), 5-6, darunter auch degenerationstheoretisch informierte und inspirierte Autoren wie etwa Krafft-Ebing und Möbius (s. a. Kapitel 4, Abschn. 4.3. der vorliegenden Untersuchung); die große Bedeutung der europäischen Fachliteratur für die amerikanische Medizin im ausgehenden 19. und beginnenden 20. Jahrhundert ist detailliert belegt in Burnham (1994). Im Jahr 1879 besuchte Beard auf einer Europareise u.a. Wilhelm Erb in Heidelberg; vgl. Beard (1880), Vorrede S. XV, Anm. 1. Es erscheint ausgeschlossen, daß er bei solchen Gelegenheiten nicht mit der Theorie der Entartung konfrontiert gewesen sein sollte.

viduum die Rede, völlig unabhängig von irgendeiner Form erblicher Disposition oder gar progressiver Heredität (die für Morels Theorie konstitutiv waren).[439] An anderer Stelle im gleichen Werk wird der Begriff als Aussage eines namentlich ungenannten "eminenten" englischen Arztes referiert und bezieht sich auf den schon lange vor Morel - etwa bei Reil - geläufigen Topos von der unverbrauchten Stärke des Landvolkes und der größeren Krankheitsanfälligkeit der städtischen Stubenhoker.[440]

Eine dritte Variante des Begriffsgebrauchs schließlich steht in direktem Widerspruch zur Morel'schen Theorie: In der Einleitung zum Kapitel über die Ursachen der "amerikanischen Nervosität" präzisert Beard seinen Begriff der "civilization". Danach ist die "moderne", insbesondere eben die amerikanische Zivilisation eine Schöpfung nicht der Muskel-, sondern der Hirnarbeiter ("brain-workers"):

"Die Aktivität und Kraft ["force"] dieser sehr kleinen Gruppe [innerhalb der gesamten amerikanischen Gesellschaft] macht unsere Nation zu dem, was sie ist; und falls die Nachkommen dieser wenigen durch Degeneration wieder in den Zustand ihrer nicht allzu viel früherenVorfahren zurückkehren sollten, würde unsere stolze und eingebildete Zivilisation ausgelöscht werden."[441]

Die Zivilisation wird in diesem Kontext - im Einklang mit dem Tenor des gesamten Werkes - zwar als artifiziell und eitel, aber durchaus auch positiv als Errungenschaft und als letztlich erstrebenswert dargestellt. Die Träger der "modernen" Form der Zivilisation,[442] die Großstadtbewohnenden und im College erzogenen "Hirnarbeiter", sind zwar besonders sensibel und damit auch anfällig für die Nervosität, aber gerade *nicht* degeneriert; Degeneration bedeutet hier bei Beard einen Verlust von zivilisierender Sensibilität und eine letztlich unerwünschte Rückkehr zum früheren Zustand physischer Stärke, aber intellektueller und emotionaler Unempfindlichkeit. Somit ist der Begriff der modernen Zivilisation assoziiert mit hoher Sensibilität und Anfälligkeit für nervöse Zustände; Degeneration aber wird - im Gegensatz zu Morel -

439 Beard (1881), 27.

440 Beard (1881), 35.

441 Beard (1881), 97.

442 Beard grenzt die "moderne" Zivilisation ausdrücklich von derjenigen der griechischen und römischen Antike ab; Unterscheidungskriterien seien die bereits genannten folgenden fünf Faktoren: Die Dampfkraft, die periodische Presse, der Telegraph, die Wissenschaften und die "mentale" Tätigkeit der Frauen: Beard (1881), 96.

gerade nicht mit Nervosität und moderner Zivilisation, sondern mit einem vormodernen Leben und geringer Sensibilität in Verbindung gebracht.

Auch hinsichtlich der Alkohol-Thematik steht die Beard'sche Konzeption derjenigen von Morel direkt entgegen: Während bei Morel der Alkoholkonsum sowohl einerseits als *Ursache* der Degeneration, andererseits auch in der Form des Alkoholismus als *Resultat* des auf die Erbanlage wirkenden Degenerationsprozesses thematisiert wird, hat Beard einen völlig anderen Ansatzpunkt im Blickfeld: Für ihn ist "die Fähigkeit, Stimulantien zu vertragen, eine Funktion der Nervenkraft."[443] In der Folge der Nervosität kommt es mit abnehmender Nervenkraft zu einer erhöhten Empfindlichkeit bis hin zur Unverträglichkeit gegenüber Stimulantien und Narkotika, darunter auch Alkohol. Je *höher* also die Prävalenz der Nervosität - und diese Rate ist korreliert mit der "Höhe" der Zivilisation - , desto *geringer* der Alkoholkonsum. So läßt sich für Beard auch umgekehrt am Ausmaß des Alkoholkonsums der Zivilisationsgrad ablesen: So findet sich ein hoher Alkoholkonsum und damit eine vergleichsweise niedrige Zivilisationsstufe für Irland und Deutschland, eine höhere Entwicklungsstufe in England, und schließlich der höchste Grad der Zivilisation in den Vereinigten Staaten.[444] Im Kontrast dazu bedingt für Morel ein fortgeschrittenes Stadium der Degeneration *sowohl* hohen Alkoholkonsum (bzw. Alkoholismus) *als auch* eine Zunahme psychischer Krankheiten.

Zusammenfassend läßt sich feststellen, daß von Beard erstmals in rezeptionsgeschichtlich relevanter Weise ein eigenständiges und spezifisches Krankheitsbild als Zivilisationskrankheit abgegrenzt wird. Während in den vorangehenden Thematisierungen des Zusammenhangs zwischen "Civilisation" und psychischer Krankheit der Aspekt "Civilisation" *einer von vielen* Ursachenfaktoren in einer umfangreichen, im wesentlichen aufzählenden Liste war, welche - mit leichten Verschiebungen in der Gewichtung - im wesentlichen für *alle* Krankheitsformen Gültigkeit hatte, so war nun der Faktor "Civilisation" zu einer *notwendigen*, wenngleich nicht hinreichenden Krankheitsursache für *ein spezifisches* Krankheitsbild geworden, eben die "Zivilisationskrankheit" Neurasthenie.[445]

---

443 Beard (1881), 35.

444 Beard (1881), 30-32.

445 Der Terminus Zivilisationskrankheit findet sich als solcher nicht bei Beard, jedoch beispielsweise in der *Grande Encyclopédie* von 1886 als Synonym für die

Aus der Sicht von Beard und seinen Zeitgenossen hatte diese Krankheit einen ontologischen Status, da sie unabhängig von der Wahrnehmung und diskursiven Theoriebildung der Mediziner existierte. Die Neurasthenie wurde also "entdeckt", wie etwa ein unabhängig von menschlichen Beobachtern existierender exotischer Baum im Urwald von Forschungsreisenden entdeckt wird. Um existieren zu können, war dieser seltene Baum allerdings auf ein spezifisches Milieu angewiesen: den Urwald, oder aber das Treibhaus, - so, wie die Neurasthenie auf das "Treibhaus"-Milieu der modernen Zivilisation, insbesondere in der Großstadt, angewiesen war.[446]

Gegenüber dieser Sichtweise der historischen Akteure wäre es die These der vorliegenden Untersuchung, daß das Zustandekommen der quasi nosologischen Kategorie Zivilisationskrankheit das Resultat der Umdeutung und Neuverknüpfung einer Reihe bereits zuvor existierender diskursiver Elemente, oder Topoi, darstellt. Dieser damit letztlich diskursive Prozeß vollzieht sich auf dem Hintergrund einer sich ändernden Selbstwahrnehmung derjenigen sozialen Schicht, aus der sich die (Hochschul-)Mediziner der Zeit vorwiegend rekrutieren: des Bildungsbürgertums.[447] Erst die Krise der bildungsbürgerlichen Selbstwahrnehmung, die im deutschsprachigen Raum aus noch näher darzustellenden Gründen in besonders prononcierter Form verlief, erklärt die rasante Konjunktur des Gedankens von der Zivilisationskrankheit in den Jahrzehnten nach seiner Formulierung durch Beard. Die Darstellung und Analyse dieser Konjunktur und ihrer Transformationen ist Gegenstand des folgenden Abschnitts.

Neurasthenie; vgl. Rabinbach (1990), 154. Möbius äußert sich 1882 ebenfalls eindeutig in diesem Sinne, wenngleich er - ebenso wie Beard - den Terminus Zivilisationskrankheit nicht explizit verwendet: "Die Häufigkeit der Nervosität [ist] direkt proportional ... [zur] Höhe der Zivilisation", so "daß sich diese ... als Hauptursache der Nervosität darstellt": Möbius (1882), 23, ähnlich auch 85-86.

446 Diese heuristische Analogie findet sich nicht bei Beard; sie wird hier verwendet, um sowohl das ontologische Krankheitsverständnis Beards als auch sein Selbstbild als forschender Pionier zu verdeutlichen. Darüberhinaus ist die Parallelisierung von moderner Großstadt und Treibhaus ein unter den Zeitgenossen Beards durchaus üblicher Topos gewesen.

447 Zum Verhältnis von ärztlicher Profession und bildungsbürgerlichen Werten für die in Frage stehende Zeit, vgl. Weindling (1991).

5.3. Krise des bürgerlichen Selbstbewußtseins und Konjunktur des Neurasthenie-Konzepts (1880 bis ca. 1895)

Kurz nach der Jahrhundertwende schrieb der Schweizer Nervenarzt und Psychotherapeut Paul Dubois (1848-1918)[448] rückblickend:

"Im Gefolge der Arbeiten George Beards fand eine neue Nervenkrankheit den Weg nach Europa und scheint sich hier wie eine Epidemie auszubreiten. Die Neurasthenie ist in aller Munde, sie ist die neue Modekrankheit."[449]

Die von Dubois für die Jahre nach 1880 diagnostizierte "Epidemie" der Krankheitsdiagnose Neurasthenie wird auch in der medizinhistorischen Forschung bestätigt: Wessely (1990 und 1995) und Shorter (1994) konstatieren in ihren Übersichten eine Konjunktur in allen mittel- und westeuropäischen Ländern sowie in Nordamerika, ohne sich dabei allerdings die Frage nach spezifischen nationalen oder kulturellen Sonderentwicklungen zu stellen.

Sicherman (1977) und Gosling (1987) haben in ihren Untersuchungen gezeigt, daß die positive Rezeption in den USA im wesentlichen mit einem affirmativen Verständnis der modernen Zivilisation verknüpft war, - ganz im Sinne von Beards ursprünglicher Konzeption. Die Arbeiten von Nye, Pick und Rabinbach machen deutlich, daß der Neurastheniebegriff in Frankreich wohl mit einer geringen Verzögerung rezipiert und dann sehr rasch mit dem der Degeneration verknüpft wurde.[450]

Ohne auf die Frage nach spezifischen nationalen Rezeptionsvarianten explizit einzugehen, legt Shorters Buch über die *Modernen Leiden* doch nahe, daß die neue Krankheitskategorie im deutschen Sprachraum auf eine besonders intensive Resonanz gestoßen ist: Die weit überwiegende Mehrzahl der von Shorter angeführten historischen Beispiele stammt aus dem deutschen Reichsgebiet und dem Herrschaftsgebiet der Habsburger Monarchie.[451]

---

448 Dubois, Inaugurator der Persuasionsmethode, galt in den Jahren vor dem ersten Weltkrieg als "wohl der erfolgreichste praktische Psychotherapeut, zu dem die Kranken aus der ganzen Welt in Scharen strömten"; vgl. Müller (1959), 217.

449 Dubois (1904), zitiert nach Shorter (1994), 373.

450 Vgl. Nye (1984), insbes. 148; Pick (1989); Rabinbach (1990), 153-163. Die neue Krankheitskategorie wurde nicht erst 1887 - wie Shorter (1994), 373, meint - von Jean-Martin Charcot (1825-1893) in Frankreich eingeführt; der Begriff taucht vielmehr bereits 1886 in der *Grande Encyclopédie* als eigenes Schlagwort auf, muß also zu diesem Zeitpunkt schon verbreitet gewesen sein: Vgl. Rabinbach (1990), 154.

451 Diese Überrepräsentation läßt sich nicht, oder zumindest nicht ausschließlich, durch

Diese Vermutung einer besonders intensiven Wirkungsgeschichte des Neurasthenie-Konzepts im deutschsprachigen Raum wird durch einen zentralen historischen Zeugen bestätigt: Beard selbst stellte wiederholt fest, daß seine Ausführungen zur Nervosität unter den deutschen Gelehrten und in der interessierten Öffentlichkeit auf ein besonders positives Echo gestoßen sei.[452] Die weiteren Ausführungen der vorliegenden Untersuchung konzentrieren sich auf diese spezifische Situation im deutschsprachigen Raum.

Edward Shorter spricht von vier "Auslegungstraditionen" des Neurasthenie-Begriffs. Danach war die Neurasthenie: 1. ein vages Synonym für "allgemeine Nervosität"; 2. das männliche Gegenstück zur weiblichen Hysterie; 3. ein Begriff für weniger schwerwiegende Depressionszustände; und schließlich 4. ein Etikett für chronische Erschöpfungszustände.[453] Diese Auflistung Shorters ist insofern zutreffend, als sie die unterschiedlichen und teilweise auch sich widersprechenden "Auslegungen" des Begriffs zwischen 1880 und 1910 konstatiert. Shorter versäumt es - bei allem Detailreichtum - jedoch, diese unterschiedlichen Interpretationen in den Kontext größerer diskursiver Traditionen und auch Interessenlagen einzuordnen.

In der hier vorliegenden Analyse soll gezeigt werden, daß die Rezeptionsgeschichte des Neurasthenie-Begriffs heuristisch ergiebig in vier Stränge aufgeschlüsselt werden kann. Dabei knüpft der erste Traditionsstrang chronologisch unmittelbar an Beards Schrift an und spinnt auch inhaltlich die Argumentation von *American Nervousness* fort, wenngleich in einer eher ambivalenten bis kulturpessimistischen Grundstimmung gegenüber dem Fortschrittsoptimismus des amerikanischen Autors. Dieser Rezeptionsstrang des Beardschen Gedankens beherrschte die Diskussion bis etwa Mitte der 1890er Jahre; er ist Gegenstand der weiteren Ausführungen in diesem Abschnitt.[454]

---

regionale Forschungsschwerpunkte des Autors erklären, da Shorter sehr ausführliche Recherchen auch etwa in Frankreich und Skandinavien durchgeführt hat.

452 Beard (1881), Vorwort, S. XII und XIV; sowie Beard (1884), 8. Dabei muß allerdings auch berücksichtigt werden, daß das deutsche Reich im Urteil der Zeitgenossen (und damit übereinstimmend auch von Beard) als die führende Wissenschaftsnation angesehen wurde; Beard verleiht mit diesem Hinweis seinem eigenen Werk also eine besondere Autorität; vgl. Beard (1881), Vorwort S. XVII; zur zeitgenössischen Hochschätzung der deutschen Wissenschaft durch die amerikanische Medizin, vgl. Burnham (1994).

453 Shorter (1994), 374-381.

454 Auch für diese Zeitspanne bis ca. 1895 findet sich in den Quellen vereinzelt Kritik an der Unbestimmtheit des Neurasthenie-Konzepts; diese Kritik hat im gesamten

Ab etwa 1894/95 beginnt dann die Kritik am inflationären Gebrauch der neuen Kategorie deutlich zuzunehmen.[455] Es werden jedoch unterschiedliche Konsequenzen gezogen, die sich anhand der Position von drei Autoren rekonstruieren lassen: Bei Emil Kraepelin fällt die Neurasthenie in der Konsequenz einer schon lange zuvor formulierten Strategie einer neuen, biologisch fundierten psychiatrischen Krankheitsklassifikation zum Opfer; die Diskussion über das Verhältnis zwischen moderner Kultur und psychischer Krankheit wird stattdessen unter dem Stichwort der Degeneration fortgeführt. Bei Oswald Bumke findet ebenfalls eine kritische Auseinandersetzung mit dem Neurasthenie-Begriff statt, die aber - explizit in Abgrenzung zu Kraepelin und seinem Schüler Ernst Rüdin - nicht in eine biologistische Krankheitsklassifikation und Kulturdeutung, sondern in ein multidimensionales Modell von Körper, Psyche und sozialer Welt mündet. Bei Sigmund Freud schließlich ist die Kritik am Neurasthenie-Begriff Ausgangspunkt für die Überlegungen zur "kulturellen Sexualmoral", die schließlich in die psychoanalytische Kulturtheorie weiterverfolgt werden können.

Die Positionen von Kraepelin und Bumke sind Gegenstand des folgenden Kapitels 6; die Entwicklung der Freudschen Kulturtheorie aus der Kategorie Neurasthenie ist Thema von Kapitel 7.

Die von Beard beobachtete rasche Aufnahme des Neurasthenie-Konzepts im deutschsprachigen Raum läßt sich tatsächlich anhand der literarischen Produktion zum Thema Neurasthenie verifizieren: Nach der Publikation der deutschen Übersetzung von Beards Monographie im Jahr 1881 nahm die Zahl sowohl der fachwissenschaftlichen als auch der populärwissenschaftlichen Veröffentlichungen zur Nervosität sprunghaft zu. Alle namhaften Psychiater und Nervenärzte widmeten dem Thema eigene Aufsätze, Handbuchartikel oder auch Monographien; genannt seien hier exemplarisch Wilhelm Erb und Richard von Krafft-Ebing. 1893 erschien erstmals ein *Handbuch der Neurasthenie*, das einleitend bereits eine 18 Seiten umfassen-

---

Diskurs aber keine wesentliche Bedeutung. Der hier postulierte Wendepunkt in der Debatte läßt sich am Erscheinen des *Handbuchs der Neurasthenie* (vgl. Müller, 1893), an Freuds erstem größerem Aufsatz zur Neurasthenie-Thematik (1895) sowie an der 5. Auflage von Kraepelin's *Lehrbuch* (1896) festmachen.

455 Vgl. die entsprechende Feststellung bei Löwenfeld (1894), 2-3; Löwenfeld selbst beharrt aber entgegen dieser Kritik noch auf dem bisherigen Gebrauch des Begriffs: vgl. ebd., 96-97.

de Bibliographie zum Thema auflistete.[456] Der von Beard geprägte Neurasthenie-Begriff lieferte offenbar ein plausibles Konzept, um die im ausgehenden 19. Jahrhundert zunehmend als belastend erfahrenen Folgen von Industrialisierung und Urbanisierung und die speziell im deutschsprachigen Kontext prononcierte Krise im bürgerlichen Selbstbewußtsein in den Kategorien der Medizin zu erklären. Die Konjunktur des Neurasthenie-Begriffs in den Jahrzehnten nach 1880 ist nur auf diesem doppelten Hintergrund der zeitgenössischen Lebenserfahrungen und des von Seiten der Medizin zur Verfügung gestellten plausiblen Deutungsangebots zu verstehen. Dies soll im folgenden näher erläutert werden.

Im ausgehenden 18. und beginnenden 19. Jahrhundert war für die Formierung des Bürgertums das Bildungsideal von konstitutiver Bedeutung gewesen. Innerhalb des Bürgertums waren es die Bildungsbürger, die für die neuen Formen zentralisierter staatlicher Verwaltung sowie für die sich im 19. Jahrhundert rasant entwickelnden Bereiche von Wissenschaft und Technik die intellektuellen Ressourcen sowie eine konsistente Weltdeutung zur Verfügung stellten.[457] Die Reichsgründung 1871 schien zunächst die Aussichten auf neue Wirkungsfelder und Planstellen für die gebildeten höheren Verwaltungs- und Justizbeamten sowie für die freien akademischen Berufe weiter zu verbessern. Urbanisierung und Bevölkerungswachstum versprachen auch expandierende Tätigkeitsfelder in der Stadtbürokratie, im Bereich der Gymnasial- und Hochschulbildung sowie im Presse- und Verlagswesen.[458]

Einer kurzfristigen Euphorie in den 1870er Jahren folgten jedoch nach den ersten Wirtschaftskrisen,[459] dem sichtbaren Erstarken der organisierten Arbeiterbewegung sowie der innenpolitischen Wende hin zu einem autoritären Interventionsstaat deutliche Anzeichen einer Krise im bürgerlichen Selbstbewußtsein.[460] Die seit der Gründung des *Zentralverbandes deutscher*

---

456 Müller (1893), 1-18, sowie zusätzlich ein Nachtrag aktuellster Literatur im Vorwort, S. VI.

457 Kocka (1987 a); Lepsius (1987); Wehler (1987), 174-241, sowie (1995), 712-772; Nipperdey (1990), 382-389.

458 Wehler (1995), 730-733.

459 Deutliche wirtschaftliche Depressionen gab es zwischen 1873 und 1879 sowie zwischen 1882 und 1886; vgl. Wehler (1995), 547-595.

460 H. Mommsen (1987); Langewiesche (1989); vom Bruch, Graf und Hübinger (1989); W. Mommsen (1990); Nipperdey (1992), 406-408; Wehler (1995), 744-750 u. 763-772.

Industrieller 1876 mit Unterstützung Bismarcks forcierte Schutzzollpolitik,[461] die neue Allianz zwischen Großindustrie und adligen Großgrundbesitzern seit Ende der 1870er Jahre sowie das Sozialistengesetz (1878)[462] signalisierten eine Schwächung des Liberalismus als Ordnungsprinzip von Wirtschaft und Politik.[463] Auch der Inhalt des Nationalstaatsgedankens hatte sich seit dem zunehmend verschoben: Während bis 1871 die Idee der geeinten Nation gerade auch vom liberalen Bürgertum propagiert worden war, um auf diesem Wege eine reichseinheitliche Verfassung mit Garantie der Bürgerrechte zu etablieren, fehlte in der neuen Konstitution nach der Reichsgründung eine eindeutige Weichenstellung hin zur Parlamentarisierung. Nicht die Volkssouveränität, sondern die durch glänzende militärische Erfolge stabilisierte preußische Fürstenregentschaft sowie die charismatische Herrschaft Bismarcks[464] waren nun die Legitimationsgrundlage des neuen Reichs.[465]

Neue, reichsweite politische Strukturen, aber auch die über die alten Kleinstaaten hinausgreifenden Kommunikationssysteme durch Eisenbahn, Telegraphie, Tagespresse und Zeitschriftenwesen einerseits sowie die neue Identitätsstiftung durch "Kaiser und Reich" und die Idee einer aus der Tradition der "Volksnation" gespeisten "Staatsnation" (im Gegensatz zur "Staats*bürger*nation") trugen wesentlich zum Inhaltswandel des Nationalgedankens vom Liberalnationalismus zum Reichsnationalismus bei.[466]

Als Folge der Entwicklung zum autoritären Interventions- und Sozialstaat kam es einerseits zu einem Modernisierungsschub im Bereich der Industrie- und Sozialpolitik,[467] andererseits aber zur deutlichen Verlangsamung im Prozeß der Demokratisierung und damit der politischen Partizipation sowohl

---

461 Nipperdey (1992), 400-406; Wehler (1995), 637-661.

462 Nipperdey (1992), 398-400; Wehler (1995), 902-907.

463 Langewiesche (1989), Nipperdey (1992), 382-408.

464 Die Reichsgründung wurde in einem weitgehenden Konsens als das Werk Bismarcks angesehen, der entstehende Mythos von Bismarck als "dem Reichsgründer" erhob den Kanzler zu einer "einzigartigen, geradezu übermenschlichen Führungsfigur, die das gesamte politische Spektrum dominierte"; vgl. Wehler (1995), 948.

465 Wehler (1995), 946-950.

466 Nipperdey (1992), 250-265; Wehler (1995), 946-961.

467 Bismarck hatte durch die Sozialgesetzgebung in den 1880er Jahren (1883 Krankenversicherung, 1884 Unfallversicherung, 1889 Alters- und Invalidenversicherung) das Ziel verfolgt, durch staatliche Leistungen die "staatsfreundliche Gesinnung" der Arbeiterschaft zu stärken und diese durch materielle Sicherung gegen die Sozialdemokratie zu immunisieren; vgl. Wehler (1995), 907-915.

des Bürgertums als auch der sich formierenden Sozialdemokratie.[468] Damit war der liberal-bürgerliche Elan gebrochen, die Artikulation selbstbewußter politischer Ansprüche gelähmt.[469] Gleichzeitig sah sich das Bürgertum seinerseits gefährdet durch die zunehmend deutlicher formulierten Ansprüche der organisierten Arbeiterbewegung.

Der tradierte idealistische und identitätsstiftende Kultur- und Bildungsbegriff kam nun von zwei Seiten ins Kreuzfeuer: Von den fortschrittsbewußten Propagatoren der Naturwissenschaften als neuer Deutungsinstanz, sowie von Seiten einer pessimistischen Kulturkritik. Einer der Repräsentanten der ersten Gruppe war der Physiologe Emil Du Bois-Reymond: In seinen öffentlichen Reden vertrat er die Position, die Naturwissenschaft solle zum "absoluten Organ der Kultur" werden, die Kulturwissenschaften dagegen sollten sich die Methoden der Physik, Chemie und Physiologie zu eigen machen.[470] Programmatisch wird diese Aufwertung der Naturwissenschaften auch im Bereich der Ästhetik, vor allem im Kontext des literarischen Naturalismus: So schreibt Wilhelm Bölsche (1861-1929), Romancier und Mitbegründer der "Freien Volksbühne", in seinem Manifest *Die naturwissenschaftlichen Grundlagen der Poesie* im Jahr 1887:

"Die Basis unseres gesammten modernen Denkens bilden die Naturwissenschaften. Wir hören täglich mehr auf, die Welt und die Menschen nach metaphysischen Gesichtspuncten zu betrachten ..."[471]

Bölsche, ein Exponent der naturalistischen Bewegung, führt hier einen Gedanken fort, den Emile Zola (1840-1902) in seiner Studie *Le roman expérimental* bereits einige Jahre zuvor formuliert hatte:

"... der experimentelle Roman ist eine Folge der wissenschaftlichen Entwicklung des Jahrhunderts; er setzt die Physiologie fort und ergänzt sie, die sich selbst auf die Chemie und Physik stützt; an die Stelle des Studiums des abstrakten, des metaphysischen Menschen setzt er das Studium des natürlichen Menschen, der den physikalisch-chemischen Gesetzen unterworfen und durch die Einflüsse der Umgebung bestimmt ist ..."[472]

Die klassisch-humanistische Bildung wird zunehmend in Frage gestellt, und dies nicht nur von Seiten der Wissenschaften, sondern auch durch hohe

468 Nipperdey (1992), 406-408; Wehler (1995), 934-938.
469 Wehler (1995), 768.
470 Vgl. Gradmann (1993).
471 Zitiert nach Stückrath (1995), 140.
472 Zola (1879), zitiert nach Stückrath (1995), 147.

Ministerialbeamte und den Kaiser selbst. Dabei beruft man sich nicht nur auf die Erfolge der Naturwissenschaften und der Technik, sondern auch auf die neue Situation wachsender Weltmarktkonkurrenz und imperialer Ansprüche. So heißt es in den Leitlinien einer hochkarätig besetzten Schulkonferenz von 1890, "die den alten Sprachen im Lehrplan gewidmete Stundenzahl" sei einzuschränken, um den "durch die neue Weltstellung Deutschlands gesteigerten Anforderungen auch anderer Wissensgebiete gerecht zu werden."[473]

Diesem Fortschrittsoptimismus steht eine Polemik gegen Liberalismus, Demokratie und Fortschritt aus einer anderen Bewußtseinsverfassung gegenüber, repräsentiert beispielsweise durch den Göttinger Philologen und Theologen Paul de Lagarde (1827-1891). Lagarde polemisiert gegen Börse, Bank und Bildungswesen. Er spricht vom "Kulturballast", von überhand nehmender Intellektualisierung und Spezialisierung.[474] Radikal lehnt er die Verhältnissse in der modernen Welt ab, wenn er verkündet: "Lieber Holz hacken, als dies nichtswürdige civilisierte und gebildete Leben weiter leben."[475] Den modernen Materialismus will er mit einer neuen "völkischen Gemeinschaft" überwinden. Ähnlich wie Lagarde verbindet auch Julius Langbehn (1851-1907) kulturpessimistische Zivilisationskritik mit der Forderung nach einer "Wiedergeburt" des deutschen Volkstums aus den inneren Werten "deutschen Wesens". Sein *Rembrandt als Erzieher* (1890) wurde zum Kultbuch der Lebensreformer und der Jugendbewegung.

Die sowohl in der Zeit selbst konstatierte als auch retrospektiv von Historikern einmütig diagnostizierte Krise des bürgerlichen Selbstbewußtseins, sichtbar in der Krise des identitätsstiftenden Kultur- und Bildungsbegriffs, erzeugte eine Nachfrage für neue Befindlichkeits- und Weltdeutungen. Von Seiten des psychiatrisch-nervenärztlichen Diskurses lassen sich nun zwei Deutungsangebote unterscheiden, die aufeinander folgend Konjunktur hatten und schließlich miteinander verschmolzen: Die Begriffe Neurasthenie und Degeneration. Während die Kategorie Neurasthenie zunächst auf individuelle - wenn auch in zunehmend großer Anzahl auftretende - Befindlichkeitsstörungen bezogen wurde und in dieser Form etwa in der Zeit zwischen 1880 und 1895 eine enorme Verbreitung erfuhr, schob sich mit der Verschärfung des Krisenbewußtseins um die Jahrhundertwende und

473 Zit. nach Bollenbeck (1994), 227.

474 Vgl. Hepp (1987), 58-63; Nipperdey (1990), 523-524; Bollenbeck (1994), 225-226.

475 Zit. nach Bollenbeck (1994), 226.

durch Konvergenz mit weiteren Deutungsangeboten aus dem Bereich der Ästhetik (Décadence) und der Biologie (Sozialdarwinismus) zunehmend der kollektivierte Entartungs-Begriff in den Vordergrund. Dies bedeutet freilich nicht, daß der Gebrauch der diagnostischen Kategorie im klinischen Alltag zurückgegangen wäre: Wie vor allem Joachim Radkau in seiner sozialhistorisch orientierten Untersuchung gezeigt hat, wurde der Neurasthenie-Begriff in den 1880er Jahren zunächst vor allem auf Bildungsbürger, Beamte und Geschäftsleute, seit etwa der Jahrhunderwende dann zunehmend auch auf Mitglieder der Arbeiterschaft, wie etwa Buchdrucker, Eisenbahnangestellte oder Telephonistinnen angewendet. Dabei gab es - wie sich aus zeitgenössischen Krankenakten rekonstruieren läßt - offensichtlich auch von Seiten der Patienten eine zunehmende "Nachfrage" nach dieser medizinischen Deutung von Überforderungs- und Erschöpfungszuständen. Ab 1902 wurde die Anzahl der Neurastheniker auch unter einer eigenen Rubrik in die offizielle Statistik der preußischen Irrenanstalten aufgenommen.[476] Noch deutlich größer als in der "Irrenstatistik" war der Anteil der "Nervösen" in den Sanatorien: In den Beelitzer Heilstätten beispielsweise, die zur Berliner Landesversicherungsanstalt gehörten, wurde nach einem Bericht in der *Deutschen Medizinischen Wochenschrift* im Jahr 1904 etwa 40% der Patienten die Diagnose Neurasthenie zugeordnet.[477]

Die Attraktivität des im vorangegangenen Abschnitt rekonstruierten Neurasthenie-Konzepts im Sinne von Beard läßt sich durch folgende Faktoren erklären: Es operiert mit den Kategorien und der Terminologie der Naturwissenschaften; es arbeitet - im Gegensatz zu früheren, symptomatologisch konstituierten Krankheitskategorien - mit einer Spezifitätsvorstellung, die dem Kausalitätsbegriff in den Naturwissenschaften, aber auch der neuen Disziplin Bakteriologie analog ist (Schwächung der als elektrisch gedachten Nervenkraft); die Spezifität bezieht sich nicht auf die Ätiologie, sondern auf die Pathogenese und läßt damit die Möglichkeit offen, die Lebensbedingungen in der modernen Zivilisation im Sinne eines elektrifizierten Reiz-Reaktionsmodells als "entfernte Ursachen" zu thematisieren; schließlich läßt das Konzept ebenfalls Raum für ein spezifisch im deutschsprachigen Raum vorhandenes Bedürfnis, im Zusammenhang mit der Thematisierung der aktuellen Lebensbedingungen auch die Kategorien Zivilisation

476 Radkau (1994), insbesondere 215-218.

477 Leubuscher und Bibrowitz (1905); vgl. auch Radkau (1994), 216-217.

und Geschichte affirmierend oder kritisch zu interpretieren. Das Neurasthenie-Modell ist damit mehr als das von Anson Rabinbach rekonstruierte Modell des "menschlichen Motors"[478] an die kulturellen Voraussetzungen im Reichsgebiet und - in etwas anderer Weise - in der Habsburger Monarchie, angepaßt, da es einerseits die Aspekte Arbeit, Leistung und Erschöpfung, darüberhinaus aber auch noch die subjektive Befindlichkeit und die aktuellen Lebensbedingungen in einer historischen Dimension zu integrieren erlaubt. Es zeigt sich schließlich auch anschlußfähig etwa an den Diskurs über Sozialdarwinismus und Décadence, verliert dabei aber seine Spezifität, insbesondere den legitimatorischen Rückbezug auf die Elektrizitätslehre.

Diese Ankoppelung an den "elektrifizierenden" Diskurs über das Nervensystem zeigt sich bei sehr vielen derjenigen Autoren, welche in den anderthalb Jahrzehnten nach 1880 über die Neurasthenie schreiben: Wilhelm Erb etwa widmete in seinem *Handbuch der Elektrotherapie*, welches zwei Jahre nach Beards Monographie erschienen war, der Neurasthenie ein eigenes Kapitel.[479] Hier machte er deutlich, daß die vielfältige und oft wechselnde Symptomatik dieser Krankheit unspezifisch sei und keine sichere Diagnose erlaube. Weder seien die Aussagen der Patienten zuverlässig verwertbar, noch ergebe die einfache körperliche Untersuchung ohne technische Hilfsmittel Hinweise auf charakteristische Krankheitszeichen. Erst dadurch, daß das diagnostische Augenmerk auf elektrische Phänomene gerichtet werde, sei eine Diagnose möglich. Die der gesamten buntschillernden Symptomatik zugrundeliegende Störung, eine Übererregbarkeit und übermäßige Erschöpfbarkeit des Nervensystems, sei vermutlich das Korrelat bisher nicht nachweisbarer molekularer Veränderungen im Nervengewebe, die sich prinzipiell durch elektrische Messung einerseits von *Struktur*veränderungen des Nervensystems, andererseits von primären Muskelerkrankungen differenzieren liessen. Die zentrale, hier zu untersuchende Variable sei die "Entartungsreaction".[480]

478 Rabinbach (1990) findet für die Jahrzehnte um die Jahrhundertwende das Modell des *Human Motor* als zentrale Metapher und Wissen-organisierende begriffliche Matrix, die über die Grenzen zwischen den europäischen Sprach- und Kulturräumen hinweg Geltung haben soll.

479 Erb (1882), 569-575.

480 Charakteristisch gegenüber den differentialdiagnostisch in Frage kommenden neuropathologischen Störungen ist gerade die Abwesenheit elektrophysiologischer Veränderungen; vgl. Erb (1882), 201-203, 572.

Den Begriff der Entartungsreaction hatte Erb selbst Mitte der 1860er Jahre geprägt für "die Abnahme oder den Verlust der faradischen und galvanischen Erregbarkeit der Nerven", bei gleichzeitig qualitativ veränderter galvanischer Erregbarkeit der Muskeln.[481] Es handelt sich dabei somit um die Messung elektrophysiologischer Funktionen an peripheren Nerven. Ganz im Sinne der ersten Rezeptionsphase des Degenerationsbegriffs in der deutschsprachigen Nervenheilkunde (vgl. Kap. 3 der vorliegenden Arbeit) bezieht sich auch diese Begriffsvariante von "Entartung" auf eine individuelle Pathologie, wobei hier sogar das betroffene biologische Substrat primär das Nervensystem ist, - und nicht, wie bei Griesinger oder Schüle, das postulierte Keimmaterial. Die Idee von einer Progredienz des Leidens über die Generationen hinweg fehlt bei Erb völlig, und damit auch der Gedanke einer langfristigen kollektiven Bedrohung von Kultur oder Nation.

Vielmehr verweist der Begriff der "Entartungsreaction", genau wie derjenige der Nervosität und Neurasthenie, auch bei Erb wie schon bei Beard auf die Elektrizitätslehre in ihrer Anwendung auf die Neurophysiologie. Nach Erb kann der Begriff der "Entartungsreaction" "wohl als die werthvollste Gabe bezeichnet werden, welche die Nervenpathologie der Elektrodiagnostik zu verdanken hat".[482]

Auch in der etwa zehn Jahre später gehaltenen, in der Sekundärliteratur häufig zitierten akademischen Rede *Ueber die wachsende Nervosität unserer Zeit*[483] ist es "das Nervensystem ... allein, das die Einheit des thierischen und menschlichen Organismus begründet und alle seine Lebensvorgänge vermittelt."[484] Wiederum bezieht sich Erb explizit auf Beard,[485] und wiederum bleibt die Erblichkeit ein marginaler Faktor. Aufschlußreich ist auch, daß Erb in diesem Zusammenhang - im Anschluß an Griesinger - von neuropathischer Disposition spricht;[486] der Begriff der Entartung und Degeneration wird nicht verwendet. Zwar korreliert Erb "die Zunahme der Nervosität in unseren

481 Erb (1882), 178-179.

482 Erb (1882), 175.

483 Erb (1893); zur Sekundärliteratur, vgl. beispielsweise Steiner (1964), Link-Heer (1986), Thomé (1993), Eckart (1994), Radkau (1994).

484 Erb (1893), 4.

485 Erb (1893), 10 schreibt Beard die Priorität für die Formulierung des Neurasthenie-Konzepts als eigenständige Krankheitskategorie zu; ebd., 22 wird auf Beards *American Nervousness* verwiesen.

486 Erb (1893), 21 und 29.

Tagen" mit der "Culturentwicklung"[487] und hält eine Rückkehr zu früheren "Culturzuständen" für unrealistisch;[488] die Annahme von einer dauerhaften Verschlechterung des Erbmaterials mit einer unmittelbaren und zunehmenden Bedrohung für die kommenden Generationen läßt sich jedoch nicht rekonstruieren. Die von Erb plastisch beschriebene Gefährdung betrifft lediglich - in jeder Generation von neuem - diejenigen Individuen, welche dem modernen Großstadtleben ausgesetzt sind. Die Anpassungsfähigkeit des Nervensystems und die von der "Cultur" selbst zur Verfügung gestellten Wissensbestände und Techniken geben letztlich doch Grund zur Hoffnung, die durch die Ausbreitung der Nervosität gestellten Aufgaben lösen zu können.[489] Der Gedanke einer Intervention im Bereich der Vererbung, etwa in Form einer Heiratsbeschränkung, wird von Erb ausdrücklich abgelehnt.[490]

Trotz der offensichtlich weitgehenden Übereinstimmung mit der Beard'schen Neurasthenie-Konzeption lassen sich bei Erb auch einige Veränderungen ausmachen, die eine Annäherung an den in der größeren Öffentlichkeit schon im Gang befindlichen Entartungs-Diskurs vorbereiten: Im Anschluß an die in der Zeit noch weit verbreiteten Lamarckistischen Vorstellungen ging auch Erb von einer Vererbung erworbener Eigenschaften aus.[491] Alle Charakteristika des Lebens in der modernen Welt, welche zur manifesten Neurasthenie führen, können auch die postulierte "nervöse Disposition" verursachen; diese kann dann "auf die Nachkommen weiter übertragen" werden.[492] Ein genauer Mechanismus hierfür wird nicht expliziert, und der Gedanke der Progredienz fehlt - wie bereits angedeutet - ebenso wie der Begriff Entartung oder Degeneration für diese Form der hereditären Vermittlung. Trotzdem stellt dieser Hinweis auf die Möglichkeit der unspezifischen Weitergabe nervöser "Anlagen" die Anschlußfähigkeit zum parallel laufenden Diskurs her, der sich um die biologischen Kategorien von Ver-

---

487 Hier listet Erb die gleichen Phänomene auf wie Beard: Verstädterung, Eisenbahn und Dampfschiffahrt, Telegraph (und nun auch Telephon), "Concurrenz" der Industrie mit Handelskrisen: Erb (1893), 6-7.

488 Erb (1893), 32.

489 Erb (1893), 38.

490 Erb (1893), 32-33.

491 Erb (1893), 21. Zur Bedeutung des Lamarckismus für die Biologie des 19. Jahrhunderts, die deutlich auch noch bei Darwin und im frühen Darwinismus nachzuweisen ist, vgl. Lefèvre (1984) sowie Engels (1995).

492 Erb (1893), 21.

erbung, Evolution und Selektion herum konstituiert hatte (vgl. dazu unten, Kapitel 6).

Ein weiterer Unterschied zwischen Erb und Beard zeigt sich in der Form, in welcher die moderne Lebenswelt politisch eingeordnet wird. Neben den aus der Tradition von Reil, Heinroth und Griesinger geläufigen Topoi und den speziell auf die Phänomene der industrialiserten Welt bezogenen diskursiven Elementen, die von Beard in die Debatte eingebracht wurden, taucht nun im Hintergrund der obrigkeitsstaatliche Nationalgedanke als Norm und schützender Halt in den Stürmen der modernen "politischen, socialen und culturellen Verhältnisse" auf: So gehört zu den auslösenden Faktoren für die Nervosität nun auch

"das Auftauchen ganz neuer sozialistischer Staatsgedanken, die alles Bestehende umzustossen drohen und die unklaren Köpfe der Massen verwirren".[493]

Und der liberal-staatsbürgerliche Gedanke der "Betheiligung an der Selbstverwaltung, an dem staatlichen Leben" wird nun mit den Argumenten aus dem nervenärztlichen Repertoire als potentiell gesundheitsschädlich diskreditiert. Stattdessen wird der Militärdienst als "ein treffliches Erholungsmittel für das Nervensystem" in das therapeutische Repertoire eingeführt:[494] Nicht nur der Einzelne, sondern auch die Nation steht im "Kampf ums Dasein",[495] und es ist die Autorität von Staat und Kaiser, welche für Abwendung der drohenden Gefahren sowohl bei der Heranbildung der Jugend als auch bei der Durchführung paternalistischer Sozialpolitik zu sorgen hat.[496]

Die Trias von Kaiser, Staat und bildungsbürgerlichen Experten[497] als Hüter des Gemeinwohls entsprach dem bildungsbürgerlichen Ideal von der Übernahme politischer Verantwortung im Rahmen der existierenden, sich reformierenden Staatsordnung und an der Seite der Obrigkeit. Die gegen

493 Erb (1893), Zitate auf den Seiten 5 und 7.

494 Erb (1893), 36.

495 Erb (1893), 6.

496 Erb bezieht sich hier auf die bereits oben in diesem Abschnitt angedeutete Debatte über die Reform des Schul- und Hochschulwesens mit der Frage nach dem Stellenwert der neuen Wissenschaften gegenüber den traditionellen humanistischen Fächern, außerdem auf staatliche Regelungen zur Arbeitszeit ("Hygiene des Berufslebens"), zu Freizeitangeboten und zur Städteplanung; vgl. Erb (1893), 34-37.

497 Erb (1893), 34, spricht von "sachkundigen Männern aus allen gebildeten Kreisen, unter Heranziehung der Aerzte".

Ende des Jahrhunderts immer deutlicher werdende Bedrohung dieses Ideals durch sozialstrukturelle Veränderungen (rasches Bevölkerungswachstum, Industrialisierung und Arbeitsmigration in die Städte), das resultierende Erstarken der Arbeiterbewegung, und andererseits die Infragestellung der identitätsstiftenden Kulturwerte sowohl durch die ästhetische Avantgarde als auch durch den neuen Deutungsanspruch der Naturwissenschaften führten das Bildungsbürgertum in die Defensive. Die Neurasthenie-Diskussion kann als ein Versuch verstanden werden, auf diese Entwicklungen mit einer medizinischen Deutung zu antworten, die einerseits die bedrohlichen neuen Aspekte des modernen Großstadtlebens thematisiert und dabei selbst auf die Autorität der neuen Wissneschaften verweist, die andererseits zum Zweck der Prävention und Therapie die bestehenden politischen und kulturellen Deutungen nicht grundsätzlich in Frage stellt. Die Kategorie der "traumatischen Neurose", der Esther Fischer-Homberger ihre aufschlußreiche Studie gewidmet hat,[498] stellt in dieser Perspektive einen Vorläufer des Neurasthenie-Konzepts dar, der vor allem auf die Gefährdung durch die neuen technischen Entwicklungen (wahrgenommen etwa ab der Mitte des 19. Jahrhunderts) Bezug nimmt, aber die spätere Krise des bürgerlichen Selbstbewußtseins nicht mehr integrieren kann. Es überrascht daher auch nicht, daß das Konzept der traumatischen Neurose von den Propagatoren der Neurasthenie keineswegs kritisiert oder gar abgelehnt, sondern ihrerseits als Teilerscheinung in die größere Kategorie der Neurasthenie eingebaut wurde.[499] Die erste Konjunktur der traumatischen Neurose endet Anfang der 1880er Jahre,[500] zeitgleich mit dem Aufkommen des Beard'schen Neurasthenie-Konzepts und der Krise des bürgerlichen Selbstbewußtseins. Eine neue Aktualität gewinnt die Kategorie der traumatischen Neurose nach der Zeitspanne zwischen 1850 und 1880 wieder im Kontext der Debatte um die Kriegsneurosen zwischen 1914 und 1918. Hier wird die Frage nach den somatischen, psychischen und sozialen Komponenten des Traumas erneut aufgerollt, dieses mal aber nicht mit Blick auf die Bedeutung moderner Technik und Lebensbedingungen, sondern auf die Auswirkungen des Krieges auf das Nervensystem.[501]

---

498 Fischer-Homberger (1975).

499 Vgl. Erb (1893), 20; sowie Löwenfeld (1889) und (1894), 89-90.

500 Vgl. Fischer-Homberger (1975), insbes. S. 56-73.

501 Vgl. dazu Fischer-Homberger (1971).

In diesem Sinne können auch die meisten anderen, breit rezipierten Beiträge von Autoren wie Möbius, Krafft-Ebing oder Binswanger zur Neurasthenie gelesen werden. Paul Julius Möbius, Schüler des Leipziger Internisten und Neurologen Adolf Strümpell (1853-1925), identifiziert in seiner Schrift über die *Nervosität* (1882) ebenso wie Beard die menschliche Nervenkraft mit einer elektrischen Maschine und die Nervosität mit dem Flackern der Glühlampen in einem überlasteten Stromnetz.[502] Die medizinische Elektrizitätslehre sei in den vorangegangenen drei Jahrzehnten ein aufblühender "neuer Zweig der Heilkunde" geworden.[503] Während sich Möbius' Ausführungen damit - auch zeitlich - direkt an Beards elektrifiziertes Modell des Nervensystems anschließen, läßt sich in den zwei größeren Publikationen von Krafft-Ebing zur Neurasthenie-Thematik eine Abwendung vom Elektrizitätsparadigma und komplementär eine Hinwendung zur Degenerationslehre als organisierender Matrix der Nervosität beobachten. In der Schrift *Ueber gesunde und kranke Nerven* aus dem Jahr 1885 prägt Krafft-Ebing die Formel vom "nervösen Zeitalter": Für ihn ist

"die nervöse Schwäche der modernen Generation die Ursache ihrer Furchtsamkeit. Wo solche Furcht ganze Bevölkerungsschichten einer Zeit ergreift, da ist man berechtigt, von einem *nervösen Zeitalter* zu sprechen."[504]

Die gegenüber Beard neue Anwendung des Neurasthenie/ Nervositätsbegriffs auf Kollektive ist an dieser ersten und einzigen Stelle ihrer Thematisierung bereits identifiziert mit der "Verschlechterung der Constitution der Massen". Dieser Aspekt der Kollektivierung wird allerdings dann nicht weiterverfolgt.[505] Der weitere Text ist - ganz im Sinne der Beard'schen

---

502 Möbius (1882), 86. Für Möbius ist die Häufigkeit der Neurasthenie "direkt proportional [zur] Höhe der Zivilisation", so "daß sich diese somit als Hauptursache der Nervosität darstellt": Möbius (1882), 23 und 86.

503 Möbius (1882), 188. In gleichen Kontext finden sich auch mehrere Seiten zur Elektrotherapie der Nervosität: Möbius (1882), 188-190. Wenige Jahre später wird die Elektrotherapie von Möbius zwar nicht generell abgelehnt; ihre Wirksamkeit wird jedoch vorwiegend als Resultat von Suggestion aufgefaßt; vgl. dazu Möbius (1885) sowie oben, Abschnitt 4.1.

504 Krafft-Ebing (1885), zitiert nach der 6. unveränderten Auflage (1909), 7.

505 Hierzu siehe Mantegazza, *Das nervöse Jahrhundert* (1887), der sich dabei ausdrücklich auf Krafft-Ebing bezieht. Interessanterweise beruft sich Krafft-Ebing selbst in seiner zweiten Schrift zur Thematik, die den kollektiven Aspekt deutlicher herausstellt, wiederum auf Mantegazza; vgl. Krafft-Ebing (1895), 10. Zu Mantegazza und zur Kollektivierung der psychopathologischen Kategorien, vgl. unten, Abschnitt 6.1.

Konzeption - den Auswirkungen des modernen Großstadtlebens auf die individuelle Befindlichkeit gewidmet.

In einer zweiten, deutlich umfangreicheren Schrift aus dem Jahr 1895 räumt Krafft-Ebing dann der Frage der Erblichkeit einen deutlich größeren Raum ein:[506] Danach ist die Nervosität Resultat einer "neuropathischen Constitution", die wiederum meistens Ausdruck einer "angeborenen krankhaften Veranlagung" des Nervensystems ist.[507] "Fatalerweise vererben sich erworbene pathologische Zustände auf die Descendenz", so daß auch die "erworbene Nervosität" vererbt werden kann.[508] Die erbliche Nervosität ist dabei

> "der mildeste Ausdruck einer hereditären Belastung und ganz gewöhnlich bei den Nachkommen von mit Geisteskrankheit, Neurosen, Trunksucht und anderen Infirmitäten behafteten Ascendenten. Ihre Zugehörigkeit zur neuropathologischen Familie erweist sich u.a. in bis zur psychopathischen Belastung und neurotischen Degeneration sich erstreckenden Fällen und Formen bei den Geschwistern."[509]

Hier und an anderen Stellen in Krafft-Ebings Schrift ist der nicht krankheitsspezifische Erblichkeitsbegriff der Degenerationslehre zentrales Erklärungsmodell für die Nervosität und Neurasthenie: "Man darf die Bedeutung des hereditären Factors auf etwa 80 Procent veranschlagen".[510] Diese ausführlichen Darlegungen zur erblichen Disposition sind nun verbunden mit einer expliziten Wertung der betroffenen Kranken sowohl im moralischen als auch im ökonomischen Sinn: Danach ist die "neurotische Inferiorität" eine "Volkscalamität", die Patienten stehen in Gefahr, "zu unbrauchbaren Gliedern der Gesellschaft zu werden."[511]

Damit ist in der Schrift von 1895 die bereits zehn Jahre zuvor angelegte Hinwendung zur Erblichkeit als zentraler diskursiver Matrix, verbunden mit

---

506 Eine ähnliche Entwicklung wie bei Krafft-Ebing läßt sich auch bei Möbius rekonstruieren: Vgl. etwa die Aussagen zum Anteil der Erblichkeit bei der Nervosität in Möbius (1882) und dann in Möbius (1900); aber selbst in der Schrift über *Entartung* aus dem Jahr 1900 differenziert Möbius noch deutlich zwischen Erblichkeit und Degeneration: Er unterscheidet eine "erworbene Entartung" (beispielsweise durch Alkohol oder Syphilis) von einer "nicht erworbenen Entartung" und kritisiert die "übermässige Betonung der 'erblichen Belastung' als Bedingung der Entartung": Möbius (1900), 97 und 105.

507 Krafft-Ebing (1895), 4.

508 Krafft-Ebing (1895), 9 und 17.

509 Krafft-Ebing (1895), 16.

510 Krafft-Ebing (1895), 16.

511 Krafft-Ebing (1895), 9.

der Ausweitung des Krankheitsbegriffs auf Kollektive, einen deutlichen Schritt weitergetrieben. Dagegen tritt das Elektrizitätsparadigma weiter in den Hintergrund: Für Krafft-Ebing ist die Pathogenese der Neurasthenie "dunkel", und "weder die heutige mikroskopische noch die chemische Forschung" vermögen sie zu klären.[512] Im Kontext des Abschnitts zur Pathogenese taucht die Elektrizität überhaupt nicht auf, an anderen Stellen lediglich beiläufig, ohne einen konstitutiven Stellenwert. Damit wird auch die Möglichkeit erschwert, äußere Bedingungen im Sinne von "Reizen" oder analogisierend im Sinne von elektrischen Applikationen als Ursachenfaktoren zu thematisieren. Die Hinwendung zum Erblichkeitsparadigma impliziert dagegen eine Hinwendung zur Biologie des Körperinneren, komplementär zur Abwendung von äußeren materiellen und sozialen Bedingungsfaktoren.

Die sich parallel anbahnende durchgängige Anwendung der medizinisch-psychopathologischen Kategorien auch auf soziale Institutionen und Kollektive bekommt durch den bereits zeitgleich laufenden breiteren Diskurs in der allgemeinen Öffentlichkeit über die Krise der Kultur und deren Interpretation in den Begriffen der Biologie (Sozialdarwinismus) und der Ästhetik (Décadence) eine neue Qualität. Diese Entwicklung ist Gegenstand des folgenden Kapitels.

512 Krafft-Ebing (1895), 6.

6. Vom nervösen Zeitalter zum drohenden Untergang des Abendlandes: Die biologistische Interpretation sozialer Faktoren in der zweiten Rezeptionsphase der Degenerationstheorie

In der bisherigen Darstellung wurde deutlich, daß die Entwicklung der Diskussion über den Zusammenhang von modernen Lebensbedingungen und psychischer Krankheit durch vier Faktorenbündel bestimmt wird. Diese lassen sich wie folgt zusammenfassen:

1. Die Entwicklung des wissenschaftlichen Diskurses, insbesondere in der Neurophysiologie und der Psychiatrie, sowie in der Elektrizitätslehre, der Thermodynamik und schließlich in der Evolutionstheorie.
2. Die Folgen der im deutschen Reich zwar im Vergleich zu den westlichen Nachbarstaaten verspätet, dafür aber um so rascher verlaufenden Urbanisierung und Industrialisierung für das Bürgertum.
3. Die innenpolitischen Veränderungen im deutschen Kaiserreich seit dem Ende der 1870er Jahre, sowie
4. spezifische geistesgeschichtliche Traditionen, die sich exemplarisch an der Geschichte der Begriffe Natur, Kultur und Zivilisation ablesen lassen.

Diese Faktoren sind zum Teil spezifisch für den deutschsprachigen Raum, teilweise aber auch darüberhinaus gültig. Sie erklären Ähnlichkeiten, aber auch charakteristische Differenzen in der Rezeption des Gedankens, daß die moderne Zivilisation krank macht. In der historischen und sozialpsychologischen Konstellation der 1880er Jahre konvergieren diese Traditionsstränge in dem neuen Konzept von der Neurasthenie als *der* Zivilisationskrankheit. Dieses Konzept entstand im medizinischen Diskurs und war von Beard und denjenigen Autoren, die sich auf ihn beriefen, zunächst für den unmittelbaren medizinischen Kontext, das heißt, auf die Arzt-Patienten Interaktion hin entworfen: Mit dieser diagnostischen Kategorie konnten die Ärzte bisher schwer einzuordnende diffuse Befindlichkeitsstörungen begrifflich fassen und in Beziehung zur aktuellen Lebenssituation der Patienten setzen. Für die Kranken ergab sich die Möglichkeit, die als belastend empfundenen Auswirkungen des modernen Lebens in den Kategorien der neuen Deutungsmacht Medizin[513] plausibel ausdrücken zu können und durch diese medizinische Deutung vorübergehend von den Alltagsforderungen entlastet zu werden.[514]

Die neue Deutungsmöglichkeit war offensichtlich so attraktiv, daß sie innerhalb kürzester Zeit auch im Alltagssprachschatz und in der Literatur große Verbreitung fand.[515] Hier nun, im Diskurs der breiteren, außermedizinischen Öffentlichkeit, kam es zu einer erneuten Transformation der Idee vom Zusammenhang zwischen modernen Lebensbedingungen und psychischer Krankheit. Diese Veränderung läßt sich mit den Stichworten Kollektivierung und Politisierung zusammenfassen; sie ist Gegenstand des folgenden Kapitels. Voraussetzung für diese Transformation waren einerseits die Verschärfung des schon im vorangegangenen Kapitel beschriebenen Krisenbewußtseins, sowie zusätzliche neue Deutungsangebote aus den Bereichen der Ästhetik und der Biologie, die im Medium des öffentlichen Diskurses eine neue Verbindung mit psychiatrischen Begriffen eingingen.

Diese Entwicklung läßt sich etwa auf die Zeit ab Anfang der 1890er Jahre datieren. Der bis dahin dominierende sozialpolitische Diskurs, der die "soziale Frage" und die Ansprüche der Arbeiterbewegung durch pragmatische Reformen von Seiten der Obrigkeit und humanitäres Engagement im liberalen Selbstverständnis zu lösen versuchte, wurde zunehmend von einem

513 Zur Deutungsmacht Medizin im 19. Jahrhundert, vgl. Labisch und Spree (1989).

514 Diese "soziologische" Betrachtung von der Funktion der Beard'schen Kategorie Neurasthenie findet sich bereits ausgeführt und diskutiert bei Bumke (1925).

515 Vgl. als zeitgenössische Bestandsaufnahme Ladendorf (1904); für die Sekundärliteratur etwa Link-Heer (1986), Asendorf (1989), Thomé (1993).

neuen, kulturkritischen Diskurs überlagert und weitgehend abgelöst.[516] Die anstehenden Probleme wurden nicht mehr als Teilbereiche der Sozialpolitik angesehen, sondern vielmehr als Ausdruck einer grundlegenden Krise der bürgerlichen "Kultur".[517] Das heißt nicht, daß die "soziale Frage" als in irgendeiner Weise zufriedenstellend gelöst verstanden wurde. Jedoch beherrschten immer weniger die Politik der Wohlfahrtsbürokratien und der freien sozialreformerischen Vereinigungen, stattdessen immer mehr die vielfältigen Diagnosen einer Krise der "Gegenwartskultur" die Diskussion in Wissenschaft und Politik. Wie Rüdiger vom Bruch gezeigt hat, ist dieser Wandel beispielsweise ablesbar an der Veränderung der Zeitschriftenlandschaft: Die nationalökonomische Avantgarde beschränkte sich nicht mehr auf die hochspezialisierten Fachblätter wie die *Zeitschrift für Socialwissenschaft*. Der Breslauer und spätere Berliner Ordinarius Werner Sombart (1863-1941) etwa gründete den *Morgen. Wochenschrift für deutsche Kultur*, unter anderem zusammen mit Hugo von Hofmannsthal (1874-1929). In diesem neuen Typ von Zeitschriften, wie etwa auch *Deutsche Kultur*, *Das neue Deutschland*, oder *Das größere Deutschland* trat gleichzeitig die enge Verknüpfung des bereits oben (Abschn. 5.3.) angesprochenen Reichsnationalismus mit dem Thema "Kultur" beherrschend in den Vordergrund.[518]

Im Rahmen der Konjunktur des Kulturbegriffs wurden neu aufkommende, mit dem bildungsbürgerlichen Deutungsmonopol konkurrierende "Säkularreligionen"[519] mit der psychiatrischen Terminologie amalgamiert und verhalfen dieser zu einer enormen öffentlichen Resonanz. Zu den jungen "Säkularreligionen" gehörten neben dem neu aufkommenden Nationalismus insbesondere der Darwinismus sowie pessimistische "Vulgärphilosophieen" (Wehler) im Anschluß an Nietzsche und Schopenhauer,[520] die wiederum ihrerseits ein neues, vor allem in der französischen literarischen Avantgarde ausgeprägtes Lebensgefühl in spezifischer Weise assimilierten.[521] Umgekehrt läßt sich

516 Vgl. vom Bruch et al. (1989).

517 Vgl. hierzu Bollenbeck (1994), insbes. 225-289.

518 vom Bruch et al. (1989); vgl. auch Fisch (1992) sowie Bollenbeck (1994), 225-288.

519 Wehler (1995), 744-750 sowie 763-772.

520 Mommsen (1994); Wehler (1995), 745-750.

521 Diese implizite Assimilation des Décadence-Lebensgefühls hinderte die Exponenten der pessimistischen "Vulgärphilosophien" nicht daran, vor allem die französischen Repräsentanten der "literarischen Décadence" (Rasch) massiv zu attackieren; vgl. dazu Koppen (1973), Rasch (1986).

feststellen, daß sowohl das aus der Biologie stammende Deutungsangebot des (Sozial-) Darwinismus als auch die ästhetische Interpretation gesellschaftlicher Zerfalls- und Untergangserscheinungen im Kontext der Décadence-Bewegung seit Anfang der 1890er Jahre zunehmende Bedeutung für den psychiatrischen Diskurs über den Zusammenhang zwischen dem Leben in der Moderne und dem Auftreten von psychischen Erkrankungen gewannen. Im folgenden Kapitel sollen daher zunächst diejenigen Argumentationsfiguren aus den neuen Deutungsangeboten Sozialdarwinismus und Décadence, die in der Folge für die psychiatrische Debatte relevant wurden, zusamengefaßt werden (6.1.). Sowohl der popularisierte biologische als auch der literarische Diskurs trugen maßgeblich dazu bei, daß der Degenerationsgedanke nun in einer zweiten Rezeptionsphase auf Kollektive angewendet und stark normativ aufgeladen wurde und in den Jahren nach 1900 zunehmend an die Stelle des Neurasthenie-Konzepts trat, wenn die krankmachende Wirkung der modernen Zivilisation auf einen begrifflichen Nenner gebracht wurde. Diese Verschiebung des Diskurses läßt sich am Werk von Emil Kraepelin rekonstruieren, der durch sein Programm einer Neuformulierung der psychiatrischen Nosologie auf somatischer Grundlage eine wesentliche Voraussetzung für die Kompatibilität des erweiterten Degenerationsbegriffs mit der psychiatrischen Terminologie und Klassifikation lieferte. Kraepelins Reformulierung der psychiatrischen Krankheitslehre steht deshalb im Mittelpunkt des zweiten Abschnitts dieses Kapitels, bevor dann im dritten Abschnitt der Wechsel von der Neurasthenie- zur Degenerationsdebatte im Werk von Kraepelin und Rüdin, sowie die Kritik an der Diagnose einer "kulturellen Entartung" und die Umrisse eines Gegenentwurfs durch Oswald Bumke dargestellt werden.

6.1. Sozialdarwinismus und Décadence: Biologische und ästhetische Deutungen des bürgerlichen Krisenbewußtseins

Der Begriff Décadence wurde bis in die Mitte des 19. Jahrhunderts weder als Kennzeichnung einer literarischen Bewegung noch als Formel für die vitale Schwächung einzelner Menschen oder sozialer Gruppen verwendet. Vielmehr bezog er sich auf die seit der Antike, dann besonders aber wieder seit dem 18. Jahrhundert viel diskutierte Frage nach den Gründen für den Untergang des römischen Reichs.[522] Erst in der zweiten Hälfte des 19. Jahrhunderts wurde die Frage, *ob* und *warum* Kulturen sterben können, und ob die eigene Zeit typologische Verwandtschaften mit solchen sterbenden Kulturen haben könnte, zu einem geschichtsphilosophischen Problem, das von Historikern, Philologen, Nationalökonomen und schließlich auch Biologen und Medizinern debattiert wurde.[523]

Ein wesentlicher Faktor für die Konjunktur der Verfallsthematik war eine Umwertung des Décadence-Begriffs durch die literarische Avantgarde seit den 1850er Jahren. Charles Baudelaire (1821-1867) attackierte 1857 - im Jahr der Publikation von Morels Abhandlung über die Degeneration – erstmals an prominenter Stelle die bisherige abwertende Verwendung des Begriffs Décadence im Kontext der Literaturkritik: Im Vorwort für eine französische Übersetzung von neuen Erzählungen Edgar Allan Poes (1809-1849) kritisierte er, daß der Begriff von den etablierten "gelehrten Kritikern" bisher nur auf literarische Erzeugnisse angewendet worden sei, die aus der Sicht der klassischen Ästhetik von minderer Qualität und - zumindest implizit - Produkte eines Verfallsstils seien. Baudelaire selbst dagegen benutzt den Begriff als sachliche Bezeichnung für die Literatur des Amerikaners Poe, der ja gerade keine Nation in ihrer Verfallszeit repräsentierte. Für Baudelaire haben Verfalls- und Untergangsmotive das gleiche Recht, in der Dichtung zu erscheinen, wie die bisher bevorzugten Motive der klassischen Ästhetik.[524] Auch in seinen eigenen Werken, etwa in *Les fleurs du mal* (1857), ästhetisierte er die Morbidität des Großstadtlebens sowie Vergänglichkeit und Tod. In der Folge wurde Baudelaire selbst von seinen Freunden und Nachfolgern, wie etwa Théophile Gautier (1811-1872), Maurice Barrès (1862-1923) und Paul Bourget (1852-1935) als Dichter der Décadence bezeichnet. Andere, wie Paul Valéry (1871-1945), nannten sich stolz selbst "dekadent".[525]

Friedrich Nietzsche (1844-1900) spielte eine zentrale Rolle bei der Vermittlung der Décadence-Thematik in den deutschen Sprachraum. Nietzsche formulierte in seinen Schriften aus den achtziger Jahren eine radikale Gegenposition zum bürgerlichen Kulturverständnis. Schroff wies er das

522 Koppen (1973), 15-19; Rasch (1986), 17-25.

523 Thomé (1993), 178; vgl. auch Schoeps (1953).

524 Vgl. Rasch (1986), 23-25.

525 Vgl. Rasch (1986), 25.

vorherrschende Fortschrittsdenken zurück, wonach die Entwicklung von Wissenschaft und Technik auch mit einer stetigen Steigerung der ideellen Kultur und die Entfaltung der bürgerlichen Gesellschaft mit einer immer ausgeprägteren Humanisierung der Lebenswelt verbunden sei. Im *Nachlass der Achtzigerjahre* findet sich folgende Notiz:

"Begriff 'décadence'.- Der *Abfall, Verfall, Ausschuß* ist nichts, was an sich zu verurteilen wäre; er ist eine notwendige Konsequenz des Lebens, des Wachstums an Leben. Die Erscheinung der *décadence* ist so notwendig, wie irgendein Aufgang und Vorwärts des Lebens; man hat es nicht in der Hand, sie *abzuschaffen*. Die Vernunft will umgekehrt, *daß ihr ihr Recht wird.*"[526]

Diese Anerkennung der Notwendigkeit des Verfalls ist schon früh verknüpft mit der Idee, daß die Décadence gerade den Keim und Stimulus des "geistigen Fortschreitens" in sich trägt. So heißt es in *Menschliches, Allzumenschliches* unter dem Stichwort "Veredelung durch Entartung":

"Die abartenden Naturen sind überall da von höchster Bedeutung, wo ein Fortschritt erfolgen soll. Jedem Fortschritt im Großen muß eine teilweise Schwächung vorhergehen. Die stärksten Naturen *halten* den Typus *fest*, die schwächeren helfen ihn *fortbilden*. ... [Es besteht] die Möglichkeit, zu höheren Zielen zu gelangen, dadurch, daß entartende Naturen und, infolge derselben, teilweise Schwächungen und Verwundungen der stabilen Kraft vorkommen; gerade die schwächere Natur, als die zartere und feinere, macht alles Fortschreiten überhaupt möglich."[527]

Der eigentliche Verfall entsteht nach Nietzsche nicht durch physische Entartung und Schwäche, sondern durch die konventionellen bürgerlichen und religiösen Tugenden, die - beispielsweise in der *Genealogie der Moral* (1887) - letztlich auf das Christentum zurückgeführt werden. Diesen Tugenden setzt Nietzsche das Programm eines individualistischen Aristokratismus entgegen, der den Sinn der Geschichte nicht in Rationalität und zivilisatorischem Fortschritt, sondern in intellektueller Aufrichtigkeit und äußerster Selbstzucht sieht; erst diese machen den Weg frei zur wahren, tragischen und dennoch lebensbejahenden Existenz, als deren Modell das Leben im vorsokratischen antiken Griechenland vorgestellt wird. Die massive Kritik vor allem an der christlichen Moral und Metaphysik ist verbunden mit dem Programm einer radikalen Hinwendung zum Diesseits, zum unverstellten Leben mit der Anerkennung all seiner Spielarten und damit

526 Nietzsche (1966), III, 799; Hervorhebungen im Original bei Nietzsche.
527 Nietzsche (1966), I, 583-584; Hervorhebungen im Original bei Nietzsche.

auch derjenigen Formen, die in der bürgerlichen Moral als Verfallserscheinungen interpretiert werden.

Nietzsche betont die Ambivalenz des Décadence-Begriffs, wenn er in *Ecce homo* (1888) von sich selbst sagt: "Abgerechnet davon, daß ich ein décadent bin, bin ich auch dessen Gegensatz."[528] Auch sein Gebrauch des Degenerationsbegriffs ist zwiespältig. Einerseits konstatiert er in seiner Zeitdiagnose die Trivialität und den morschen Schein der zeitgenössischen Welt, besonders von Religion, Moral und Philosophie, in den Kategorien von Décadence und Degeneration;[529] damit bekommt die ästhetische (Décadence) und medizinisch-psychiatrische Begrifflichkeit (Degeneration) aus der Perspektive des wertenden Beobachters und Kritikers eine negative Konnotation.[530] Andererseits führt der Weg zur wahren, lebensbejahenden Existenz nur über eine Bejahung von Verfall und Degeneration als Erscheinungen des realen Lebens, verbunden mit einer Ablehnung bürgerlicher Rationalität und Wertvorstellungen. Hier fungieren die biologisch-medizinischen Kategorien als Platzhalter für das unverstellte Leben schlechthin, durch dessen Anerkennung hindurch erst eine "Höherentwicklung" möglich ist.

Diese Botschaft wurde, nicht selten in simplifizierter Form, von vielen Zeitgenossen mit großer Zustimmung aufgenommen. Seit etwa 1890 entwickelte sich ein regelrechter Nietzsche-Kult, der schon bald quasireligiöse Züge annahm.[531] Im Kontext der vorliegenden Untersuchung ist diese Nietzsche-Konjunktur in zweifacher Hinsicht von Bedeutung: Einerseits exponiert sie die zeitgenössische Einschätzung von der Krise der bürgerlichen Kultur auch und *gerade* durch das Bildungsbürgertum selbst, aus dem sich die Anhängerschaft des "Propheten" vorwiegend rekrutierte; andererseits dokumentiert sie, daß die konvergierenden ästhetischen und medizinisch-psychiatrischen Kategorien die Begriffe lieferten, um das Krisenbewußtsein in einer für das Publikum plausiblen und konsistenten Weise zu artikulieren.

---

528 Nietzsche (1966), II, 1072.

529 Vgl. beispielsweise Nietzsche (1966), Nachlaß, III, 717.

530 Auch der Begriff der Neurasthenie wird in diesem Kontext von Nietzsche verwendet, beispielsweise in der *Genealogie der Moral*: Nietzsche (1966), II, 778. Allgemein zur medizinischen Begrifflichkeit im Werk von Nietzsche, sowie seiner Lektüre naturwissenschaftlicher und medizinischer Literatur, vgl. Wahrig-Schmidt (1988).

531 Vgl. Nipperdey (1990), 512-515; Mommsen (1994), 91-92, sowie als zeitgenössischen kritischen Kommentar Tönnies (1897).

Im Anschluß an und in der Reaktion auf Nietzsche wird von dem Arzt und Publizisten Max Nordau (1849-1923) in seinem Bestseller *Die Entartung* (1892/93) die Anwendung des Degenerationsparadigmas auf die moderne Zivilisation und insbesondere auf die künstlerische Avantgarde noch einen Schritt weiter geführt: Die medizinisch-psychiatrische Begrifflichkeit wird von Nordau nicht mehr lediglich illustrierend und punktuell, sondern nun systematisch und auch mit dem Anspruch der Erklärung auf Kulturphänomene sowie auf die moderne Zivilisation schlechthin angewendet. Diese Kollektivierung der psychopathologischen Begrifflichkeit speist sich aus zwei Überlieferungssträngen: Einerseits aus der bis in die Antike zurückreichenden Tradition der politisch-biologischen Analogie und Metaphorik (die Gesellschaft oder der Staat als Organismus),[532] andererseits aus der "Diagnose" gesellschaftlicher Erscheinungen als "krankhaft", und dabei insbesondere der Übertragung einzelner medizinisch-diagnostischer Kategorien auf soziale Gruppen und Institutionen, die sich ebenfalls weit in die Vergangenheit zurückverfolgen läßt.[533]

Der Morel'sche Degenerationsbegriff hatte aufgrund seiner unmittelbaren Wortbedeutung (die sich auf die biologische Kollektivkategorie der "Art" bzw. des "Genus" bezieht), aber auch in der Folge seiner historischen Herkunft unter anderem aus dem sozialphilosophischen Diskurs im Frankreich der ersten Hälfte des 19. Jahrhunderts,[534] zumindest latent einen kollektiven Bedeutungsgehalt.[535] Auch zentrale Begriffe aus dem Diskurs der Neurophysiologie und -pathologie wurden im 19. Jahrhundert punktuell immer wieder auf Kollektive angewendet, ohne allerdings zunächst auf größere Resonanz zu stoßen. Ein Beispiel hierfür wäre etwa die Schrift von Weinke mit dem Titel *Der nervöse Zustand, das Siechthum unserer Zeit* aus dem Jahr 1853.[536] Eine solche Resonanz ergab sich erst mit der beginnenden

---

532 Vgl. Lloyd (1966), Mann (1973 und (1975), Marten (1983), Mazzolini (1988), Wahrig-Schmidt (1996).

533 Vgl. beispielsweise Schott (1992).

534 Vgl. hierzu Burgener (1964).

535 Im französischen Kontext wurde der Degenerationsbegriff in der 2. Hälfte des 19. Jahrhunderts, und zwar unmittelbar im Anschluß an Morels *Traktat*, sowohl in der individualisierenden Bedeutung i. S. der ersten Rezeptionsstufe im deutschsprachigen Raum als auch in dieser kollektiven Bedeutung verwendet; vgl. Pick (1989).

536 Das gleiche gilt auch für die Schrift *Ueber die Entartung des Menschen, ihre Ursachen und Verhuetung* von Eduard Reich, die auf den Seiten 7-11 einen eigenen

ersten Modernisierungskrise durch die fortschreitende Urbanisierung und Industrialisierung etwa seit Mitte der 1870er Jahre, die eine zunehmende Rezeptionsbereitschaft für solche Deutungen mit sich brachte. Diese Modernisierungskrise war in ihrer allgemeinsten Form ein Phänomen, das die meisten mittel- und westeuropäischen Gesellschaften betraf.[537] Sie bildet den Hintergrund für die rasche Rezeption sowohl von Beards Neurasthenie-Konzept (das ja zunächst die Auswirkungen der Moderne auf das *Individuum* zu thematisieren erlaubte), als auch für die in der Zeit häufig zitierte Diagnose eines "nervösen *Zeitalters*", die auf den Essay *Il secolo nevrosico* (1887) des italienischen Mediziners und Anthropologen Paolo Mantegazza (1831-1910) zurückgeht.[538] Mantegazza wiederum rekurriert auf Beard und die deutschsprachige Beard-Rezeption, beispielsweise bei Krafft-Ebing.[539]

Max Nordau, aus einer jüdischen Familie stammend, hatte durch sein Medizinstudium Anschluß an das deutschsprachige Bildungsbürgertum gesucht.[540] Seit den 1880er Jahren war er als Korrespondent der Wiener *Neuen Freien Presse* und der Berliner *Vossischen Zeitung* in Paris tätig. Nordau hatte bei Charcot promoviert und mit Cesare Lombroso (1836-1909), einem der führenden Psychiater und Degenerationstheoretiker Italiens korrespondiert.[541] *Die Entartung*, 1892/93 auf Deutsch publiziert und Lombroso gewidmet, erschien sofort auch in einer französischen, 1895 in einer eng-

---

Abschnitt über die Entartung ganzer Völker enthält; sie wurde 1868 in einer Zeit des allgemeinen Fortschrittsoptimismus und des stabilen bürgerlichen Selbstbewußtseins publiziert.

537 Hobsbawm (1989), 238-242.

538 Zu Mantegazza, vgl. Horch (1978). Geprägt wurde die Formel vermutlich von Krafft-Ebing in seinem Vortrag *Über gesunde und kranke Nerven* (1885); der Untertitel lautete: *Unser nervöses Zeitalter*; erst bei Mantegazza aber wird der Begriff der Nervosität systematisch auf Kollektive angewandt. Mantegazzas Schrift wurde sofort ins Deutsche übersetzt; neben der hier zitierten"einzig rechtmäßigen Ausgabe" erschienen im gleichen Jahr 1888 offensichtlich mehrere Parallelübersetzungen, beispielsweise in Königsberg (Verlag H. Matz),- ein Indiz für die große Nachfrage nach dem Werk und die darin vermittelte zentrale These. Die Diagnose findet sich noch in Robert Musils Rückblick auf die Wiener Belle Époque im *Mann ohne Eigenschaften* (1952), 458.

539 Mantegazza (1887), 9-14.

540 Zu Biographie und Werk Nordaus, vgl. Fischer (1977); Horch (1978); Anz (1989), 33-52; Söder (1991), zuletzt Schulte (1997).

541 Zu Lombrosos Werk und seiner Rezeption im deutschen Sprachraum, vgl. Gadebusch Bondio (1995).

lischen Übersetzung und erlebte in allen drei Sprachen viele Auflagen. Nordaus Kritik an der modernen Zivilisation und insbesondere an der zeitgenössischen Kunst tritt mit wissenschaftlichem Anspruch auf und ist in Kategorien der Medizin formuliert, da der "ausschließlich literarisch-ästhetischen Bildung" der pathologische Charakter der modernen Kunst nicht zugänglich sei.[542] Erst der Psychiater erkennt nach Nordau

"in der fin-de siècle Stimmung, in den Richtungen der zeitgenössischen Kunst und Dichtung, in dem Wesen der Schöpfer mystischer, symbolistischer, 'decadenter' Werke und dem Verhalten ihrer Bewunderer, in den Neigungen und Geschmacks-Treiben des Modepublikums auf den ersten Blick das Syndrom oder Gesammtbild zweier bestimmter Krankheitsbilder, mit denen er wohlvertraut ist, der Degeneration oder Entartung und der Hysterie, deren geringere Grade als Neurasthenie bezeichnet werden."[543]

Als Symptome der Krankheit entziffert Nordau nicht nur Stileigentümlichkeiten der neuen Literatur, bildenden Kunst und auch Musik ("Dissonanzen statt Harmonien"), sondern auch die Suche nach Sensationen und die Faszination durch alle möglichen Formen der Irrationalität. Selbst das soziale Phänomen der Bildung von Gruppen und Schulen unter den Vertretern der künstlerischen Avantgarde wird als stigma degenerationis interpretiert, da Hinweise auf einen Mangel an "Eigenart" gebe und Ähnlichkeit habe mit der Bandenbildung von Verbrechern,[544] ein Gedanke, der offensichtlich von Lombrosos *L'uomo delinquente* inspiriert ist.

Nordau gibt in seinem zweibändigen Buch eine ausführliche Auflistung und Beschreibung der zeitgenössischen kulturellen Avantgarde. Erst durch Nordaus Verdikt wurden Autoren wie Friedrich Nietzsche und Sören Kierkegaard (1813-1853) in Großbritannien bekannt. Paul Verlaine (1844-1896) und Henrik Ibsen (1828-1906) wurden mit der englischen Übersetzung von Nordaus *Entartung* im Inselreich zu populären Autoren. George Bernard Shaw (1856-1950) und William James (1842-1910) fühlten sich zu sofortiger Erwiderung provoziert.[545]

Nordaus Wirkung verweist auf die Befindlichkeit des Bürgertums: Nicht nur die sozioökonomischen Verhältnisse und technischen Entwicklungen hatten zu einer erheblichen Verunsicherung geführt; gerade auch die Unter-

542 Nordau (1892/93), I, S. VII, zitiert nach Anz (1989), 35.
543 Nordau (1892/93) I, 30-31; zitiert nach Anz (1989), 35.
544 Nordau (1892/93), 37; vgl. Anz (1989), 37.
545 Söder (1991), 474.

minierung bisher stabiler ästhetischer Orientierungen durch die Pluralität von Kunststilen und Lebenswelten, welche durch die Repräsentanten der Avantgarde abgebildet und auch vorgeführt wurden, verursachte die für die Zeit um die Jahrhundertwende charakteristische Krisenstimmung.[546] Die Avantgarde entzog sich den Wertmaßstäben der bürgerlichen Kultur; Nordau als "Protobürger" verteidigte die bürgerlichen Werte gegen die Protagonisten des Neuen, indem er die moderne Kunst und ihre Urheber pathologisierte. Die einzig angemessene Methode und Begrifflichkeit hierfür schien ihm die des psychiatrischen Diskurses. Das enorme Echo auf Nordaus Buch - ebenso wie zuvor auf Lombrosos *Genie und Irrsinn* (1864) - zeigt, daß auch in weiten Kreisen der europäischen Öffentlichkeit die Kategorien der psychiatrischen Tradition als geeignet empfunden wurden, nicht nur individuelle Folgeerscheinungen des modernen Lebens (wie im Falle der Neurasthenie), sondern auch den als Krise erlebten Gesamtzustand der modernen Gesellschaft und Kultur zu beschreiben.[547] Der popularisierte *psychopathologische* Diskurs wurde durch diese Konvergenz mit der *literarisch-ästhetischen* Debatte zum Medium, in welchem das Bildungsbürgertum seinen eigenen Standort reflektierte. Verbunden mit dieser Übernahme der nervenärztlich-psychiatrischen Begrifflichkeit in die öffentliche Diskussion zur Standortbestimmung der "Kultur" war die Kollektivierung der Kategorien Neurasthenie und Degeneration, welche zuvor - zumindest im deutschsprachigen Kontext - primär auf Individuen bezogen waren.

Die popularisierte *biologische* Evolutionstheorie war ein weiterer Faktor, der für die Transformation der psychiatrischen Kategorien zu normativ aufgeladenen Kollektivbegriffen von großer Bedeutung wurde. In den öffentlichen Debatten nach der Reichsgründung spielte die Frage eine große Rolle, ob es nicht an der Zeit sei, die überkommene christliche Lehre durch eine "wissenschaftliche" Weltanschauung zu ersetzen, im Einklang mit den breit und positiv wahrgenommenen Fortschritten in den Naturwissenschaften

546 Vgl. hierzu Hobsbawm (1989), 275-345, sowie speziell auf das deutsche Kaiserreich bezogen W. Mommsen (1994).

547 Die neue psychiatrische Autorität in Sachen der Kunst inspirierte auch ein schon zuvor existierendes, aber nun zu neuer Aktualität und Deutungskompetenz gelangendes literarisches Genre, die Pathographie; vgl. Thomé (1993), 181-182. Der bereits wiederholt erwähnte Paul J. Möbius trat auch auf diesem Gebiet mit Arbeiten über Rousseau, Goethe und Schopenhauer hervor.

der Zeit.[548] Ludwig Büchner (1824-1899) hatte bereits 1855 in seinem Buch *Kraft und Stoff* die Grundzüge einer materialistischen Naturphilosophie formuliert, welche die christlichen Lehrmeinungen ebenso radikal in Zweifel zog wie den Idealismus des Bildungsbürgertums. Die Auseinandersetzung dieser neuen monistischen Naturphilosophie mit den hergebrachten metaphysischen Lehren und insbesondere den christlichen Kirchen drehte sich vor allem um Charles Darwins (1809-1882) Lehre von der Entstehung der Arten. Nach Darwin existierte ein in der Natur waltender Evolutionsprozeß, in welchem die jeweils dank ihrer Erbanlagen am besten angepaßten Arten überlebten.[549] Darwins Werk *On the Origin of Species* (1859) wurde Anfang der 1860er Jahre ins Deutsche übersetzt und hier zunächst vor allem von Ernst Haeckel (1834-1919) propagiert. In einer Vielzahl von Vorträgen und Aufsätzen popularisierte Haeckel vor allem den Aspekt der Selektion aus der Darwinschen Lehre. Danach mußte die Ausschaltung der natürlichen Selektion durch menschliche Intervention zu degenerativen Erscheinungen führen. Vor allem die hygienischen Bemühungen der modernen Medizin und Sozialpolitik hätten eine "kontraselektorische" Wirkung. In den zivilisierten Gesellschaften komme es deshalb nicht mehr zu einer Höherentwicklung des Menschen, sondern vielmehr zur Degeneration.[550]

Neben Haeckel gab es eine Vielzahl von meist populärwissenschaftlichen Autoren, die sich die Darwinsche Theorie - oder was sie dafür hielten - zu eigen machten und in zahlreichen, oft auflagenstarken Büchern verbreiteten. In den siebziger und achtziger Jahren führte jedoch keiner ihnen den Gedankengang weiter bis zu der "therapeutischen", oder besser, präventiven Konsequenz, die Francis Galton (1822-1911) in seinen *Inquiries into Human Faculty and Its Development* (1883) zog: Danach sollten die Menschen durch Nutzung der Selektionsgesetze die Kontrolle über ihre eigene Evolution gewinnen und in Richtung auf eine biologische Verbesserung lenken.[551]

548 Nipperdey (1990), 507-528; W. Mommsen (1994), 92-96.

549 Zu Darwin und zur Darwinrezeption, vgl. die Sammlung historischer Quellen in Altner (1981) sowie die Beiträge im Sammelband von Mann (1973); weiter Kelly (1981) und Bowler (1990). Zur allgemeineren Rezeptionsgeschichte von (biologischen) Evolutionstheorien im 19. und 20. Jahrhundert, vgl. Bowler (1984) und (1988) sowie Engels (1995).

550 Vgl. Mann (1980); Weingart, Kroll und Bayertz (1988), 76-77, Weindling (1989); Sandmann (1990).

551 Galton (1883), insbes. 24-25.

Besonders von Haeckel wurde die Evolutionstheorie in oft polemischer Form gegen das Christentum ausgespielt und als eine alternative, jedoch mit den Erkenntnissen der modernen Naturwissenschaften durchgängig übereinstimmende Weltdeutung vorgestellt. Dabei spielte die Entgegensetzung der These von der natürlichen Entstehung der Arten zur biblischen Schöpfungsgeschichte eine Schlüsselrolle.[552] Im Februar 1883 war die Frage sogar Gegenstand einer Debatte im preußischen Abgeordnetenhaus, in welcher Adolf Stoeckel (1835-1909) die Darwinsche Lehre massiv angriff und auch nicht mit Seitenhieben auf Du Bois-Reymond, zu dieser Zeit Rektor der Berliner Universität, sparte. Bereits zuvor war die Einführung des Darwinismus in den Schulunterricht Anlaß zum Bruch mit Rudolf Virchow (1821-1901), einem früheren Lehrer Haeckels, geworden.[553]

Im deutschen Sprachraum kam es erst mit Wilhelm Schallmayers (1857-1919) Schrift *Über die drohende körperliche Entartung der Kulturmenschheit* (1891) zu einer Formulierung von eugenischen Gedanken. Die Medizin, insbesondere die Hygiene, sollte nach Schallmayer "auf die menschliche Zuchtwahl bessernd einzuwirken".[554] Während für Galton und seine Anhänger eher Statistiker, Soziologen und Biologen als Berater der Politik und Öffentlichkeit für eine Vermehrung der Nachkommenschaft vermeintlich hochwertiger Gemeinschaftsmitglieder sorgen sollten, ging es Schallmayer in erster Linie um die Bekämpfung der befürchteten Degeneration durch Expertise der Medizin. Mittel dazu sollte die Verringerung der Nachkommenschaft von Personen mit vermeintlich minderwertigen Erbanlagen sein.[555] Auch Alfred Ploetz (1860-1940) diagnostizierte in den folgenden Jahren den drohenden Niedergang der Rasse. Zentrale Botschaft seiner Schrift *Über die Tüchtigkeit unserer Rasse* (1895) war, daß "der wachsende Schutz der Schwachen die Tüchtigkeit unserer Rasse bedroht".[556] Um dieser Tendenz entgegenzuwirken, müsse eine auf das Wohl der "Rasse" gerichtete präventive Wissenschaft, die "Rassenhygiene", initiiert werden. Das Werk war, wie Ploetz im Vorwort schreibt, weniger an Wissenschaftler, "sondern

552 Vgl. von Engelhardt (1980 a); Mann (1980); Sandmann (1990).
553 W. Mommsen (1994), 93. Vgl. auch oben, Kapitel 5, Abschnitt 5.3.
554 Schallmayer (1891), zitiert nach Weingart, Kroll und Bayertz (1988), 39.
555 Weingart, Kroll und Bayertz (1988), 39-40.
556 Ploetz (1895), zitiert nach Weingart, Kroll und Bayertz (1988), 40.

hauptsächlich an den socialen Practiker" adressiert.[557] Ploetz erlangte mit seinen Thesen allerdings bald eine solche Prominenz und Autorität, daß er seinerseits von den Wissenschaftlern des Sozialen zum Hauptredner auf dem Soziologentag eingeladen wurde. [558]Bereits hier zeichnete sich ab, daß die biologisch-medizinische Gesellschaftsdeutung auch die Problemwahrnehmung und Lösungsansätze von Sozialwissenschaftlern in spezifischer Weise umzuformen begannen.

Die Vorstellung, daß auch die menschliche Gesellschaft durch das biologische Gesetz des "struggle for life" regiert würde, wurde in den unterschiedlichsten Kreisen der wilhelminischen Gesellschaft und aus sehr verschiedenen Motiven aufgegriffen.[559] Die Formel vom "Kampf ums Dasein" ließ sich gleichermaßen auf das Verhältnis der großen Völker, auf die Klassenkämpfe innerhalb des kapitalistischen Systems, auf den Konkurrenzkampf von Unternehmern innerhalb des Marktes oder auf die Auseinandersetzungen zwischen unterschiedlichen sozialen Gruppen ("Ethnien") anwenden. Entsprechend läßt sich die sozialdarwinistische Rhetorik bei zahlreichen Politikern, Publizisten und Literaten in sehr unterschiedlichen Zusammenhängen und mit unterschiedlichen Zielsetzungen identifizieren.

In diesem Kontext gewannen auch die biologistischen Varianten des Sozialdarwinismus schnell Anhänger. Danach sollten ausschließlich die Erbanlagen des Menschen über sein Schicksal entscheiden, während demgegenüber Umweltfaktoren nur von marginaler Bedeutung seien. Daraus ließ sich die Folgerung ableiten, daß die Gesellschaft so gestaltet werden müsse, daß die Träger der "besten" Erbanlagen vor biologischer Zerstörung durch Vermischung mit Menschen "niederer" Qualität bewahrt werden müßten. Für die Herausgeber und Autoren des 1904 gegründeten *Archivs für Rassen- und Gesellschaftsbiologie* sollte dieses Prinzip vor allem auf die Kollektivorganismen Rasse, Staat und Nation angewendet werden: Der Staat und mit ihm die Wissenschaft hatte danach die Aufgabe, die "höheren" vor den "niedrigeren" Rassen und Individuen zu schützen und jedenfalls nicht in den natürlichen Prozeß der Auslese einzugreifen, der die stetige Eliminierung der Schwachen und Unfähigen bewirke. Dies war auch der Leitgedanke der Gesellschaft für Rassenhygiene, die 1905 von Ploetz und dem Ethnologen

557 Ploetz (1895), zitiert nach Weingart, Kroll und Bayertz (1988), 197.
558 Vgl. Ploetz (1911).
559 W. Mommsen (1994), 94-95.

Richard Thurnwald (1869-1954) gegründet wurde und zu deren Aktivisten von Anfang an auch der Psychiater Ernst Rüdin (1874-1952) gehörte.[560] Die hier propagierten Ideen finden sich auch in der weiteren psychiatrischen Diskussion um den Zusammenhang von Entartung und Kultur, und zwar insbesondere in den Beiträgen von Rüdin und seinem Lehrer und Mentor Emil Kraepelin (1856-1926).

6.2. Laborwissenschaft und Professionspolitik: Kraepelins vorempirisches Programm einer medizinisch-psychiatrischen Krankheitslehre

Emil Kraepelins historischer Beitrag zur psychiatrischen Nosologie wird traditionell darin gesehen, daß er - aufgrund umfangreicher klinisch-empirischer Forschung - die Krankheitskategorien der Dementia praecox (der heutigen Schizophrenie) und des manisch-depressiven Irreseins voneinander abgrenzte und auf diesen beiden Kategorien aufbauend eine neue psychiatrische Klassifikation formulierte.[561] Seit der Einführung des DSM (*Diagnostic and Statistic Manual*)-III im Jahr 1980 durch die American Psychiatric Association ist diese Grundstruktur der psychiatrischen Klassifikation die dominierende in der internationalen Psychiatrie geworden.[562] Die Initiatoren des DSM-III und ihre Anhänger bezeichnen sich heute selbst als "Neo-Kraepelinians".[563]

Der Konsens über diesen historischen Beitrag Kraepelins ist aber nicht auf die Psychiater beschränkt, sondern findet sich auch unter den Medizin- und Wissenschaftshistorikern: So heißt es beispielsweise in einem aktuellen Lexikonartikel zu Kraepelin, ihm sei aufgrund seiner klinisch-empirischen Forschung ein "Durchbruch" in der psychiatrischen Diagnostik und Krankheitssystematik gelungen.[564] Dieses Bild von Kraepelin stimmt offensichtlich

560 Weingart, Kroll und Bayertz (1988), 188-208.

561 Blashfield (1984); Huber (1987), 135-136; Colp (1995). Die folgenden Ausführungen zu Kraepelins Krankheitslehre sind erstmals skizziert in Roelcke (1996 c); eine ausführlichere Darstellung findet sich in Roelcke (1998).

562 So in den ICD 9 und ICD 10.

563 Vgl. hierzu Klerman (1978); Blashfield (1984); Wilson (1993); Colp (1995); sowie kommentierend Koehler (1979).

564 vom Bruch (1995). Ähnliche Einschätzungen finden sich bei Ackerknecht (1957),

überein mit der hohen Wertschätzung empirischer Forschung im Wissenschaftsverständnis unseres Jahrhunderts. Die psychiatrische Nosologie wird dargestellt als das Resultat fundierter Empirie.

Dagegen soll im folgenden ausgeführt werden, daß dieses Bild einen entscheidenden Aspekt der historischen Realität vernachlässigt: Nämlich die strategische Entscheidung, die von Kraepelin getroffen wurde, *bevor* er seine empirische Forschung durchführte oder auch nur als Programm formulierte, die damit auch der Formulierung der bekannten und wirkungsgeschichtlich relevanten nosologischen Kategorien voranging und deren Struktur maßgeblich bestimmte.[565]

Diese strategische Entscheidung ist bereits in einer von Kraepelins frühesten Publikationen dokumentiert, nämlich in seinem *Compendium der Psychiatrie* aus dem Jahr 1883, der ersten Auflage des späteren *Lehrbuchs der Psychiatrie*. Kraepelin verfaßte dieses Werk ganz am Anfang seiner Laufbahn, vier Jahre vor der Übernahme seines ersten Lehrstuhls in Dorpat. Kraepelin befand sich zu dieser Zeit in einer beruflich sehr unsicheren Position, ohne dauerhafte Stellung, gleichzeitig mit dem Wunsch nach einer soliden finanziellen Absicherung, um heiraten und eine Familie gründen zu können.[566] Wissenschaftlich war Kraepelin als unbezahlter Forscher und Schüler von Wilhelm Wundt (1832-1920) sehr engagiert im Bereich der experimentellen Psychologie.[567] Aus der Sicht der etablierten Vertreter des entstehenden akademischen Fachs Psychiatrie wurde er wohl als begabter

---

76-79; Pauleikhoff (1983); Blasius (1994), 124; Shorter (1997), 102-106. Auch in der bislang ausführlichsten und differenziertesten monographischen Studie zu Kraepelin findet sich diese Annahme: Hoff (1994), z.B. S. 55. Hoff analysiert Kraepelins Werk allerdings nicht primär unter einer historischen, sondern unter einer systematischen Perspektive.

565 Vgl. Roelcke (1996 c), (1997) und (1998). Zuvor hatten bereits Berrios und Hauser (1988) auf die Bedeutung von Kraepelins Forschungs*programm* für das Resultat seiner empirischen Forschungen hingewiesen; die Autoren konzentrieren sich allerdings in ihrer Argumentation auf Kraepelins Antrittsvorlesung aus dem Jahr 1887; die zentrale Bedeutung der Laborwissenschaften, insbesondere der experimentellen Psychologie für das 1887 formulierte Programm, dokumentiert in Kraepelins Publikationen aus den Jahren 1882 und 1883, findet bei Berrios und Hauser keine Berücksichtigung.

566 Kraepelin (1983), 17-36.

567 Zu Biographie und Werk von Wundt, der als Pionier sowohl in der experimentellen Psycholgie als auch in der Völkerpsychologie gilt, vgl. zusammenfassend Eckart (1995); sowie ausführlicher Danziger (1990), 17-33 und Engstrom (1996).

Außenseiter wahrgenommen. Bereits in der Studienzeit hatte Kraepelin sich zusammen mit einem Freund, der an einer philosophischen Dissertation über den Begriff der Notwendigkeit arbeitete, intensiv mit dem Kausalitätsbegriff auseinandergesetzt.[568] Wahrscheinlich verfolgte er auch die Debatte über die unterschiedlichen Formen von Kausalität in den medizinischen Wissenschaften, die, ausgelöst vor allem durch die Kontroverse zwischen Rudolf Virchow (1821-1902) und Edwin Klebs (1834-1913), seit Ende der 1870er Jahre publizistisch und auf den Versammlungen deutscher Naturforscher und Ärzte ausgetragen wurde.[569] Diese wenigen Bemerkungen zu Kraepelins biographischer Situation und seinen intellektuellen Interessen vor Beginn seiner akademischen Karriere sollen die Voraussetzungen andeuten, unter denen Kraepelin eine deutliche, und, wie sich retrospektiv zeigt, folgenreiche Abweichung von der bis dahin geläufigen Form der Klassifikation psychischer Störungen eingeleitet hat. Die im privaten und professionellen Bereich völlig ungewisse, damit aber auch offene Zukunft, die Faszination durch die Möglichkeiten des nun mit den erfolgreichen Naturwissenschaften assoziierten Kausalitätsgedankens, sowie die Inspiration durch einen originellen und charismatischen Lehrer mobilisierten bei Kraepelin offenbar ein erhebliches Innovationspotential.

Im *Compendium* aus dem Jahr 1883 und in der wenige Jahre später veröffentlichten programmatischen Antrittsvorlesung für seine erste Professur in Dorpat beklagt Kraepelin, daß die Psychiatrie in den vorangegangenen Jahrzehnten zu sehr durch spekulative Erörterungen geprägt gewesen sei. Stattdessen müsse das Fach eine naturwissenschaftliche Grundlage erhalten. Der Gegenstand des Fachs sei "januskӧpfig", da "Vorstellungen, Gemüthsbewegungen und Willenserregungen" dem inneren Erleben der Betroffenen vorbehalten und damit der objektiven Beobachtung nicht zugänglich seien. Die Erforschung dieser Phänomene sei allerdings indirekt über beobachtbare äussere Veränderungen wie Verhalten, Gebärden und Sprache möglich.[570]

Alle psychischen Vorgänge seien begleitet von parallelen körperlichen Abläufen im Zentralorgan des Nervensystems, dem Gehirn, und hätten in diesen ihre Grundlage. Kraepelin spricht in diesem Zusammenhang vom "psychophysischen Parallelismus" und grenzt diese Position scharf gegen-

568 Kraepelin (1983), 4.
569 von Engelhardt (1993); Codell Carter (1987).
570 Kraepelin (1883), 2; (1887 a), 5.

über einem "Spiritualismus" oder "Dualismus" ab, der ein vom Körper unabhängiges Seelenleben behaupte.[571]

Durch verschiedene Methoden sei eine "Zergliederung" sowohl der psychischen als auch der somatischen Vorgänge in "Elementarerscheinungen" möglich.[572] Hilfsmittel hierzu seien einerseits die pathologische Anatomie zur Erforschung der materiell-somatischen Seite, andererseits die klinische Beschreibung und Analyse als beobachtbares Korrelat für die psychologischen Vorgänge.[573] Die Nahtstelle zwischen körperlichen und seelischen Abläufen schließlich könne durch die Methoden der experimentellen Psychologie, insbesondere durch Messung der "elementaren psychischen Functionen" analysiert werden.[574]

Als Modell zum Verständnis der körperlich-seelischen Zusammenhänge beim Gesunden und Kranken dienten ihm seine eigenen, durch Wundt inspirierten Untersuchungen zur experimentell-messenden Psychophysiologie:[575] In einer ersten Publikation zu diesem Thema aus dem Jahr 1882 referiert Kraepelin zunächst ausführlich die Entwicklung der Elektrophysiologie des Nervensystems seit der Messung der Nervenleitgeschwindigkeit durch Helmholtz (vgl. oben, Abschnitt 5.1.) und gibt dann einen kritischen Überblick über die zeitgenössische Forschungsliteratur. Der Artikel mündet in eine Zusammenfassung von Wundts experimentellen Arbeiten zur "Apperception" (Wahrnehmungsauffassung) und die hierdurch eröffneten Forschungsfelder; er schließt mit der optimistischen Prognose, daß "principiell ... das ganze Gebiet der psychologischen Vorgänge ... unseren Methoden der Zeitmessung offen [steht]".[576]

---

571 Kraepelin (1883), 1-3 und 9, sowie Kraepelin (1887 a), 12-13.

572 Kraepelin (1883), 12.

573 Kraepelin (1883), 4-14 sowie 187-189.

574 Kraepelin (1882 a), 382; (1882 b), 660; (1883), 13-14.

575 Zu Kraepelins Studien im Bereich der experimentellen Psychologie, vgl. auch van Bakel (1994), der allerdings die Bedeutung dieser Phase in Kraepelins Werk für die spätere Nosologie als gering einschätzt. Hildebrandt (1993) dagegen stellt eine Verbin-dung zwischen beiden Tätigkeitsbereichen Kraepelins her, analysiert aber vor allem Kraepelins Schrift zur Arbeitspsychologie aus dem Jahr 1895; dagegen wird im Folgenden argumentiert, daß die Struktur der psychologischen Laborstudien *Anfang der 1880er Jahre* für Kraepelin die entscheidende Inspiration für die Formulierung der späteren klinischen Forschungsprogramme und damit auch der psychiatrischen Nosologie abgaben.

576 Kraepelin (1882 b), 766.

Wenig später publizierte Kraepelin die ersten Ergebnisse seiner eigenen Laborstudien unter dem Titel *Ueber die Einwirkung einiger medicamentöser Stoffe auf die Dauer einfacher psychischer Vorgänge.*[577] Das Prinzip dieser Untersuchungen bestand darin, eine einzige Einflußgröße (das Medikament) zu variieren, während alle anderen Rahmenbedingungen konstant gehalten wurden. Gemessen wurden verschiedene Reaktionszeiten ("Wahrnehmungszeit", "Unterscheidungszeit") von Versuchspersonen, wobei durch einen aufwendig konstruierten Apparat[578] die Zeitspanne zwischen Reizapplikation und vorher definierter Reaktion durch die Versuchsperson nach Abzug der Nervenleitgeschwindigkeit berechnet wurde.

Ziel Kraepelins war es dabei, die postulierten psychologischen Elementarfunktionen dem messenden Experiment im Labor zugänglich zu machen. Die in der Klinik beobachteten psychopathologischen Phänomene sollten in der Konsequenz dieser Forschungen als spezifische Kombination von Meßwerten dargestellt werden. Am Beispiel der Alkoholwirkung versuchte Kraepelin, dieses Ziel paradigmatisch zu realisieren: Die für ihn charakteristischen klinische Symptome ("unüberlegte und zwecklose, sowie explosive und gewaltthätige Handlungen") fand er durch die Kombination einer Reihe von Meßwerten genau beschrieben:

"Die gemeinsame psychophysische Wurzel aller dieser [klinischen] Erfahrungen haben wir in dem einfachen Ergebnisse vor uns, welches in den Zahlen der obigen Tabelle zum Ausdruck gebracht ist".[579]

Die geschilderte Versuchsanordnung verknüpfte modellhaft die drei Bereiche, die nach Kraepelin die Bestandteile einer wissenschaftlichen Krankheitslehre sein mußten: Die *Ätiologie* als Lehre von der spezifischen Krankheitsursache; die *pathologische Anatomie*, welche die durch die

---

577 Kraepelin (1882/83).

578 Eine Skizze der Apparatur findet sich in Kraepelin (1882/83), 421; Vorbild waren dabei die Messungen zur Abweichung der Reaktionszeiten unterschiedlicher Beobachter bei der Beobachtung von Himmelskörpern in der zeitgenössischen Astronomie; vgl. van Bakel (1994).

579 Kraepelin (1882/83), 599. Die von Kraepelin bezeichnete und ausführlich interpretierte Tabelle enthielt Messungen zur "einfachen Reactionszeit", zur "Unterscheidungszeit" und zur "Wahlzeit" sowie weitere, aus diesen Parametern zusammengesetzte Variablen. - Daß diese Vorstellung von der Quantifizierung der psychischen "Grund-funktionen" auch auf den klinischen Kontext übertragen werden sollte, formuliert Kraepelin programmatisch im *Compendium*: Kraepelin (1883), 12-13.

Krankheitsursachen bedingten Veränderungen im Nervengewebe untersuchen sollte; sowie die *Psychopathologie*, deren Aufgabe es war, eine systematische Beschreibung der Krankheitssymptome und ihrer Veränderungen im zeitlichen Verlauf zu liefern.

Das experimentelle Modell bestimmte aber noch weitere Merkmale der von Kraepelin geforderten wissenschaftlichen Krankheitslehre: Nämlich eine bestimmte Form der Kausalität (die Idee einer spezifischen Verursachung), sowie - damit zusammenhängend - die keineswegs selbstverständliche Annahme, daß klar voneinander abgrenzbare Krankheitseinheiten existierten. Denn die postulierten Krankheitseinheiten mußten, dem Modell folgend, durch eine jeweils spezifische Ursache (oder Ursachenkombination[580]), eine davon abhängige spezifische pathologische Anatomie, sowie eine ebenfalls spezifische Symptomatik gekennzeichnet sein.[581] Entsprechend dieser "Mechanik der Geisteskrankheiten"[582] würde es daher möglich sein, bei bekannter Ursache auf die davon abhängigen pathologischen Veränderungen im Gehirn sowie das dazugehörige klinische Erscheinungsbild, umgekehrt aber auch bei genauer Kenntnis des klinischen Erscheinungsbildes auf die Ursache zurückzuschließen.

Die Identifikation (Diagnose) der einzelnen Krankheitsbilder sowohl für den klinischen Alltag als auch für die Forschung wäre demnach geichberechtigt über einen der drei Zugangswege möglich: Das Vorhandensein der spezifischen Ursache, des pathologischen Befundes, oder des klinischen Bildes. Wie Kraepelin allerdings schon im *Compendium* und auch in den späteren Auflagen des *Lehrbuchs* bedauernd festgestellt hatte, war die Erforschung der einzelnen Krankheitsformen dadurch sehr erschwert, daß noch keine geeigneten wissenschaftlichen Methoden zur Verfügung standen, um

580 Eine einzige spezifische Ursache schien Kraepelin nur bei einem Teil der psychischen Krankheiten eruierbar zu sein; immerhin wird in der 5. Auflage des *Lehrbuch*s von 1896, in welcher die Kategorie Dementia praecox erstmals auftaucht, diese unter den "Stoffwechselerkrankungen" eingeordnet, wobei Kraepelin eine völlige Unkenntnis über die konkrete Ursache einräumt: Kraepelin (1896), 437. Für die Mehrheit der psychischen Krankheiten postuliert Kraepelin schon 1883 eine spezifische Verbindung von Ursachenfaktoren: Kraepelin (1883), 188-189.

581 Kraepelin (1887 b), 211; sowie (1889), 238. Eine entsprechende Passage findet sich in allen weiteren Auflagen des Lehrbuchs bis hin zur 9. Auflage 1927; vgl. auch Hoff (1994), 62.

582 Kraepelin (1883), 187; vgl. auch (1882/83), 462.

die postulierten spezifischen Ursachen und die damit korrelierten pathologischen Befunde überhaupt nachzuweisen.[583] Kraepelin meinte allerdings, diese Schwierigkeit zumindest vorläufig dadurch umgehen zu können, daß er neben der Ätiologie und der Pathologie einen dritten möglichen Zugangsweg zur Erforschung der postulierten Krankheitsentitäten behauptete: Die systematischen klinischen Forschung, die eine genaue Deskription der psychopathologischen Zustandsbilder mit der Dokumentation des klinischen Verlaufs verbinden sollte.[584]

Ein solches Krankheitsmodell bot auch einen Weg, um die Erwartungen der Öffentlichkeit und des Staates gegenüber der Psychiatrie in absehbarer Zukunft einlösen zu können: Ähnlich wie in der neu entstehenden Disziplin der Bakteriologie würde die Lehre von den Krankheitsursachen die notwendigen Voraussetzungen zur "Verhütung des Irreseins" liefern.[585]

Zur praktischen Durchführung des Forschungsprogramms entschied Kraepelin sich, da ihm keine andere Wahl blieb, für den klinischen Zugang. Er versuchte systematisch Daten über die jeweils aktuelle psychopathologische Symptomatik, den klinischen Verlauf sowie die Familiengeschichte des Patienten zu sammeln. Diese langfristig angelegten Untersuchungen benutzten zur Dokumentation ein System von sogenannten Zählkarten, die vorstrukturierte Zusammenfassungen von individuellen Fallgeschichten enthielten, die in speziellen Behältern gesammelt und nach verschiedenen Kriterien sortiert werden konnten.[586] Die vorformulierte Einteilung auf diesen Zählkarten lenkte die Aufmerksamkeit des Untersuchers selektiv auf bestimmte Fragen. So enthielt beispielsweise die Rubrik "Krankheitsverursachung" zwei Leitfragen, nämlich: 1. Erblichkeit, und 2. andere Ursachen. Dagegen gab es keinen Raum für eine Darstellung der Biographie des Patien-

583 Kraepelin (1883), 187-189.

584 Kraepelin (1883), 189.

585 Kraepelin (1896), 8.

586 Kraepelin (1983), 68-69. Die Zählkarten-Methode hatte bereits zuvor in der Bevölkerungs- und Medizinalstatistik Anwendung gefunden: Insbesondere in Preußen waren seit Ausgang der 1870er Jahre unter dem Medizinalreferenten am Königlich Prussischen Statistischen Bureau, Albert Guttstadt (1840-1909), Zählkarten zur Registrierung von Krankheitsangaben je Einzelperson verwendet worden; vgl. Guttstadt (1886), 41-46, sowie Tutzke (1968). Auch in der zeitgenössischen Psychiatrie war der Gedanke, Zählkerten zu Zwecken der Forschung einzusetzen, nicht ungewöhnlich; vgl. etwa Schüle (1886).

ten aus seiner eigenen Perspektive, oder für die Beziehungen innerhalb der Familie. Die aufgrund dieser selektiven Forschungsstrategie angesammelten Daten sollten die Grundlage für die Ausarbeitung und Abgrenzung der von Kraepelin neu beschriebenen Krankheitseinheiten bilden.

Die Umsetzung des Forschungsprogramms war Kraepelins zentrales Ziel, als er im Jahr 1891 dem Ruf als Ordinarius und Direktor der Psychiatrischen Klinik nach Heidelberg folgte.[587] Durch Intervention beim zuständigen badischen Ministerium in Karlsruhe erreichte er, daß im Gegensatz zur bisherigen Praxis die in der Klinik angelegten Krankengeschichten bei Weiterverlegung der Patienten nicht mehr in die nachfolgende Institution (meistens die zuständigen regionalen Heil- und Pflegeanstalten) abgegeben werden mußten, sondern in der Heidelberger Klinik verbleiben konnten. Auf diese Weise standen die in den Akten enthaltenen Informationen auch für längerfristige Forschungen zur Verfügung. Weiterhin reorganisierte Kraepelin die räumliche Struktur der Heidelberger Klinik entsprechend seinen Forschungsvorhaben: So wurde die bisherige Abteilung für halbruhige Patienten aufgelöst; der damit zur Verfügung stehende Platz wurde zur Einrichtung zweier Räume für experimentalpsychologische Untersuchungen sowie für eine neue, große Wachabteilung genutzt.[588] Dies entsprach Kraepelins Plan, die auch zuvor in Dorpat durchgeführten Laborstudien fortzuführen. Dabei galt sein Interesse nach wie vor dem Einfluß einzelner, quantifizierbarer Ursachenfaktoren auf die Veränderungen der vermuteten psychischen Elementarfunktionen und auf psychopathologische Phänomene.[589] Die neue Wachabteilung sollte es ermöglichen, eine "genauere Beobachtung der Kranken" nicht nur für therapeutische Zwecke, sondern auch für Forschungszwecke durchzuführen.[590] Durch "planmäßiges Sammeln klinischer Beobachtungen" sollte die "Schaffung einer zuverlässigen klinischen Krankheitslehre" ermöglicht werden.[591]

---

587 Kraepelin (1983), 65-71; vgl. zum folgenden auch Engstrom (1997, im Druck).

588 Vgl. Kraepelin (1895).

589 Kraepelin (1983), 50-52. In Dorpat hatte Kraepelin zu diesem Zweck mit dem Physiologen Alexander Schmidt zusammengearbeitet; von diesem bekam er auch einen Raum im Physiologischen Institut zur Verfügung gestellt; vgl. Kraepelin (1983), 50.

590 Vgl. Kraepelin (1895), insbes. 5-7; ausführlicher mit archivalischem Material (Korrespondenz zwischen Kraepelin und dem badischen Ministerium für Justiz etc.) belegt ist diese Absicht Kraepelins in Engstrom (1997).

591 Kraepelin (1897), 840 und 842.

Das Ziel, die Psychiatrie als medizinisches Fach mit naturwissenschaftlich fundierter Methodik zu etablieren, führte Kraepelin also dazu, seine Aufmerksamkeit programmatisch einem bestimmten Ausschnitt aus der gesamten Realität des Kranken zuzuwenden, nämlich denjenigen Bereichen, die der (nach naturwissenschaftlichen Kriterien) objektiven Beschreibung und Messung zugänglich waren. Als Folge dieser strategischen Entscheidung wurden andere Wirklichkeitsbereiche jedoch systematisch ausgeklammert: Die Subjektivität des Kranken, seine biographische Entwicklung oder die Beziehungsstruktur und -dynamik in seiner Familie und seinem weiteren sozialen Umfeld wurden von Kraepelin nicht als Informationsquellen verstanden, die für die wissenschaftliche Erforschung von Bedeutung sein könnten.

Aus den im Archiv der Heidelberger Psychiatrischen Klink erhaltenen Krankengeschichten läßt sich nun deutlich rekonstruieren, daß die von Kraepelin und seinen Mitarbeitern gesammelten klinischen Daten ganz im Sinne des vor-empirischen Programms ausgewählt und interpretiert wurden: So finden sich gründliche körperliche und insbesondere neurologische Untersuchungen sowie Beobachtungen beispielsweise der Psychomotorik und auch kognitiver Leistungen ausführlich festgehalten; das subjektive Erleben der Kranken bis hin zum Inhalt von Wahnsystemen ist dagegen äußerst spärlich dokumentiert.[592]

Es war somit das Anfang der 1880er Jahre formulierte *Programm* der empirischen Forschung, welches die "Natur" der schließlich gefundenen Krankheitseinheiten wie beispielsweise der Dementia praecox entscheidend bestimmte.

Die vor-empirische Entscheidung Kraepelins prägte aber nicht nur seine unmittelbare Forschung und die daraus abgeleiteten Konzeptualisierungen, sondern auch die Struktur des institutionalisierten Diskurses in seiner Klinik. So führte Kraepelin nach der Übernahme des Münchner Lehrstuhls im Jahr 1903 regelmäßige und langfristig angelegte interne Diskussionsrunden und öffentliche Weiterbildungssminare ein. Die Auswahl der Themenbereiche nennt Kraepelin in seinen posthum veröffentlichten Lebenserinnerungen: Experimentalpsychologie, "Erbfragen", Histopathologie, Stoffwechsel und Serologie der psychiatrischen Erkrankungen.[593] Die internen Diskussionsrunden zu diesen thematischen Schwerpunkten waren ebenfalls die Kristalli-

592 Vgl. Kick (1981).
593 Kraepelin (1983), 149.

sationspunkte für die einzelnen Abteilungen der 1917 von Kraepelin gegründeten Deutschen Forschungsanstalt für Psychiatrie.[594]

Aus einer wissenschaftstheoretischen Perspektive betrachtet zeigt sich also, daß Kraepelin hier mit einer vor-empirischen Prämisse operiert: Danach sind die postulierten Krankheitsbilder klar abgrenzbare ontologische Einheiten, die durch ihre spezifische Ätiologie, pathologische Anatomie und durch ihr ebenfalls spezifisches klinisches Erscheinungsbild gekennzeichnet seien. Diese Krankheitseinheiten existierten nach Kraepelin unabhängig sowohl vom betroffenen Kranken als auch vom diagnostizierenden Beobachter oder deren historischen Kontext. Krankheit wird also nicht als eine quantitative Abweichung von psychologischen Funktionen gesehen, die prinzipiell allen Menschen gemeinsam sind und bei welcher die Definition der Normabweichung Resultat eines sozialen Aushandlungsprozesses ist, sondern als Summe qualitativ veränderter Funktionsänderungen im Gehirngewebe, die unabhängig von sozialen Konventionen existiert und die durch angemessene Forschungsmethoden "entdeckt" werden kann. Kraepelin scheint sich nicht bewußt gewesen zu sein, daß er mit dieser theoretischen Prämisse eine Position bezieht, die von seinem so oft zitierten Vorbild Griesinger gerade heftig attackiert und als "unphysiologisch" diskreditiert worden war.[595]

Eine Kritik an den theoretischen und begrifflichen Prämissen von Kraepelins Krankheitslehre wurde jedoch bereits von Zeitgenossen formuliert. Unter diesen spricht besonders Max Weber (1864-1920) deutlich aus, daß sich bei Kraepelins "Konstruktion" als Folge der materialistischen Voraussetzungen erhebliche methodische Schwierigkeiten ergeben müßten. So könne Kraepelin beispielsweise aufgrund seiner letztlich physiologisch-chemischen Begrifflichkeit den Einfluß eindeutig beobachtbarer, aber *psychischer* Faktoren auf die Prozesse von Übung und Ermüdung gar nicht beschreiben.[596] Karl Jaspers (1883-1969) zeigt sich bei seiner in der *Allgemeinen Psychopathologie* (1913) formulierten Kritik an Kraepelin deutlich von Weber inspiriert.[597]

---

594 Kraepelin (1983), 209-210.

595 Vgl. oben, Kap. 2.3. Zu Kraepelins Wertschätzung von Griesinger, vgl. beispielsweise Kraepelin (1918), die erweiterte Fassung des Festvortrags, den Kraepelin zur Eröffnung der Deutschen Forschungsanstalt für Psychiatrie hielt.

596 Weber (1908/09), 114-116; vgl. dazu auch Frommer (1994).

597 Vgl. Jaspers (1913), 473-479.

Mit Kraepelins Krankheitslehre war auch die darauf aufbauende Krankheitsklassifikation durch die dargestellten theoretischen und methodischen Vorannahmen und strategischen Ziele bestimmt: Eine naturwissenschaftlich fundierte und durch den psychophysischen Parallelismus inspirierte Krankheitssystematik mußte die körperliche Grundlage der Krankheiten und die vorangehende Verursachung zu ihrem Kristallisationspunkt machen. Mit diesem Programm einer ätiologisch orientierten Krankheitsklassifikation vertrat Kraepelin eine Position, die zuvor schon von Karl Kahlbaum (1828-1899) formuliert worden war. Dieser hatte in seiner Schrift über *Die Gruppierung der psychischen Krankheiten* eine Revision der Krankheitslehre im gleichen Sinne gefordert, war aber in der psychiatrischen Öffentlichkeit nicht auf Resonanz gestoßen.[598] Kraepelins *Lebenserinnerungen* legen jedoch nahe, daß er zumindest um 1880, also in der Formierungsphase seiner eigenen Nosologie, mit den Kahlbaumschen Kategorien und Positionen noch nicht vertraut war.[599]

Es entsprach der Konsequenz dieses Ansatzes, daß Kraepelin im *Compendium* der Ursachenlehre gegenüber früheren Lehrbüchern eine völlig neue Struktur und Gewichtung gab: Er stellte das Kapitel über die Krankheitsursachen an die prominente erste Stelle innerhalb des Lehrbuchs. Im Gegensatz dazu hatten die von Kraepelin im Vorwort des *Compendium*s zitierten bisherigen psychiatrischen Lehrbücher die Abschnitte über die Krankheitsursachen in späteren Teilen des Buchs placiert. Vorangestellt waren üblicherweise umfangreiche Diskussionen über die allgemeinen Prinzipien der psychiatrischen Methode, über die Symptomatologie, und über vermeintliche psychologische Elementarfunktionen.[600]

Zusätzlich zur Hervorhebung der Ursachenlehre als Ganzes reorganisierte Kraepelin auch ihre innere Ordnung. Die körperlichen Faktoren rückten nun an die erste Stelle innerhalb der Hierarchie der möglichen Ursachen. Im Gegensatz dazu repräsentiert etwa das vier Jahre zuvor publizierte Lehrbuch von Richard von Krafft-Ebing die herkömmliche Rangfolge der einzelnen

---

598 Kahlbaum (1863); "Gruppirung" in der Orthographie des Originals; Kahlbaum wiederum bezieht sich seinerseits auf Morels Entwurf einer ätiologisch orientierten Krankheitsklassifikation: Kahlbaum (1863), 57-58.

599 Kraepelin (1983), 19; vgl. auch Roelcke (1998).

600 Kraepelin verweist im Vorwort des *Compendiums* auf die Lehrbücher von Griesinger (1845, ^{4}1876), Emminghaus (1878), Schüle (1878, ^{2}1880) und Krafft-Ebing (1879, ^{2}1883).

Krankheitsursachen: In einem ersten Abschnitt handelte Krafft-Ebing die prädisponierenden Faktoren ab, im zweiten dann die auslösenden Faktoren. Die prädisponierenden Faktoren waren wiederum unterteilt in allgemein-prädisponierende Ursachen (wie Zivilisation, Klima, Religion) und individuell-prädisponierende Faktoren (wie etwa Erblichkeit oder Erziehung). Dagegen sollte die bei Kraepelin in der geschilderten Weise umformulierte und aufgewertete Ursachenlehre - so die Idee - langfristig die Basis abgeben für eine Systematik, in welcher die einzelnen Krankheitseinheiten durch ihre somatische Ursache definiert sein sollten.

Die von Kraepelin neu formulierte Krankheitslehre hatte in seinem *Compendium* von 1883 zunächst einen programmatischen Charakter. Die konkret in diesem Werk abgehandelten Krankheitsbilder folgten im wesentlichen noch der herkömmlichen, an der Symptomatologie orienierten Klassifikation. Erst in den späteren Auflagen des *Compendiums*, die dann unter dem Titel *Lehrbuch* erschienen, wurden die ursprünglich nur *postulierten*, durch die Krankheitsursache konstituierten Kategorien auch inhaltlich gefüllt. Erst im Vorwort der 5. Auflage von 1896 vermerkt Kraepelin mit einer gewissen Genugtuung, die nunmehr vorliegende Bearbeitung stelle "den letzten, entscheidenden Schritt" weg von der symptomatischen Betrachtungsweise des Irreseins dar. Er schreibt weiter:

"Diese Wandlung des Standpunktes, deren Nothwendigkeit mir das praktische Bedürfniss immer nachdrücklicher vor Augen geführt hat, zeigt sich vor allem in der Abgrenzung und Gruppirung [sic] der Krankheitsbilder."[601]

In der nun völlig neu ausgearbeiteten Klassifikation unterscheidet Kraepelin zwei große Formenkreise von Erkrankungen: Das "erworbene Irresein", und das "Irresein aus krankhafter Veranlagung". Die Grundlage der Einteilung ist deutlich erkennbar: Es sind die postulierten *Ursachen* der Erkrankungen, und zwar die *körperlichen* Ursachen. In der Einleitung dieser und folgender Auflagen stellt Kraepelin den Zweck einer solchen an der Ätiologie orientierten, aus dem klinischen Verlauf erschlossenen Klassifikation dar:

"Die wissenschaftliche Erkenntnis der [einzelnen] Geistesstörungen bildet die unentbehrliche Grundlage für die Lösung der ausserordentlich wichtigen *praktischen* Aufgaben, welche die Psychiatrie zu lösen hat. Zunächst wird es sich dabei um die *Verhütung* des Irreseins handeln. Die Gesichtspunkte für diesen Zweig der

601 Kraepelin 1896, Vorwort, V.

Gesundheitspflege können naturgemäss nur aus der Lehre von den Ursachen geistiger Erkrankungen gewonnen werden."[602]

Die nun abgegrenzten Krankheitsbilder (unter ihnen neben der Dementia praecox auch das manisch-depressive Irresein) waren somit das Resultat einer von vorneherein darauf ausgerichteten Forschungsstrategie, Krankheitseinheiten aufgrund ihrer vermuteten spezifischen somatischen Ursache und einer davon abhängigen pathologischen Anatomie zusammenzufassen.

Die neuformulierte Nosologie Kraepelins war, wie bereits ausgeführt, nicht das Ergebnis empirisch-klinischer Forschung. Vielmehr basierte sie auf einer vor-empirischen strategischen Entscheidung von Kraepelin. Diese war, durch Analogie die Prinzipien der Laborwissenschaften auf die Psychiatrie zu übertragen, und zwar insbesondere das Prinzip der spezifischen Verursachung aus der experimentellen Psychologie und der Bakteriologie. Seine Motivation für diese Entscheidung nennt Kraepelin explizit und deutlich: Genauso wie die neuen Laborwissenschaften sollte auch die Psychiatrie eine wahrhaft medizinisch-wissenschaftliche Disziplin werden und diejenigen Theorien und Methoden endgültig verwerfen, die auf einer - wie er es sah - spekulativen Philosophie beruhten. Insbesondere sollte eine neue psychiatrische Nosologie in der Praxis vorzeigbare Resultate liefern, wie etwa Richtlinien nicht nur zur Therapie, sondern auch zur Prävention, sowie verläßliche Aussagen über die Prognose konkret vorliegender Krankheitsbilder. Selbst bei einer noch nicht verfügbarer Therapie könne eine zuverlässige Prognose die wissenschaftliche Validität einer Diagnose dokumentieren und damit das Ansehen der Psychiatrie bei den Angehörigen der Patienten und in der weiteren Öffentlichkeit stärken.[603] Nach ausreichender Erforschung der somatischen Krankheitsursachen sollte die neue Nosologie - analog zur Bakteriologie - langfristig durch Kontrolle der notwendigen äußeren Ursachen einen weiteren Angriffspunkt zur Verhütung der Geisteskrankheiten bieten.[604]

---

602 Kraepelin (1896), 8; Hervorhebungen im Original bei Kraepelin.

603 Kraepelin (1897), 842-844. Dies ist für Kraepelin auch ein wesentlicher Gewinn durch die 1896 neu abgegrenzte Kategorie der Dementia praecox, die ja durch ihren charakteristischen Verlauf und Endzustand, die vorzeitige Demenz, gekennzeichnet sei: "Die Bedeutung unserer Diagnose würde also darin liegen, dass wir schon jetzt, im ersten Beginne des Leidens, mit ziemlicher Wahrscheinlichkeit den Ausgang in einen eigenartigen Schwächezustand voraussagen können": Kraepelin (1901), 30.

604 Kraepelin (1896), 6-8; vgl. auch Hoff (1985). Zur historischen Bedeutung des Konzepts einer notwendigen Krankheitsursache, vgl. Schlich (1996).

Kraepelin faßte die geschilderte strategische Entscheidung in einer historischen Situation, in welcher die bereits etablierten medizinischen Disziplinen wie die Pathologie, ganz besonders aber die neuen Laborwissenschaften wie die Physiologie und die Bakteriologie einen enormen Aufschwung erfuhren. Das rasch wachsende öffentliche Ansehen der empirischen Wissenschaften ging Hand in Hand mit einer Wissenschaftspolitik, welche die elementare Bedeutung auch der Grundlagenforschung für Staat und Wirtschaft annahm und große finanzielle und personelle Resourcen für die neuen Wissenschaften zur Verfügung stellte.[605] Im Gegensatz dazu war die Psychiatrie als eigene akademische Disziplin noch nicht etabliert: Um 1880 existierten nur einige wenige universitäre Abteilungen für Psychiatrie, und innerhalb der medizinischen Ausbildungsordnung wurde die Psychiatrie erst im Jahr 1901 zum obligaten Fach.[606]

Zusammenfassend läßt sich feststellen, daß die beschriebene prä-empirische, professionspolitisch motivierte Entscheidung Kraepelins eine psychiatrische Tradition begründete, die durch eine somatisch-biologische Perspektive dominiert war; demgegenüber wurden die biographisch-psychologische und die soziokulturelle Dimension systematisch marginalisiert.

6.3. "Kultur und Entartung": Die Kontroverse um den kollektivierten Degenerationsbegriff

Im ersten Jahrzehnt nach der Jahrhundertwende mischte sich Kraepelin in die Debatte ein, in welcher der Zusammenhang zwischen der vermeintlich zunehmenden Häufigkeit der sogenannten "funktionellen Neurosen" auf der einen Seite und den Bedingungen des modernen Lebens auf der anderen Seite diskutiert wurde.[607] Paradigmatisch wurde in dieser Debatte seit etwa 1880 - wie bereits oben in Kapitel 4 ausgeführt - die Krankheitskategorie der Neurasthenie fokussiert, womit erstmals eine systematische Diskussion über eine spezifische Zivilisationskrankheit in Gang kam. Die Debatte erfuhr eine entscheidende Wendung durch drei Publikationen von Kraepelin, die alle im

605 Cunningham und Williams (1992); Lenoir (1992).
606 Eulner (1970), 257-282.
607 Die folgenden Ausführungen sind eine überarbeitete Fassung von Roelcke (1997).

ersten Jahrzehnt nach der Jahrhundertwende erschienen. Die Äußerungen von Kraepelin zu dem umrissenen Themenkomplex stellen keineswegs völlig neu formulierte Gedanken dar, sondern sind eine schlüssige Konsequenz aus der inneren Struktur von Kraepelins Nosologie.

Was waren nun die Folgen der neuen Krankheitslehre für Kraepelins Auffassung von der Neurasthenie, für deren Ätiologie ja Beard und die an ihn anknüpfenden Autoren den gesellschaftlichen Bedingungsfaktoren einen wesentlichen Raum zugeschrieben hattten?

Im *Compendium* von 1883 beschrieb Kraepelin die Neurasthenie noch als eine der "funktionellen Neurosen".[608] Diese Krankheitsgruppe war nach der vorherrschenden Meinung charakterisiert durch sogenannte "funktionelle" Veränderungen des Nervengewebes, die zwar materiell gedacht waren, jedoch mit den existierenden Methoden noch nicht nachgewiesen werden konnten. Mit dieser Auffassung blieb Kraepelin somit ganz innerhalb der herkömmlichen Vorstellungen über das Wesen der Krankheit.

Im Gegensatz zur Neurasthenie-Debatte, in welcher die genaue Art der zeitgenössischen Lebensfaktoren in allen Variationen erörtert und die Form ihrer Einwirkung auf das Nervengewebe diskutiert wurde, hielt sich Kraepelin in den verschiedenen Auflagen seines *Lehrbuch*s konsequent an sein Programm, das die somatischen Faktoren für die Krankheitsentstehung fokussierte. Die bereits im *Compendium* angelegte neue Konzeption von Ätiologie und Nosologie führte daher folgerichtig in den späteren Auflagen des *Lehrbuch*s zu einer Auflösung der Kategorie Neurasthenie. In der 5. Auflage von 1896 ist eine eigenständige Krankheitseinheit im Sinne der Beard'schen Tradition aufgegeben.

Diejenigen klinischen Phänomene, die zuvor dieser Kategorie zugeordnet worden waren, waren nun auf andere, neu definierte Einheiten verteilt: Einzelne Aspekte der früheren Krankheitsentität finden sich - noch verbunden mit dem Attribut neurasthenisch - als Unterformen in gänzlich verschiedenen Krankheitskategorien wieder, nämlich im Rahmen des "Entartungsirreseins", und im Zusammenhang der "Erschöpfungszustände".[609] Die zuletztgenannten Zustände führte Kraepelin auf körperliche oder mentale Erschöpfung zurück, die wiederum durch eine Ansammlung von toxischen Stoffwechselprodukten auf das Nervensystem wirken sollten. Das "Entar-

---

608 Kraepelin (1883), 356-364.

609 Vgl. Kraepelin (1896), Inhaltsverzeichnis.

tungsirresein" dagegen verknüpfte den noch adjektivisch gebrauchten Begriff der Neurasthenie mit einer speziellen Form der Erblichkeit, nämlich der von Morel in die psychiatrische Theorie eingeführten Degeneration (vgl. Kapitel 3). Der Begriff der Neurasthenie wurde nun mit dem der Degeneration assoziiert und zusammen mit diesem durch die nächsten Auflagen des Lehrbuchs transportiert.

Die Neurasthenie überlebte bei Kraepelin somit lediglich als Anhängsel einer degenerationstheoretisch inspirierten Krankheitsentität und verweist dabei letztlich auf Mechanismen der Keimschädigung und Vererbung, also materiell-biologische Vorgänge. Der "Fortschritt der Culturentwicklung" und seine sozialen und psychologischen Folgen werden zwar kurz thematisiert, jedoch als für Prävention und Therapie wenig relevant beiseitegeschoben. Der adäquate Angriffspunkt zur Intervention seien nicht die äußeren Lebensbedingungen, sondern die körperliche Widerstandsfähigkeit für die nächsten Generationen:

"Da wir diese allgemeinen [äußeren] Ursachen nicht beseitigen können, so wird es unsere Aufgabe sein müssen, das kommende Geschlecht widerstandsfähig und tüchtig zu machen und für den Kampf ums Dasein gehörig auszurüsten."[610]

Eine zentrale Rolle spielen hier für Kraepelin Abstinenz, körperliche Ertüchtigung, mithin Vorgehensweisen, welche die Verantwortung dem Einzelnen zuweisen. Die empfohlenen politischen Maßnahmen richten sich nicht auf die Beseitigung sozialer Mißstände, sondern auf eine Gesetzgebung zur Einschränkung der Heiratserlaubnis bei vermuteter erblicher Belastung.[611]

In einem Aufsatz aus dem Jahr 1902 führte Kraepelin die Auflösung der Krankheitseinheit Neurasthenie noch weiter: Hier propagierte er, den Begriff - wenn überhaupt - dann allenfalls noch für Zustände körperlicher Erschöpfung mit neurologischer und psychopathologischer Symptomatik zu verwenden;[612] dies entsprach den "Erschöpfungszuständen" des *Lehrbuchs*. Obwohl eine Vielzahl anderer Autoren, von den unterschiedlichsten Standpunkten ausgehend, ebenfalls die unscharfe Abgrenzung und den inflationären Gebrauch des Neurasthenie-Begriffs kritisierten,[613] so hatte doch bis zu diesem Zeitpunkt keiner die soziale Dimension in der Verursachung und

610 Kraepelin (1896), 349.
611 Kraepelin (1896), 256-262; sowie Kraepelin (1900), 2-6, 16.
612 Kraepelin (1902).
613 Vgl. Wessely (1990).

Symptomformation des Beschwerdebildes so ausdrücklich und radikal vom Tisch gewischt wie Kraepelin. Willy Hellpach beispielsweise, ebenfalls ein Schüler von Wundt und kurz nach der Jahrhundertwende an der Kraepelin'-schen Klinik in Heidelberg tätig, schloß sich in einer Reihe von Publikationen zwar Kraepelins Einengung des Neurasthenie-Begriffs an (die Neurasthenie als Untergruppe der entartungs-bedingten Erscheinungen), propagierte aber gleichzeitig und ergänzend einen sehr weiten Begriff der Nervosität. Diese sei von der Symptomatik her nicht von der Neurasthenie zu unterscheiden; im Unterschied zu dieser entwickele sich die Nervosität jedoch "bei vorher gesunden Menschen".[614] Aber selbst bei der ererbten Disposition der Neurasthenie seien spezifische soziale Faktoren notwendig, um das konkrete Krankheitsbild auszulösen.[615] Sozialpolitische Interventionen seien also zur Prävention *beider* Zustandsbilder sinnvoll.[616] Auch Möbius postuliert für die Neurasthenie ein Zusammenspiel aus ererbter Anlage und sozial verursachten individuellen Erlebnissen.[617]

Kraepelin ging jedoch noch einen Schritt weiter: uch ihn be schäftigten die Begleiterscheinungen der aufkommenden Industrialisierung und der vielfältigen technischen Neuerungen. Auch er entwickelte ein medizinisches Deutungsmodell, das diesen neuen Gegebenheiten Rechnung tragen sollte, allerdings in ganz anderer Weise als dies Beard getan hatte. Kraepelin begann vielmehr, Verhaltensweisen und Institutionen, die nicht seiner eigenen traditionellen Sichtweise entsprachen, als *Folgen* der Degeneration, also von quasi biologischen Gestzmäßigkeiten zu interpretieren. Er folgte damit dem öffentlichen Diskurs, in dem der Degenerationsbegriff in Konvergenz mit dem biologisch-inspirierten und dem literarisch-ästhetischen Diskurs bereits auf soziale Gruppen und Institutionen angewendet worden war.

---

614 Hellpach (1902/03), 44.

615 Hellpach systematisiert diesen Gedanken in seinem Konzept einer anlagebedingten "reaktiven Abnormität": Diese sei eine unspezifische Empfindlichkeit und Anfälligkeit des Nervensystems, die durch jeweils zeittypische "sozialpsychologische" Rahmenbedingungen Krankheitsbilder wie etwa die Hysterie, die Neurasthenie, aber auch - unter günstigen Umständen - Genialität verursachen könne; vgl. dazu Engstrom (1997), 178-187. Dieser ist der Auffassung, Hellpach habe mit diesem Konzept "sozialpsychologische Gesichtspunkte" in die psychiatrische Diagnositk und Nosologie eingeführt; er übersieht dabei die Vorgeschichte des Neurasthenie-Begriffs.

616 Hellpach (1902/03), 47.

617 Möbius (1896), 6-7, sowie Möbius (1900).

Die ersten Beispiele dieser Art der Interpretation finden sich in den Berichten über Kraepelins Reise nach Südostasien im Jahr 1903, die er unter dem programmatischen Titel "Vergleichende Psychiatrie" veröffentlichte.[618] Im Gegensatz allerdings zum heutigen Gebrauch des Begriffs "komparative" oder "transkulturelle Psychiatrie", der eine Betrachtung psychopathologischer Variationen in Abhängigkeit von unterschiedlichen kulturellen Kontexten beinhaltet,[619] verwendete Kraepelin den Terminus in genau umgekehrter Bedeutung: Danach determinierten biologische Variablen die sozialen. So interpretierte er beispielsweise die "Kargheit" von Wahnäußerungen einiger Patienten in Java nicht etwa als möglichen Ausdruck von Kommunikationsschwierigkeiten,[620] sondern als Folge einer rassisch determinierten verminderten psychologischen Reifung sowohl des betroffenen Individuums als auch von dessen Kultur.[621] Auch die Eigenheiten der lokalen Kultur und Religion könnten, so meinte Kraepelin, genauer verstanden werden, wenn sie als Ausdruck rassischer Eigenheiten aufgefaßt würden.[622]

In dieser Perspektive hatten soziale Variablen keine Erklärungskraft für die Entstehung oder die Ausgestaltung psychischer Störungen; vielmehr wurden sie umgekehrt aufgefaßt als determiniert durch biologische Prozesse. Eine solche Interpretation des sozialen Lebens in Kategorien der Biologie und insbesondere der popularisierten Darwin'schen Evolutionslehre war in dieser Zeit - wie bereits oben (Abschnitt 6.1.) ausgeführt - keineswegs ungewöhnlich, sondern vielmehr in der Öffentlichkeit aller westlichen Länder und auch quer durch alle politischen Lager weit verbreitet.[623] Unter den Psychiatern gehörte Kraepelin allerdings - neben seinem Schüler und Kollegen Rüdin und dem Schweizer Auguste Forel (1848-1931) - zu den ersten, die dieses Gedankengut systematisch für die eigene Wissenschaft zu nutzen versuchten.

Die spezifischen Prämissen von Kraepelins methodischer Vorgehensweise sowie seine Übernahme von Elementen der politisierten biologischen Evolutionstheorie hatten auch eine Konseqenz für seinen Beitrag zur Debatte über das Verhältnis zwischen dem Leben in der "modernen" Zivilisation und dem

618 Kraepelin (1904 a) und (1904 b). Vgl. zu dieser Reise auch Bendick (1989).

619 Vgl. etwa Pfeiffer (^{2}1994).

620 Auf diese einfache Erklärungsmöglichkeit verweist Hoche (1910), 29, in seiner Reaktion auf Kraepelins Aufsatz; vgl. dazu unten.

621 Kraepelin (1904 a), 436.

622 Kraepelin (1904 a), 437.

623 Vgl. Weingart, Kroll und Bayertz (1988); Weindling (1989).

Auftreten von psychischen Störungen. Kraepelin formulierte diesen Beitrag in einem Aufsatz mit dem Titel *Zur Entartungsfrage* aus dem Jahr 1908 sowie in seinen beiden Veröffentlichungen über seine Südostasienreise. Diese Beiträge Kraepelins markieren eine grundsätzliche Wende in der gesamten Debatte. Der Diskussionsschwerpunkt verlagerte sich nämlich in einer charakteristischen Weise: Während zuvor die sozialen Ursachen einer Krankheit von Individuen im Vordergrund standen, wendete sich das Interesse nun den biologischen Prozessen zu, die vermeintlich die kollektive Kultur oder den Volkskörper bedrohten.[624]

Kraepelin identifizierte ein Bündel von medizinisch relevanten Charakteristika der modernen Zivilisation: Die Zunahme der Geisteskrankheiten unter Einschluß der "funktionellen Neurosen", die Zunahme der Suizidrate, den Geburtenrückgang, sowie eine rasche Ausbreitung von - wie er es nannte - "naturwidrigen geschlechtlichen Verirrungen".[625] All diese Phänomene wurden von Kraepelin auf den Prozeß der Degeneration zurückgeführt.[626] Dieser wird - ganz im Sinne von Schallmayer und Ploetz, sowie den zeitgleich auch etwa in der *Zeitschrift für Socialwissenschaft* geführten Diskussionen[627] - als Folge des Eingriffs in den "Kampf ums Dasein" durch die "Kultureinrichtungen" gedeutet. Auch die zunehmende Delinquenz sei

---

624 Noch in Möbius zusammenfassender Schrift über die *Entartung* (1900) wurde der Begriff ausschließlich zur Konzeptualisierung individueller Pathologie angewandt, nicht aber auf Kollektive bezogen; dagegen findet sich der kollektivierte Entartungsbegriff, wie bereits oben ausgeführt, zu dieser Zeit bereits *außerhalb* des fachpsychiatrischen Diskurses im Bereich der allgemeinen Publizistik, wie etwa bei Nordau.

625 Kraepelin (1908), 748-750.

626 Hoffs Bemerkung, daß es bei Kraepelin nicht zu einer "im Grunde naheliegenden ... kritischen Auseinandersetzung mit den Grundlagen der Degerationslehre kam" - Hoff (1994), 70 - beruht auf der ahistorischen Annahme, daß die aus späterer Sicht inadäquate Degenerationslehre für Kraepelin in ihrer Unangemessenheit hätte sichtbar sein müssen: Oswald Bumkes im Folgenden beschriebene kritische Auseinandersetzung mit dem Degenerationsbegriff aus dem Jahr 1912 - also deutlich nach der Formulierung von Kraepelins Nosologie und seinen Ausführungen zur krankmachenden Wirkung der modernen Zivilisation - war ja gerade die erste ausführliche Anstrengung, sich kritisch mit der noch immer *vorherrschenden* Degenerationstheorie auseinanderzusetzen. An anderer Stelle verweist Hoff selbst darauf, daß Kraepelin vom Begriff Degeneration "regen Gebrauch" gemacht habe: Hoff (1994), 30.

627 Vgl. hierzu und zum wissenschafts- und professionspolitischen Umfeld der sich neu formierenden "Socialwissenschaften" vom Bruch (1997).

Ausdruck dieses Prozesses: Der "geborene Verbrecher" - ein von Lombroso geprägter Begriff - wird als Prototyp der Entartung vorgeführt.[628]

Nach Morels Theorie führte die einmal eingetretene Keimschädigung zu einer von Generation zu Generation fortschreitenden Verschlechterung des Keimmaterials mit parallelen Manifestationen im körperlichen und seelischen Bereich. In der ersten Rezeptionsstufe des Degenerationsgedankens in der deutschsprachigen Psychiatrie wurde der Entartungsbegriff dann vorwiegend im Sinne einer ätiologischen Erklärung für individuelle Pathologie verwendet. In der mit Kraepelin einsetzenden zweiten Rezeptionsphase der Degenerationstheorie innerhalb des psychiatrischen Diskurses treten nun zwei neue Aspekte zu dem älteren Degenerationsgedanken hinzu:

1. Die Kollektivierung, die im Begriff selbst schon latent vorhanden war,[629] aber in der ersten Rezeptionsphase keine wesentliche Rolle spielte. Dieser kollektive Aspekt tritt nun völlig in den Vordergrund der Diskussion.

2. Der ebenfalls bei Morel schon angelegte religiös-moralische Gehalt des Degenerationskonzepts wird nun in säkularisierter Form offensiv in die gesundheits- und bevölkerungspolitische Debatte eingebracht: So werden Alkoholkonsum und Syphilisinfektion teils implizit, teils explizit als unmoralisch bewertet, und ebenso sind die diversen Resultate der postulierten Degeneration, insbesondere die sexuellen Normabweichungen und die Delinquenz, eindeutig auch im Sinne moralischer Werturteile qualifiziert.[630]

Ganz im Zentrum von Kraepelins Interesse standen die toxische Wirkungen von Alkohol und Syphilis. Er betrachtete diese beiden Faktoren als die Hauptbedrohung für das individuelle und - für ihn noch wichtiger - für das kollektive Erbgut. Im Gegensatz zu Morel und den Autoren in der ersten Rezeptionsphase - wie etwa noch Krafft-Ebing[631] - ging Kraepelin nicht davon aus, daß eine zunehmende Entartung notwendigerweise mit abnehmender Fortpflanzungsfähigkeit verknüpft sei: Während nach der Theorie von Morel die Degeneration obligat ein sich selbst-limitierender Prozeß war, so glaubte Kraepelin im Gegenteil, daß die Degenerierten (zu denen für ihn auch die Prostituierten zählten) noch zur weiteren Verbreitung des erblichen Übels beitragen würden, und zwar wegen ihrer vermeintlichen Neigung zu unkon-

628 Vgl. das Kapitel über "krankhafte Persönlichkeiten" in Kraepelin (1901), 300-312.

629 *De-Generation* bzw. *Ent-Artung* meint ja eine Entfernung von der biologischen Art.

630 Vgl. etwa Kraepelin (1900), 6, sowie (1901), 300-311.

631 Vgl. Krafft-Ebing (1879), 159.

trolliertem sexuellen Verhalten und ihrer Unfähigkeit, sich den Spielregeln gesellschaftlicher Konvention zu fügen.[632] Die ersten Ergebnisse der 1906 (also erst zwei Jahre zuvor) entwickelten serologische Methode nach August Paul von Wassermann (1866-1925) zur Diagnose einer Syphilisinfektion schienen die schon vorher bei Kraepelin bestehenden Befürchtungen über die weite Verbreitung dieser Krankheit zu bestätigen.[633]

In der Wahrnehmung von Kraepelin war daher die Degeneration nicht beschränkt auf einige Individuen oder einen kleinen Teil der Bevölkerung, sondern sie bedrohte einen bereits beträchtlichen und ständig weiter wachsenden Anteil der Nation.[634] Die Logik dieser Wahrnehmung führte ihn dazu, nicht nur Individuen, sondern auch soziale Gruppen oder sogar die ganze Nation als Opfer der Entartung zu diagnostizieren. Auch in diesem Kontext findet sich somit - wie im Bereich der *Vergleichenden Psychiatrie* - die Übertragung quasi-medizinischer Kategorien auf Kollektive.

Kraepelin zog daraus den Schluß, daß die "unzweifelhaft drohenden Gefahren" von "*allerhöchster* Wichtigkeit"[635] seien und nur durch Interventionen des Staates abgewendet werden könnten.[636] Da keine effiziente Therapie zur Verfügung stand, propagierte Kraepelin eine präventive Strategie: Den Kampf gegen Alkohol und Syphilis, und eine "verständige Rassenhygiene",[637] für die er unter anderem eine Einschränkung der Heiratserlaubnis in Erwägung zog. Sozialpolitische Programme mit Dienstleistungen für Kranke und Behinderte dagegen beurteilte er skeptisch, da derartige Einrichtungen lediglich das Überleben und eventuell auch die Fortpflanzungsfähigkeit von degenerierten Individuen und Populationen ermögliche und damit zur Verschlechterung des kollektiven Erbguts beitrage.[638] Mit diesen Auffassungen befand sich Kraepelin in weitgehender Übereinstimmung mit den Vertretern der in Gesellschaft, die sich für die Rassenhygiene aussprachen.[639]

---

632 Kraepelin (1896), 776.

633 Kraepelin (1900), 5-6; Kraepelin (1908), 747.

634 Kraepelin (1908), 750-751.

635 Kraepelin (1908), 750; Hervorhebung im Original bei Kraepelin; vgl. auch die Formulierung von der "schicksalsschweren Grundfrage" in Kraepelin (1918), 254.

636 Kraepelin (1900).

637 Kraepelin (1904 b), 469.

638 Kraepelin (1908), 747. Dieser Gedanke findet sich bereits in Kraepelin (1900); vgl. auch Ploetz und anderen aus der rassenhygienischen Bewegung (oben, Abschn. 5.1.).

639 Über die biologistische Haltung zu sozial- und bevölkerungspolitischen Fragen

Kraepelins Position wurde von dem Freiburger Psychiater Alfred Hoche (1865-1943) in einem längeren Essay aus dem Jahr 1910 in Frage gestellt.[640] Hoche kritisierte zunächst Kraepelins Aussage über die allgemeine Zunahme der Geistesstörungen. Er wies darauf hin, daß die zur Verfügung stehenden statistischen Daten lediglich eine Zunahme der asylierten Patienten belegten. Dies aber könne auf keinen Fall mit einer steigenden Prävalenz in der Allgemeinbevölkerung gleichgesetzt werden. Vielmehr gebe es eine durchaus positive Erklärung für diese Beobachtung, nämlich den Abbau von Vorurteilen gegenüber psychiatrischen Institutionen in der Öffentlichkeit. Trotzdem gestand er zu, daß auch seine eigene poliklinische Tätigkeit bei ihm den Eindruck erweckt habe, daß die funktionellen Nervenkrankheiten im Zunehmen begriffen seien. Aber selbst eine solche statistisch nicht abgesicherte Zunahme rechtfertige nicht die pessimistischen Schlußfolgerungen von Kraepelin: Sie könnte vielmehr gedeutet werden als eine kurzfristige Überforderung der Anpassungsfähigkeit im Zusammenhang mit den rapiden Veränderungen der Lebensumstände. Solche jeweils reversiblen Überforderungsreaktionen habe es auch wiederholt in der Geschichte gegeben, und es gebe keine Hinweise dafür, daß es in dieser konkreten Situation nicht ebenfalls mittelfristig wieder zu Kompensationsvorgängen und damit zu einem Rückgang der beobachteten Störungen kommen könne. In Bezug auf die Syphilis gestand er das offensichtliche Gefährdungspotential durch diese Erkrankung zu; allerdings, so ergänzte er, würde die moderne Wissenschaft nach der nun erfolgten Identifizierung des Syphiliserregers durch Fritz Schaudinn (1871-1906) und Erich Hoffmann (1868-1959) im Jahr 1905 wohl in naher Zukunft auch effektive Behandlungsmethoden zur Verfügung stellen. Daher rechtfertige auch die Bedrohung durch die Syphilis nicht solche ins Privatleben eingreifenden präventiven Maßnahmen, wie sie von anderen Autoren erwogen worden seien.[641]

Hoches Kritik wurde umgehend von Ernst Rüdin (1874-1952) beantwortet. Rüdin war für kurze Zeit in Heidelberg und dann ab 1907 in

hinaus zeigte Kraepelin auch in anderen Politikfeldern ein deutliches Engagement in national-konservativen Kreisen; vgl. dazu Engstrom (1991) und (1997), sowie Shepherd (1995).

640 Hoche (1910).

641 Als Beispiel nennt Hoche hier Schüle, jedoch ohne genauere Angaben; gemeint ist wohl Schüle (1904/1905); Kraepelin wird nicht explizit erwähnt: Hoche (1910), 33.

München zunächst Assistent, später Oberarzt bei Kraepelin. Ab 1918 war er Leiter der genealogisch-demographischen Abteilung an der von Kraepelin neugegründeten Deutschen Forschungsanstalt für Psychiatrie, deren Gesamtleitung er nach dem Tod Kraepelins und einer Interimsleitung durch Walther Spielmeyer (1879-1935) im Jahr 1931 übernahm. Rüdin war außerdem - wie bereits erwähnt - einer der Mitbegründer der *Deutschen Gesellschaft für Rassenhygiene*. Er war maßgeblich beteiligt an der Formulierung des Gesetzes zur Verhütung erbkranken Nachwuchses, das kurz nach der "Machtübernahme" der Nationalsozialisten 1933 verabschiedet wurde und zu Beginn des Jahres 1934 in Kraft trat. Bis 1945 war Rüdin auch der Vorsitzende der Deutschen Gesellschaft für Psychiatrie und Neurologie und in dieser Funktion bereits sehr früh informiert und vermutlich auch involviert bei den Planungen und der Durchführung der sogenannten "Euthanasie"-Aktion.[642]

In einem umfangreichen Aufsatz, der noch im gleichen Jahr wie Hoches Essay im *Archiv für Rassen- und Gesellschaftsbiologie* publiziert wurde,[643] akzeptiert Rüdin zunächst Hoches Relativierung des statistischen Arguments. Diese Daten alleine erlaubten sicher keinen Rückschluß auf die Zunahme psychischer Erkrankungen. Es gebe allerdings eine andere Grundlage für eine solche Schlußfolgerung. Da wir die Ursachen der Geisteskrankheiten kennen - so Rüdin -, müssen wir nur untersuchen, ob *diese* häufiger geworden sind. Dadurch könne indirekt auch auf die Häufigkeit der *Wirkung* geschlossen werden. Unter den vermeintlich bekannten Ursachen seien der Alkoholkonsum und die Syphilis die wichtigsten, - und eben diese, so meint Rüdin, hätten in den vorangegangenen Jahrzehnten deutlich zugenommen. Einen weiteren Beweis für die Zunahme der Geisteskrankheiten sieht Rüdin darin, daß auch die Häufigkeit der Delinquenz rapide angestiegen sei. Von dieser Zunahme der Delinquenz könne man rückschließen auf die zugrundeliegende Ursache, nämlich zumindest eine Disposition zur Entartung, die ja damit wohl ebenfalls im Anwachsen begriffen sei. Hieraus wiederum könne ebenfalls zumindest eine erhöhte Anfälligkeit für psychische Störungen abgeleitet werden.

---

642 Zu Biographie und Werk von Rüdin, vgl. die materialreiche, aber implizit apologetische Monographie von Weber (1993), sowie - in einigen wesentlichen Punkten korrigierend – Roelcke et al. (1998).

643 Rüdin (1910).

Nachdem also für Rüdin auf diese Weise der Nachweis für eine tatsächlich ansteigende Prävalenz erbracht ist, gelten seine weiteren Ausführungen den Konsequenzen aus dieser Feststellung. Dabei wendet Rüdin das Hoche'sche Argument der zunehmenden Akzeptanz psychiatrischer Angebote ganz im Sinne Kraepelins in sein Gegenteil. Er schreibt:

"die ungeheuer sorgsame Pflege der Geisteskranken ... [kann] doch nur den praktischen Erfolg haben, das Leben der Geisteskranken durchschnittlich gewaltig zu verlängern, also prozentuell [sic] gegenüber den Gesunden gegen früher ihre Zahl zu vermehren".[644]

Da auf der anderen Seite die nach Rüdin "wertvollen" Mitglieder der Rasse bedauerlicherweise einen verminderten Fortpflanzungsdrang haben, werde die so entstehende Bevölkerungslücke mit

"unterdurchschnittlichem Material ausgefüllt, welches die gemilderte Ausmerze auf dem Schauplatz der humanitären Betätigung zurückläßt".[645]

In dieser Perspektive sind es die Psychiater selbst (als pars pro toto für Wohlfahrtseinrichtungen), welche zusammen mit Alkohol und Syphilis für die Zunahme der Geisteskrankheiten und damit einer Bürde für die Rasse verantwortlich sind.[646] Der Begriff der Bürde und der Last wird dabei nicht nur metaphorisch verstanden, sondern zum wiederholten Mal konkret als ökonomische Belastung für den Volkshaushalt präzisiert.[647] Mit dem Verweis auf dieses ökonomische Argument fordert Rüdin präventive rassenhygienische Maßnahmen zur Stärkung der Volkskraft;[648] genau wie es zuvor Kraepelin getan hat. Gleichzeitig bedauert er jeglichen "übertriebenen Schutz" individueller Interessen.[649] Der Vorrang der Rasse oder Nation vor dem Einzelnen ist hier auf den Punkt gebracht.

---

644 Rüdin (1910), 728. Vgl. ähnlich ebd., 745, wo "die systematische privat und staatlich geförderte Unterstützung des Kranken, Defekten, Entarteten und Absterbenden" und die abnehmende Fertilität des "hochwertigen Elements" nach Rüdin droht, die "Volksreserven aufzubrauchen".

645 Rüdin (1910), 741.

646 Rüdin (1910), 730 und 745. Das gleiche Argument findet sich bei Kraepelin (1908), 747. Bei Max Gruber, dem mit Rüdin zusammenarbeitenden Ordinarius für Hygiene in München, wird dieser Gedanke in einem Aufsatz mit dem Titel *Führt die moderne Hygiene zur Entartung?* (1903) auf den Punkt gebracht.

647 Vgl. etwa Rüdin (1910), 735 und 745; ähnlich ökonomisch inspiriert ist der Gedanke, daß der Rasse "ein ungeheures Menschenmaterial verloren geht" (ebd., 740).

648 Rüdin (1910), 748.

649 Rüdin (1910), 732.

In Reaktion auf den vorangegangenen Schlagabtausch verfaßte Oswald Bumke (1877-1950) eine Monographie zum gesamten Themenkomplex der Entartung.[650] Bumke war zunächst Mitarbeiter von Hoche an der Psychiatrischen Klinik der Universität Freiburg gewesen; er wurde 1916 auf den Breslauer, 1921 auf den Leipziger Lehrstuhl berufen und übernahm nach Kraepelins Emeritierung schließlich 1924 das Münchner Ordinariat.[651]

In der 1912 publizerten Schrift *Über nervöse Entartung* unternimmt Bumke eine gründliche Überprüfung sowohl der theoretisch-begrifflichen als auch der empirischen Grundlagen für die bisher in der Diskussion aufgetauchten Behauptungen und impliziten Vorannahmen. So wendet er sich beispielsweise gegen die pauschale Feststellung einer steigenden Suizidrate oder eines biologisch bedingten Geburtenschwunds. Der tatsächlich nachweisbare Rückgang der Geburtenrate sei vielmehr das Resultat einer bewußten Entscheidung der relevanten Bevölkerungsgruppen und beruhe vorwiegend auf ökonomischen Überlegungen der Betroffenen. Dies seien aber keine quasi naturgesetzmäßigen biologischen Determinanten, sondern soziologische Faktoren.[652] Auch diejenigen beeinträchtigten Gesundheitszustände vor allem der Großstadtbevölkerung, die von vielen Autoren als Zeichen der körperlichen Entartung gedeutet würden, seien im wesentlichen Folgen der schlechten Ernährung und Wohnsituation.[653]

In Bezug auf die Suizidrate versucht Bumke mit Rückgriff auf empirische Untersuchungen ebenfalls ein differenzierteres Bild zu zeichnen: So verweist er auf Studien, die für Kriegszeiten und politische Unruhen einen Rückgang der Rate beschreiben, die aber andererseits für wirtschaftliche Krisensituationen und ebenfalls bei schneller ökonomischer Expansion eine besonders schnelle Zunahme der Selbsttötungen verzeichnen. Außerdem erinnert er an erhebliche regionale Unterschiede. Er folgert zusammenfassend, daß die vorliegenden Daten den Schluß auf eine allgemeine Zunahme nicht zuließen. Ein differenzierte Bild läßt sich kaum durch einen einzelnen Ursachenfaktor, sondern nur durch das Zusammenspiel vieler Einwirkungen erklären; unter diesen wiederum hätten die sozialen Variablen das größte Gewicht.[654]

---

650 Bumke (1912 a).
651 Zu Biographie und Werk Bumkes, vgl. Schimmelpennig (1993).
652 Bumke (1912 a), 77.
653 Bumke (1912 a), 81.
654 Bumke (1912 a), 92; vgl. dazu das Pauschalargument von Rüdin (1910), 723.

Darüberhinaus stellt Bumke die grundlegende Frage, wie denn überhaupt eine Zunahme von Geisteskrankheiten diagnostiziert oder auch nur erforscht werden könne, wenn doch nicht einmal die Grundlagen für eine Abgrenzung von dem, *was* gezählt wird, klar seien. Diese Frage veranlaßte ihn, einige methodische Überlegungen zu rekapitulieren und fortzuführen, die er kurz zuvor in einem anderen Kontext angestellt hatte: Gab es überhaupt genügende Anhaltspunkte für eine klare Abgrenzung der funktionellen Neurosen im Speziellen, oder von psychischen Störungen im Allgemeinen?[655] Am Beispiel der gerade *nicht* spezifischen Beziehung zwischen Krankheitsursache, pathologischer Anatomie und klinischem Bild sowohl bei der progressiven Paralyse als auch bei den exogenen Reaktionstypen nach Karl Bonhoeffer (1868-1948) zeigt Bumke, daß die Kraepelin'sche Annahme qualitativ distinkter, spezifischer Krankheitsentitäten durch die Empirie nicht gestützt wird.[656]

Im Gegensatz dazu plädiert er für eine Krankheitslehre, die psychopathologische Phänomene lediglich als quantitative Abweichungen in einem Spektrum möglicher psychologicher Reaktionsweisen ansieht.[657] Diese Reaktionsmöglichkeiten seien prinzipiell für alle Mitglieder der Species gegeben, aber in jedem Einzelfall durch eine erbliche Disposition, durch Erziehung und materielle Umwelt und durch punktuelle soziale und psychologische Belastungen bestimmt.[658]

Abschließend stellt Bumke fest, daß ein solches Krankheitsmodell in keiner Weise Anhaltspunkte für eine akkumulierende Verschlechterung des kollektiven Erbguts ergibt. Somit könne es auch keine medizinische Legiti-

---

654 Vgl. dazu Hoche (1906), an den sich Bumke (1912 b) anschließt. Zur Frage der Existenz und Abgrenzung ontologischer Krankheitseinheiten, vgl. dort S. 135.

656 Bumke (1912 b), insbes. 133. In der zweiten Auflage von (1912 a) ergänzt Bumke eine Passage, die sich analog auf die psychiatrische Erblichkeitsforschung im Sinne Rüdins bezieht: Auch hier würden einheitliche Krankheitsbilder für die empirische Untersuchung sowohl vorausgesetzt als auch durch die Untersuchung selbst in ihrer Existenz zu beweisen versucht, - ein Zirkelschluß; vgl. Bumke (1922), 50.

657 Bumke (1912 b), 149.

658 Bumke (1912 b); diese Überlegungen liegen auch der Kritik am Entartungsbegriff in Bumke (1912 a) zugrunde und sind weiter ausgeführt in Bumke (1920), (1924) und (1925). Sie sind auch Grundlage der Konzeption des von Bumke ab 1928 herausgegebenen *Handbuchs der Geisteskrankheiten*. Dort wird in der Einlitung zum "Allgemeinen Theil" (Band I) von Karl Birnbaum die Kraepelinsche Krankheitskonzeption als "historisch" und überwunden betrachtet: Birnbaum (1928).

mation für weitreichende präventive Maßnahmen geben, wie etwa Eingriffe in die Privatsphäre der Allgemeinbevölkerung.[659]

Dies war der Stand der Diskussion vor Ausbruch des 1. Weltkriegs. Zusammenfassend läßt sich feststellen:

1. Kraepelins Nosologie war nicht einfach das Resultat empirischer Forschung, sondern das Ergebnis einer vor-empirischen strategischen, professionspolitisch motivierten Entscheidung. Die sich aus dieser strategischen Entscheidung ergebende Forschung war selektiv auf somatische Faktoren ausgerichtet; die sich ergebenden Krankheitseinheiten und klassifikatorischen Prinzipien wurden durch postulierte somatische Ursachen konstituiert.

2. Im Zuge der konkreten Ausarbeitung der neuen Nosolgie verschwand die durch Beard soziologisch definierte Krankheitskategorie der Neurasthenie; die entsprechenden psychopathologischen Phänomene wurden einerseits körperlich erklärten Erschöpfungszuständen, andererseits dem sogenannten "Entartungsirresein" zugeordnet.

3. Kraepelins somatisch orientiertes Forschungsprogramm brachte für die Diskussion über den Zusammenhang zwischen modernem Leben und dem Auftreten von psychischen Störungen eine entscheidende Wende: Der Fokus der Diskussion verschob sich von der Neurasthenie zur Degeneration, von individueller Befindlichkeitsstörung zu kollektiver Pathologie.

4. Kraepelins Auffassung zur Degeneration im Speziellen und zur Nosologie im Allgemeinen waren in ihrer Zeit nicht unangefochten; vielmehr wurden diese Auffassungen in Bezug auf die Methodologie von Max Weber und Karl Jaspers, in Bezug auf die methodische Durchführung in großer Gründlichkeit von Oswald Bumke in Frage gestellt. Bumke entwickelte in Reaktion auf Kraepelin ein alternatives, multidimensionales Modell psychischer Störungen, das sozialen und psychologischen Variablen für die Krankheitsentstehung und -ausgestaltung einen breiten Raum einräumte und die Vorstellung von naturgegebenen, genau abgrenzbaren Krankheitsentitäten ablehnte.

Trotz der zeitgenössischen Kritik vor allem von Bumke hatte der Entartungs-Diskurs im Anschluß an Kraepelin und Rüdin eine erhebliche Nachwirkung, allerdings weniger im psychiatrischen Binnendiskurs als vielmehr in der öffentlichen Diskussion über die "Pathologie" der modernen Zivilisation. Durch das heftig debattierte Problem der "Kriegsneurotiker" im

659 Bumke (1912 a), 102-105.

1. Weltkrieg, durch die Niederlage von 1918 und durch die folgenden massiven politischen Veränderungen ergaben sich eine Reihe von wirkungsmächtigen neuen Faktoren für die weitere Entwicklung sowohl der öffentlichen als auch der fachinternen Diskussion; diese ist jedoch nicht mehr Gegenstand der vorliegenden Untersuchung.[660]

---

660 Für die weitere Entwicklung des Entartungs-Diskurses von 1914 bis 1945, vgl. Weingart, Kroll und Bayertz (1988), 216-562, sowie Weindling (1989); zu den unterschiedlichen Ausprägungen des Begriffs der Zivilisationskrankheit zwischen 1918 und 1960 und insbesondere zur Instrumentalisierung des Begriffs Zivilisationskrankheit zur Etablierung einer "psychologischen Hygiene" im Nationalsozialismus, vgl. Roelcke (1995 b) und (1996 b).

7. Von der *kulturellen Sexualmoral* zur psychoanalytischen Kulturtheorie: Sigmund Freuds Neurasthenie-Kritik und die Folgen

Auch Sigmund Freud wendete sich gegen den Neurasthenie-Begriff in der von Beard geprägten und von Wilhelm Erb und Richard von Krafft-Ebing elaborierten Form.[661] Andererseits kritisierte er schon in den frühen 1890er Jahren auch die Überschätzung der Erblichkeit im allgemeinen und die Ungenauigkeit des Degenerationsbegriffs im besonderen.[662] Demgegenüber fokussierte er die Aufmerksamkeit auf die Bedeutung der *Sexualität in der Ätiologie der Neurosen* (1898) und gab damit auch der Neurasthenie eine neue, nun spezifische Ursache.

Obwohl eine umfangreiche Literatur sowohl über die historischen Wurzeln der Freudschen Psychoanalyse als auch über die psychoanalytische Kulturtheorie existiert,[663] ist erstaunlicherweise der Zusammenhang zwischen Freuds Neurasthenie-Konzept und seiner späteren Auseinandersetzung mit

---

661 Freud (1895). Freud beginnt diesen Aufsatz mit dem Satz: "Es ist schwierig, etwas Allgemeingültiges von der Neurasthenie auszusagen, solange man diesen Krankheits-namen all das bedeuten läßt, wofür *Beard* ihn gebraucht hat": Freud (1908), 315.

662 Vgl. Freud (1893), insbes. 35; sowie Freud (1896) und (1898), 510.

663 Als Standardwerke zur Entstehungsgeschichte der Freudschen Psychoanalyse können gelten: Jones (1962); Ellenberger (1973); Hirschmüller (1978) und (1991); Schott (1985 c); Sulloway (1982); vgl. auch die Freud-Biographien von Jones (1962) und Gay (1989). Eine Übersicht der (medizin-) historischen Literatur findet sich in Schott (1985 c), 13-42, sowie in dem umfangreichen bibliographischen Essay in Gay (1989). Zur Kulturtheorie Freuds, vgl. Marcuse (1955); Schülein (1975); Dahmer (1982) und (1994); Erdheim und Nadig (1983); König (1992); Reichmayr (1995).

Religion, Kunst und Gesellschaft bisher nicht ausführlicher untersucht worden. Auf diese Weise blieb auch die Bedeutung des psychiatrischen Diskurses aus dem 19. Jahrhundert für die Formierung einer der einflußreichsten Kulturtheorien des 20. Jahrhunderts bislang weitgehend unbeachtet.[664] Für den Freud-Biographen Ernest Jones etwa beginnt die systematische Auseinandersetzung Freuds mit Religion und Geselschaft in den Jahren unmittelbar vor der Publikation von *Totem und Tabu* (1912/13).[665] Ähnlich wird auch in der vorliegenden Standard-Biographie von Peter Gay, in verschiedenen Übersichtsarbeiten zur Religionswissenschaft und Religionsethnologie sowie zur Ethnopsychoanalyse der Beginn der Freudschen Kulturtheorie mit diesem Werk identifiziert.[666] Als historische Wurzeln für *Totem und Tabu* wird zumeist auf die von Freud in dieser Schrift selbst genannten Ethnologen und Religionshistoriker wie Edward B. Tylor (1832-1917) oder James Frazer (1854-1941) hingewiesen, außerdem auf Charles Darwins Theorie von der Urhorde sowie die französische Massenpsychologie des 19. Jahrhunderts.[667] Auch von Seiten der Medizingeschichte wird keine Verbindung zwischen der psychiatrischen Tradition und der Freudschen Kulturtheorie hergestellt: Henry Ellenberger beispielsweise, der in seinem monumentalen Standardwerk zur *Entdeckung des Unbewußten* ausführlich auf Beards Neurasthenie-Theorie eingeht, gibt an anderer Stelle bei der Darstellung von Freuds kulturtheoretischen Schriften keinen Hinweis auf die lange Tradition psychiatrischer Zivilisationskritik und insbesondere die Neurasthenie-Debatte am Ausgang des 19. Jahrhunderts.[668] Macmillan, der einzige Autor, der sich

664 Wiener (1956) ist der einzige Autor, der eine Verbindung zwischen Beards American Nervousness und Freuds Neurasthenie-Begriff zum Thema macht; er beschränkt sich in seiner Arbeit jedoch auf eine Paraphrase von Beards These vom Zusammenhang zwischen Neurasthenie und modernem Leben und fügt dieser einige unverbundene Freud-Zitate bei, ohne Freuds Neurasthenie-Begriff zu rekonstruieren oder die Implikationen für seine Kulturtheorie zu analysieren.

665 Jones (1962), Bd. 3, 413-425; Freuds frühere Schrift über die *Kulturelle Sexualmoral* (1908) wird von Jones weder mit *Totem und Tabu* noch mit den vorangegangenen Arbeiten zur Neurasthenie in Verbindung gesetzt; vgl. ebd., 347-349.

666 Vgl. Gay (1989), 367-379; Gay (1994), 163; ebenso Schulte (1989). Exemplarisch für die Religionsethnologie wäre z.B. Morris (1989), 151-163; für die Perspektive der Ethnopsychoanalyse, vgl. Erdheim und Nadig (1983); Adler (1993), 5; Reichmayer (1995), 21-34.

667 Sulloway (1982); Gay (1989), 367-379.

668 Ellenberger (1973), 344-348, 727-742; auch Leibbrand und Wettley (1961), 587-596.

ausführlich dem Verhältnis zwischen Beard und Freud widmet, beschränkt sich in seiner Analyse ganz auf die Neurosentheorie und blendet die Kulturtheorie bei beiden Autoren völlig aus.[669]

In der historisch reflektierenden psychoanalytischen Sozialforschung, etwa bei Helmut Dahmer, wird Freuds Kulturtheorie nicht historisch, sondern systematisch rekonstruiert. Die Bedeutung der "Aktualneurosen" (unter ihnen auch der Neurasthenie) als Voraussetzung für die spätere psychoanalytische Sozialisations- und Kulturtheorie wird hier zwar differenziert diskutiert, jedoch werden die geschichtlichen Wurzeln, und insbesondere der psychiatrische Diskurs über die krankmachende Wirkung der Zivilisation, nicht wahrgenommen.[670]

Das folgende Kapitel zeigt jedoch, daß zentrale Gedanken aus der der psychiatrischen Zivilisationskritik des 19. Jahrhunderts konstitutiv in die Formulierung von Freuds Zivilisationstheorie eingegangen sind. Das Kapitel ist in drei Teile gegliedert:

Im ersten Abschnitt wird nach einer Skizze zum bürgerlichen Selbstbewußtsein im Wien der Jahrhundertwende Freuds Kritik am Neurasthenie-Begriff und sein Vorschlag für eine Präzisierung des Konzepts dargelegt. Zentral ist dabei die Idee einer spezifischen Verursachung der Neurosen durch sexuelle Faktoren und die Verankerung dieser Vorstellung im neuen wissenschaftlichen Paradigma von der spezifischen Krankheitsursache.

Im zweiten Abschnitt wird Freuds in der psychiatrischen Tradition stehender Aufsatz über *Die kulturelle Sexualmoral und die moderne Nervosität* (1908) mit *Totem und Tabu* (1912/13), dem klassischen ersten Aufsatz zur Kulturtheorie in Beziehung gesetzt.

Im dritten Abschnitt schließlich werden die von *Totem und Tabu* ausgehende psychoanalytische Kulturtheorie sowie die Grundlinien ihrer Rezeption umrissen.

---

669 Macmillan (1976).

670 Dahmer (1982), 46-51; ähnlich Reimann (1991), 5-25; König (1992), 207-245.

7.1. Das Postulat von der sexuellen Ätiologie der Neurosen

Im Wien der Jahrhundertwende befanden sich Liberalismus und Bürgertum in einer tiefen Krise, die viele Gemeinsamkeiten mit der Situation im deutschen Kaiserreich, aber auch einige charakteristische Unterschiede aufwies.[671] Nachdem die alte ständische Ordnung durch äußere Feinde wiederholte Niederlagen erfahren hatte - so zuletzt im verlorenen Krieg gegen Napoleon III - , hatten die Liberalen in den 1860er Jahren eine verfassungsgemäße Regierung etablieren können. Von Anfang an jedoch mußten sie die Macht mit dem Adel und der kaiserlichen Bürokratie teilen. Selbst während der zwei Jahrzehnte ihrer Herrschaft blieb die gesellschaftliche Verankerung der Liberalen schwach und war auf die mittelständischen Deutsch-Österreicher und die deutschen Juden der städtischen Zentren begrenzt. Zunehmend mit dem auch hier rasch aufkommenden Industriekapitalismus identifiziert, hielten die bürgerlichen Liberalen die parlamentarische Gewalt durch das undemokratische Mittel eines beschränkten Klassenwahlrechts aufrecht.

Bald erhoben neue Gesellschaftsgruppen Anspruch auf Teilhabe an der politischen Macht: Die Bauern, die städtischen Handwerker und Industriearbeiter, und die slawischen Bevölkerungsgruppen der Doppelmonarchie. In den 1880er Jahren bildeten diese Gruppen zur Herausforderung der liberalen Vorherrschaft Massenparteien: Antisemitische Alldeutsche und Christlich-Soziale unter der Führung von Karl Lueger (1844-1910), Sozialdemokraten, und schließlich slawische Nationalisten. Mitte der neunziger Jahre wurde der antisemitische katholische Karl Lueger zum Bürgermeister von Wien gewählt und nach vorübergehendem Einspruch des Kaisers zwei Jahre später definitiv ins Amt eingesetzt. Die Christlich-Sozialen begannen ein Jahrzehnt der Herrschaft in Wien, welches durch Antisemitismus, Klerikalismus, sowie Sozialismus auf kommunaler Ebene gekennzeichnet war. Der klassische Liberalismus empfand gegenüber diesen Entwicklungen eine tiefe Abneigung. Aus seiner Perspektive bestand der Kern der von Lueger geführten Massenbewegung in einem "Bündnis des Adels und der Massen gegen die liberale Mittelklasse."[672]

Auch auf nationaler Ebene wurden die Liberalen zunehmend von den modernen christlich-antisemitischen, sozialistischen und nationalistischen

671 Vgl. zum Folgenden LeRider (1990), Schorske (1994).
672 König (1992), 198.

Massenbewegungen verdrängt. Um 1900 verloren sie die parlamentarische Mehrheit und erholten sich in der Folge von dieser Niederlage nicht mehr. Der Fortschritt, zentrale und identitätsstiftende Idee des bürgerlichen Liberalismus, schien ein Ende erreicht zu haben. Die liberale *Neue Freie Presse*, als deren Korrespondent unter anderem auch Max Nordau aus Paris berichtete, sah den erwarteten rationalen Lauf der Geschichte grausam verändert: Die "kulturfeindliche Masse" hatte gesiegt, ehe die Voraussetzungen für eine politische Aufklärung geschaffen waren.[673] Angst, Unfähigkeit zur politischen Gestaltung und eine zunehmende Härte der Lebensbedingungen wurden als charakteristische Züge der Zeit wahrgenommen. Das Gefühl der Bedrohung durch die "Massen" war weit verbreitet und fand sein Korrelat in der ästhetischen Stilisierung von Individualismus, Einsamkeit und Genie.[674] Die Manipulierbarkeit der Massen durch politische Führer wie Lueger, aber auch durch umherziehende Scharlatane und Hypnotiseure wurde Thema öffentlicher Debatten und auch Gegenstand der Literatur.[675]

Zwei grundlegende soziale Tatsachen unterschieden das österreichische Bürgertum von dem in Frankreich oder England, aber auch von der Situation des Bürgertums im deutschen Kaiserreich um die Jahrhundertwende: Während in Europas Westen an die Stelle der Ständeordnung eine Nation getreten war, bestand in der Habsburger Doppelmonarchie die alte ständische Ordnung zunächst bruchlos fort. Sie wurde aber durch die Modernisierungsprozesse in der Folge von (vergleichsweise später) Industrialisierung und Urbanisierung zunehmend ausgehöhlt, ohne daß die Identifikationsangebote einer "Nation" vorhanden waren. Das Bürgertum gelangte in dieser Konstellation nie zu einer stabilen Stellung. Die bürgerlichen Intellektuellen und ihre Deutungsangebote existierten nicht in Ausrichtung auf einen etablierten Raum bürgerlicher Öffentlichkeit, sondern immer mit dem Wunsch nach Anerkennung durch die alten Eliten. Es gelang dem Bürgertum weder, den Adel deutlich zu marginalisieren, noch sich gänzlich mit ihm zu verschmelzen. Wegen dieser Schwäche blieb es vom Kaiser abhängig und zugleich ihm

---

673 *Neue Freie Presse* vom 2. 3. 1897, Abendblatt, S. 1, zitiert nach Schorske (1994), 6.

674 Le Rider (1990), König (1992).

675 Moscovici (1986); König (1992). Thomas Manns *Mario und der Zauberer* demonstriert die Verbindung von Faszination und Bedrohung, die von der Psychologie der Massensuggestion ausging.

tief ergeben als einer fernen, aber notwendigen schützenden Vaterfigur.[676] Das Versagen beim Erringen der politischen Macht provozierte die resignative Selbsteinschätzung des Bürgers als Außenseiter, der sich zu seiner Kompensation an den Adel und seine Lebensformen anzunähern versuchte. Der große und wohlhabende jüdische Bevölkerungsanteil in Wien bestärkte mit seinem heftigen Assimilationsdrang diese Tendenz.

Gegen Ende des Jahrhunderts hatte sich aufgrund der geschilderten Lage ein spezifisches Verhältnis der Wiener zur Kunst herausgebildet: Theater, Musik und Literatur wurden zu einer Zuflucht vor der zunehmend unfreundlichen politischen Welt. Der Kritiker Karl Kraus konstatierte 1899 gleichzeitig eine Ausweitung und Kommerzialisierung des literarischen Sektors:

"... in den letzten Jahren, die den Wirkungskreis des Wiener Liberalismus auf ein Premierenparkett beschränkten, hat das literarische Manchestertum eine Entwicklung genommen, die geradewegs einer Katastrophe gleichkommen muß."[677]

Die Intellektuellen kultivierten und erforschten das Individuelle und die Subjektivität, eine Entwicklung, die in Literatur und Kunst oft mit einem Abgehen vom realistischen Stil und der Erpobung experimenteller Formen einherging.[678] Ein Exponent dieser Beschäftigung mit der Subjektivität war etwa Arthur Schnitzler, der den "inneren Dialog" als stilprägendes und strukturgebendes Prinzip in die Erzählliteratur einführte. Selbst innerhalb der positivistisch orientierten Wissenschaften formierte sich die Kritik an den grundlegenden Prämissen etwa des Materialismus. Der Physiker und Philosoph Ernst Mach (1838-1916) verwarf die Unterscheidung zwischen Wahrnehmung und Wahrgenommenem und stellte das bisherige Verständnis von kohärenter Materie und Ich in Frage.[679]

In diesem historischen Kontext entstand die Psychoanalyse. Carl Schorske hat die skizzierten Entwicklungen exemplarisch am Werdegang von Sigmund Freud dargestellt, bei dem die Entstehung des ersten Hauptwerks, der *Traumdeutung* (1900), mit einem geistigen und gesellschaftlichen Rückzug

676 Dies zeigt eindrücklich Schorske (1994).

677 In *Die Fackel*, Heft 1, April 1899, S. 15; zitiert nach Schorske (1994), 8.

678 Vgl. Le Rider (1990); für die Literatur finden sich zahlreiche Belege in Thomé (1993).

679 Zu Leben und Werk von Mach, vgl. den Sammelband von Hoffmann und Laitko (1991); zu den Konsequenzen seiner Wahrnehmungspsychologie für den öffentlichen Diskurs um 1900, vgl. Asendorf (1989).

einher ging.[680] Der soziale Rückzug war bei Freud aber nicht verbunden mit einem Desinteresse an den Themenbereichen Kultur und Geschichte. Vielmehr entwikelte er ganz in der Tradition der psychiatrischen Zivilisationskritik eine eigene, mit der neuen Psychoanalyse verbundene nervenärztliche Deutung des bürgerlichen Bewußtseins von der Krise der Kultur. Ausgangspunkt war auch für Freud die Beard'sche Konzeption der Neurasthenie.

Etwa zeitgleich mit Kraepelin kritisierte auch Freud die Konzeptualisierung der Neurasthenie als zu umfassend und unbestimmt, und zwar sowohl hinsichtlich der Symptomatologie als auch hinsichtlich der Ätiologie. In einem 1895 im *Neurologischen Zentralblatt* veröffentlichten Aufsatz verfolgt Freud das Ziel, die Kategorie der Neurasthenie enger zu fassen, indem er einen Symptomenkomplex, der bisher dieser Kategorie zugerechnet wurde, als eigenständig herausarbeitet: Es handelt sich um die Angstneurose, die einerseits durch das "Hauptsymptom" Angst, andererseits und vor allem durch eine spezifische Ätiologie charakterisiert sei.[681] Eben wegen dieser spezifischen Ätiologie sei es berechtigt, die Angstneurose als eigenständige Krankheitsentität neben der Neurasthenie zu betrachten.

Die postulierte spezifische Ätiologie wird damit auch bei Freud das konstitutive Merkmal einer eigenständigen Krankheitskategorie. Die spezifische Ursache für die Angstneurose ist nach Freud eine aktuell aufgestaute sexuelle Erregung, - im Gegensatz zur frühkindlichen sexuellen Traumatisierung, die Freud den sogenannten Psychoneurosen, nämlich der Zwangsneurose und die Hysterie zuordnet.[682] Beide Formen der sexuellen Ätiologie - sowohl der aktuelle Aufstau der sexuellen Erregung bei den Aktualneurosen, als auch die frühkindliche sexuelle Traumatisierung werden dabei in dieser ersten Phase von Freuds Theoriebildung durchaus somatisch-materiell verstanden.

Das Postulat einer sexuellen Ätiologie der Neurosen erfolgt im Kontext eines breiten zeitgenössischen Diskurses über die Sexualität, der wesentlich durch Krafft-Ebings *Psychopathia sexualis* (1886) eingeleitet worden war. Diese Diskussion fand auf dem Hintergrund der Prüderie und sexuellen "Doppelmoral"[683] des viktorianischen und wilhelminischen Zeitalters statt.

---

680 Schorske (1994), 169-193.

681 Freud (1895), insbesondere 333-339.

682 Freud 1898.

683 von Ehrenfels (1907).

Wichtige Repräsentanten der Diskussion waren neben Krafft-Ebing auch William James (1842-1910), Albert Moll (1862-1939) und Havelock Ellis (1859-1939). Resultat dieser Diskussion war unter anderem auch die Formierung der Sexualwissenschaft als eigenständiger Disziplin.[684] Freud kannte die genannten Autoren zum Teil persönlich und hatte ihre Arbeiten rezipiert.[685]

Neben dem zeitgenössischen Sexualitätsdiskurs war für Freud insbesondere das naturwissenschaftliche Paradigma des ausgehenden 19. Jahrhunderts prägend. Sowohl die biologischen Evolutionstheorien als auch die Methoden und Ergebnisse der neuen Laborwissenschaften wurden von ihm mit Interesse und im Detail aufgenommen und verarbeitet.[686]

In diesem Zusammenhang steht auch Freuds genaue Kenntnis der zeitgenössischen Diskussion über den Kausalitätsbegriff in Medizin und Naturforschung.[687] Sowohl der 1895 publizierte Aufsatz über die Neurasthenie als auch mehrere Arbeiten aus den folgenden Jahren enthalten ausführliche Passagen über die Wertigkeit und Wechselbeziehungen der verschiedenen Klassen von verursachenden Faktoren für Nervenkrankheiten.[688] So betont Freud, daß die von ihm postulierte sexuelle Verursachung eine notwendige, jedoch nicht hinreichende sei, und daß für das Zustandekommen der Wirkung (nämlich der manifesten Erkrankung) noch andere Bedingungen, wie etwa eine Disposition, eine Summation der spezifischen Momente oder auch accessorische unspezifische Faktoren erforderlich sein können.[689] Über das Verhältnis der unspezifischen zur notwendigen spezifischen Ursache heißt es in diesem Zusammenhang, daß die sogenannten "banalen" accessorischen Faktoren die spezifische Ursache quantitativ ergänzen, aber nicht qualitativ ersetzen könnten. Und "das spezifische Moment bleibt stets dasjenige, welches die Form der Neurosen bestimmt."[690]

In einem späteren Aufsatz diskutiert Freud noch einmal in allgemeinerer Form *Die Sexualität in der Ätiologie der Neurosen* (1898). In diesem Zusammenhang wendet er sich vor allem gegen den von Griesinger in die

684 Vgl. Wettley (1959 c); Haeberle (1983).
685 Sulloway (1982), 412-443; Gay (1989), 166-173.
686 Sulloway (1982); Hirschmüller (1991).
687 Vgl. Codell Carter (1980).
688 Vgl. hierzu auch Codell Carter (1980).
689 Freud (1895), 329.
690 Freud (1895), 332.

psychiatrische Theoriebildung eingeführten vagen Begriff der "neuropathischen Disposition" sowie die ebenfalls in der konventionellen psychiatrischen Krankheitslehre seit Griesinger kanonische Vorstellung, das Zusammentreffen einer solchen Disposition mit aktuellen accessorischen Ursachen sei ausreichend, um die Ätiologie der Neurosen zu beschreiben. Vielmehr gebe es für jede der vier Typen von Neurosen (Neurasthenie, Angstneurose, Zwangsneurose und Hysterie) eine eigene, spezifische Ätiologie im Bereich des Sexuallebens. Bei der Neurasthenie sei die Heredität kein wesentlicher Bedingungsfaktor: "Die Neurasthenie gehört zu den Affektionen, die jeder erblich unbelastete bequem erwerben kann."[691] Die moderne Zivilisation wird in diesem Zusammenhang ebenfalls als möglicher Ursachenfaktor diskutiert, erhält jedoch insgesamt eine marginale Rolle zugeschrieben. Ganz im Vordergrund steht die im Individualpsychologischen bleibenden Idee vom toxischen Aufstau sexueller Energie durch unbefriedigte Triebbedürfnisse. Eine Verknüpfung der Themenbereiche Sexualität und Zivilisation wird lediglich in einem Satz angedeutet, aber nicht weiter verfolgt.[692]

Auch Freud fühlte sich also veranlaßt, dem von Beard formulierten und von Krafft-Ebing und Erb gefolgten umfassenden Neurasthenie-Konzept einen engeren Begriff entgegenzusetzen, der auf die Annahme einer spezifischen Krankheitsursache basiert.[693] In dieser Hinsicht grenzen sich Freud und Kraepelin somit gemeinsam von den Propagatoren einer umfassenden, über die Pathophysiologie ("reizbare Schwäche" durch Erschöpfung der Nervenkraft) definierten Krankheitseinheit Neurasthenie ab. Beide kritisieren eine Nosologie, die sich wesentlich auf die Krankheitssymptomatik und eine Auflistung nicht-hierarchisierter ätiologischer Faktoren bezieht, und beide stellen dagegen eine nosologische Konzeption, die sich an der Vorstellung einer spezifischen, d.h. einer notwendigen Ursache mit spezifischer Interventionsmöglichkeit orientiert. Diese Idee der notwendigen Krankheitsursache hatte

691 Freud (1898), 501.

692 Freud (1898), 508.

693 Zur Kritik an Erb, Krafft-Ebing und anderen Autoren, vgl. Freud (1908), 16-17. Etwa zeitgleich fordert auch Möbius eine ätiologisch-fundierte psychiatrische Nosologie. Codell Carter (1980) hat darauf aufmerksam gemacht, daß zwischen den Forderungen von Freud und Möbius sowie dem Aufkommen der bakteriologischen Keimtheorie zumindest ein zeitlicher Zusammenhang besteht; vgl. allgemeiner zur zeitgenössischen wachsenden Bedeutung der Idee spezifischer Krankheitsverursachung Schlich (1996).

sowohl - wie im Zusammenhang mit Kraepelins Nosologie ausgeführt - die Ausrichtung der Medizin an den Naturwissenschaften und speziell am naturwissenschaftlichen Kausalitätsbegriff als Voraussetzung, als auch die Erwartung, über die Kontrolle der spezifischen Krankheitsursache die Therapie oder Prävention der jeweiligen Zustände besonders effizient zu gestalten.

Während aber bei Kraepelin diese Reformulierung der Nosologie zur Aufsplitterung des eigenständigen Krankheitsbildes Neurasthenie und zur Einordnung der verbleibenden Entitäten unter biologisch konzipierte Kategorien führt, eröffnete die von Freud postulierte sexuelle Ätiologie der Neurasthenie die Möglichkeit, soziale und kulturelle Faktoren für die Pathogenese der Neurasthenie (und anderer psychischer Erkrankungen) zu thematisieren. Diese Weiterentwicklung von Freuds Theoriebildung, die eine postulierte Soziogenese psychischer Erkrankungen in eine umfassendere Kulturtheorie einbettet, ist Gegenstand des folgenden Abschnitts.

7.2. Die Verdrängung als Grundlage der Zivilisation: Von der *Kulturellen Sexualmoral* zu *Totem und Tabu*

Der Schlüssel für Freuds soziogenetische Krankheitstheorie und die darin angelegte Zivilisationstheorie ist der Begriff der "kulturellen Sexualmoral". Im Aufsatz über *Die 'kulturelle' Sexualmoral und die moderne Nervosität* aus dem Jahr 1908 formuliert Freud erstmals längere Passagen über das Wesen der Kultur und ihre Veränderung im Verlauf des Zivilisationsprozesses. Dieser Aufsatz knüpft direkt an den nervenärztlichen Neurasthenie-Diskurs an. Nicht ohne einen Hinweis auf Beard referiert Freud zunächst die Arbeiten von Erb, Krafft-Ebing und Binswanger zum Thema Nervosität. Seine zentrale Kritik an deren Positionen besteht darin, daß alle genannten Autoren die unterdrückte Sexualität als ätiologischen Faktor ausgeblendet hätten.[694]

---

694 Beard hatte 1884 eine eigene Schrift dem Thema Sexualität und Neurasthenie gewidmet; in dieser wurden jedoch vor allem sexuelle Exzesse oder "Überreizungen" für die Entstehung der Neurasthenie verantwortlich gemacht. Das Thema der Verdrängung/ Unterdrückung ("repression") von Emotionen taucht separat davon in *American Nervousness* auf; eine Verbindung zwischen "repression" und Sexualität

Als neues Argument für die bisher unbefriedigend konzeptualisierte Ätiologie der Nervosität verweist Freud auf den Begriff der "kulturellen Sexualmoral", den der Prager Philosoph Christian von Ehrenfels (1850-1932), einer der Begründer der Gestaltpsychologie, in seiner 1907 publizierten *Sexualethik* entwickelt hatte.[695] Ehrenfels postulierte hier eine "natürliche Sexualmoral", welche es einem "Menschenstamm" ermögliche, "sich andauernd bei Gesundheit und Lebenstüchtigkeit zu erhalten". Die "kulturelle Sexualmoral" in den modernen zivilisierten Gesellschaften sei dagegen so beschaffen, daß sie "die Menschen zu intensiver und produktiver Kulturarbeit" ansporne, dabei jedoch Gesundheit und Lebenstüchtigkeit angreifen könne.[696]

Dieser neue Gedanke aus dem zeitgenössischen Diskurs über Sexualität differenziert einen postulierten Natur- vom Kulturzustand durch den Begriff der Sexualmoral. Für Freud ist dieser Gedanke unmittelbar kompatibel mit seiner Vorstellung von der sexuellen Ätiologie der Neurosen. Er erlaubt es Freud, die psychoanalytische Theorie zur Dimension der Kultur hin zu öffnen. Im Ansatz enhält der Aufsatz aus dem Jahr 1908 bereits alle wesentlichen Motive, die sich in den späteren großen Abhandlungen zur Kulturtheorie finden. Während Freud schon in den Jahren zuvor die Verdrängung als Resultat gesellschaftlicher Einflüsse konzipiert hatte,[697] werden nun komplementär Gesellschaft und Kultur als Resultate eines Verdrängungskompromisses gedacht. Entwickelt werden diese Umrisse der psychoanalytischen Kulturtheorie anhand der Entstehungsbedingungen der Neurosen.

Die Ätiologie der Neurosen ist für Freud das Resultat eines Zusammenwirkens von äußeren, in der kulturellen Sexualmoral begründeten, und

---

stellt Beard nicht her; vgl. dazu auch Kapitel 5, Abschnitt 5.2. der vorliegenden Arbeit.

695 von Ehrenfels (1907). Zu Ehrenfels' Stellung in der Geschichte der Psychologie, vgl. Ash (1995), 87-90, 105, 171-173. Eine auch literarisch ansprechende Würdigung von Ehrenfels findet sich in dem von Max Brod (1932) verfaßten Nachruf.

696 von Ehrenfels (1907), 7.

697 Vgl. Freuds Buch über den Witz, wo es heißt: "Wir gestehen der Kultur und höheren Erziehung einen großen Einfluß auf die Ausbildung der Verdrängung zu und nehmen an, daß unter diesen Bedingungen eine Veränderung der psychischen Organisation zustande kommt, ... derzufolge sonst angenehm Empfundenes nun als unannehmbar erscheint und mit allen psychischen Kräften abgelehnt wird": Freud (1905), 82 .

inneren, subjektiv-individuellen Faktoren. Während die Klärung des letzteren Bereichs Aufgabe der individuellen Analyse ist, setzt die Erhellung der äußeren Bedingungsfaktoren eine Analyse der Kultur voraus. In diesem Kontext entwickelt Freud nun die Umrisse seines Kulturbegriffs.[698] Danach ist die Kultur

"ganz allgemein auf der Unterdrückung von Trieben aufgebaut. Jeder Einzelne hat ein Stück seines Besitzes, seiner Machtvollkommenheit, der aggressiven und vindikativen Neigungen seiner Persönlichkeit abgetreten; aus diesen Beiträgen ist der gemeinsame Kulturbesitz an materiellen und ideellen Gütern entstanden ... Der Verzicht ist ein im Laufe der Kulturentwicklung progressiver gewesen; die einzelnen Fortschritte desselben wurden von der Religion sanktioniert..."[699]

Da die Sexualtriebe des Menschen nicht die im Tierreich beobachtete Periodizität zeigen, können sie als kontinuierliche Antriebsquellen fungieren. Sie stellen "der Kulturarbeit außerordentlich große Kraftmengen zur Verfügung",[700] indem die mit den Trieben verbundene Energie im Prozeß der Sublimierung von ursprünglich sexuellen nun auf nichtsexuelle soziale Ziele verschoben wird.[701] Dabei ist die Sublimierung nicht als ein unbegrenzt beanspruchbarer Vorgang vorzustellen. Zwar läßt sich ein individuell unterschiedlich großer Anteil der Sexualenergien sublimieren; ein bestimmter, ebenfalls quantitativ variabler Betrag fordert jedoch die direkte Befriedigung und stößt deshalb immer auch an die durch kulturelle Normen und Institutionen gesetzten Grenzen.[702]

Dies ist der Ausgangspunkt für das kulturell bedingte "Triebschicksal". In der "normalen" Sozialisation läßt sich eine Entwicklung der Sexualtriebe vom Autoerotismus hin zur Liebe anderer "Objekte" finden. Diese Entwicklung verläuft aber nicht einfach im Sinne einer reibungslosen Einfügung der Sexualtriebe in die gesellschaftlich vorgegebenen Normen und Verhaltensstandards. Aufgrund der nur bedingten Plastizität der Triebe ist die

---

698 Die nächsten Absätze folgen wesentlich Reimann (1991), 5-25.

699 Freud (1908), 149-150.

700 Freud (1908), 150.

701 Der Begriff der Sublimierung stammt ursprünglich aus der Alchimie und hat eine wissenschaftshistorisch sehr interessante, aber bisher im Einzelnen noch nicht untersuchte Karriere durchlaufen. Er wird genau in diesem Kontext des Nervositätsaufsatzes von Freud in die psychoanalytische Theorie eingeführt; vgl. Laplanche und Pontalis (1973), 478-481.

702 Freud (1908), 151.

Dynamik des Prozesses vielmehr wesentlich auch von der Art und Rigidität der sozialen Normen und Institutionen abhängig.

Hier unterscheidet Freud drei Typen der gesellschaftlichen Einbindung der Sexualtriebe und ordnet diese Typen drei aufeinanderfolgenden Stufen der Menschheitsentwicklung zu. Danach gibt es folgende Kulturstufen:

"eine erste, auf welcher die Betätigung des Sexualtriebes auch über die Ziele der Fortpflanzung hinaus frei ist;
eine zweite, auf welcher alles am Sexualtrieb unterdrückt ist bis auf das, was der Fortpflanzung dient,
und eine dritte, auf welcher nur die *legitime* [d.h., kulturell legitimierte und damit eheliche Form der] Fortpflanzung als Sexualziel zugelassen wird."[703]

Dieser dritten historischen Entwicklungsstufe entspricht die "kulturelle Sexualmoral". Sie ist die Moral einer von christlichen Prinzipien geprägten Gesellschaft, die jede sexuelle Betätigung dem Ziel der Fortpflanzung unterordnet. Freud geht davon aus, daß die Menschen mit einem individuell unterschiedlichen Potential an Triebenergie ausgestattet sind. Die jeweilige Ausstattung bestimmt die Dynamik des individuell erlebten Widerstreits von Kultur und psychophysischem Organismus. So gelingt es den Menschen mit vergleichsweise schwacher Triebausstattung häufig weitgehend oder völlig, jene Neigungen zu unterdrücken, welche sie "in Konflikt mit der Moralforderung ihrer Kulturstufe" bringen könnten.[704] Allerdings werden in diesem Falle wichtige Energien, die zur Unterdrückung der Triebe gebraucht werden, der Kulturarbeit entzogen: Diese Menschen "sind gleichsam in sich gehemmt und nach außen gelähmt."[705]

Die an Neurosen leidenden Menschen sind für Freud eine Anklage an die rigiden gesellschaftlichen Moralvorstellungen und die dahinter stehenden sozialen Institutionen:

"Die Neurotiker sind jene Klasse von Menschen, die es bei widerstrebender Organisation unter dem Einflusse der Kulturanforderungen zu einer nur scheinbar und immer mißglückenden Unterdrückung ihrer Triebe bringen, und die darum ihre Mitarbeiterschaft an den Kulturwerken nur mit großem Kräfteaufwand, unter innerer Verarmung, aufrecht erhalten oder zeitweise als Kranke aussetzen müssen".[706]

---

703 Freud (1908), 151-152; Hervorhebung und Einfügung vom Verfasser, V.R.

704 Freud (1908), 153.

705 Freud (1908), 153.

706 Freud (1908), 154.

Die Neurose spiegelt also sowohl die Unerbittlichkeit der Kulturforderungen wie auch die Grenze der psychischen Anpassungsfähigkeit wider. Sie zeigt, "daß es für die meisten Menschen eine Grenze gibt, über die hinaus ihre Konstitution der Kulturanforderung nicht folgen kann." Sie spiegelt also ein Stück mißlungener Anpassung der ersten, psychophysischen Natur an die gesellschaftliche zweite.[707]

Deutlich wird hier, daß die "inneren" Ursachen der Neurosen, hier bezeichnet mit dem Begriff der "Konstitution", von Freud zwar durchaus in die theoretischen Überlegungen mit einbezogen werden, daß aber gleichzeitig das Hauptinteresse den "äußeren" Faktoren und damit den gesellschaftlichen Insititutionen, der Kultur und ihrer Entwicklungsstufe im Prozeß der Zivilisation zugewendet wird. Demgegenüber hatte Freud noch Anfang der 1890er Jahre bei seinen ätiologischen Überlegungen an die schon bei Reil vorhandene Unterscheidung von "nächsten" und "entfernteren" Ursachen angeknüpft. Zu dieser Zeit galt sein ausdrückliches Interesse den "nächsten" Ursachen, wobei ihn hier die Frage beschäftigte, wie das Seelische "auf das Körperliche störend einwirkt"; "welches die entfernteren Ursachen jener Störungen sind, ... das ist eine andere Frage und kann hier füglich ausser Betracht gelassen werden."[708]

Wie Kraepelin - ebenfalls noch in den 1890er Jahren -, so anerkennt auch Freud grundsätzlich das Zusammenwirken von inneren *und* äußeren Bedingungsfaktoren. Während Krapelin nun die Bedeutung der äußeren, gesellschaftlichen Faktoren marginalisiert und schließlich in den Publikationen nach 1904 zunehmend soziale und kulturelle Phänomene als *Folge*erscheinungen der erblichen inneren Natur des Menschen denkt, komplementiert Freud mit seinem Aufsatz aus dem Jahr 1908 die auf die innerseelischen Abläufe beim Individuum fokussierte Betrachtungsweise durch das Programm einer Kulturanalyse. Dem biologisch bedingten drohenden Untergang der Kultur bei Kraepelin und Rüdin steht bei Freud der Entwurf einer Theorie gegenüber, in welcher Kultur und individuelle psychophysische Vorgänge wechselseitig aufeinander bezogen werden. Der theoretisch zentrale Begriff der Verdrängung wird dabei einerseits als Resultat kultureller Institutionen, nämlich von Sozialisationsvorgängen, gedacht; andererseits

---

707 Vgl. auch Reimann (1989), 13. Zur Freudschen Kritik des gesellschaftlichen konstruierten Naturbegriffs, vgl. Dahmer (1994).

708 Freud (1890), 293.

beruhen die kulturellen Institutionen ihrerseits auf Triebverzicht und der damit einhergehenden Verdrängung.

Der Entwurf einer Kultur- oder Zivilisationstheorie[709] im Aufsatz über die *kulturelle Sexualmoral* verweist deutlich auf "soziale Ungerechtigkeiten"[710] und Zwänge, die die gesellschaftlichen Institutionen durchziehen und welche nicht nur Kulturleistungen, sondern auch individuelle Pathologie verursachen. Die von Freud vor allem in *Totem und Tabu* (1912/13) verfolgte Frage nach den Ursprüngen für den Zwangscharakter sozialer Institutionen ist jedoch nicht das Resultat spekulativer Überlegungen, sondern zunächst eine Problemstellung aus der nervenärztlichen Praxis.[711] Ausgangspunkt ist die Erfahrung, daß die Patienten offensichtlich immer wieder von stark ausgeprägten Schuldgefühlen geplagt sind, die sich nicht auf das reale Verhalten der primären Sozialisationsgruppe Familie zurückführen lassen. Da es zwischen der Angst der Neurotiker und der Behandlung, die sie von ihrer Umwelt erfahren haben, nur zum Teil offensichtliche Korrespondenzen gibt, vermutet Freud, daß es übermächtige Ereignisse nicht nur aus der Ontogenese (Individualbiographie), sondern auch aus der Phylogenese (Stammesgeschichte des Menschen) sind, unter denen die Menschen wie unter einem Trauma leiden.[712] Diese in der Urgeschichte der Menschheit lokalisierte Traumatisierung hat sich einerseits in der Natur des Menschen (im Sinne einer organischen Fixierung und darauf folgenden Vererbung psychischer Strukturen) niedergeschlagen;[713] andererseits ist sie die Wurzel zentraler kultureller Institutionen. In *Totem und Tabu*, dem "wissenschaftlichen Mythos"[714] von der Urhorde, vom ursprünglichen Vatermord und dem folgenden Inzesttabu, markiert Freud den Übergang des Menschen vom Natur- zum Kulturzustand. Freud nimmt hier an, daß es am Anfang der menschlichen Geschichte ein

---

709 Freud benutzt beide Begriffe synonym: Freud (1927), 326.

710 Freud (1908), 155.

711 Hier und in den folgenden Ausführungen zum Zwang bin ich der Darstellung von König (1992), 207-245, verpflichtet.

712 Dieses Verständnis Freuds vom Zusammenhang zwischen Ontogenese und Phylogenese ist inspiriert durch Haeckels "biogenetisches Grundgesetz" und Lamarckistisches Gedankengut; zum Einfluß von Lamarck, Darwin und Haeckel auf Freud, vgl. Sulloway (1982) und Ritvo (1990).

713 Freud (1921), 136, spricht von "unzerstörbaren Spuren [dieses Traumas] in der menschlichen Erbgeschichte".

714 Freud (1921), 151. Freud relativiert hier - zumindest verbal - den historischen Gehalt der Geschichte von der Urhorde.

tyrannisches Oberhaupt der Urhorde gab, das alle Frauen für sich beanspruchte und die Söhne als potentielle Rivalen zu kastrieren suchte. Nur der jüngste Sohn konnte als Liebling der Mutter entkommen und Nachfolger das Vaters werden. Eines Tages verbündeten sich die Söhne, um den Urvater zu erschlagen. Der Vater wurde getötet und verspeist und die Mütter und Schwestern als Frauen genommen. Das auftretende Schuldgefühl führte jedoch in der Folge zur Tabuisierung des Verkehrs mit den Müttern und Schwestern. Das *Bild* des Erschlagenen war nun ebenso präsent wie zuvor der Vater selbst. In der Folge wurde die Verspeisung des Urvaters in regelmäßigen Abständen und ritualisierter Form wiederholt, während außerhalb dieses Rituals der Totemvater - oder in der Folge das Totemtier - verehrt und nicht angetastet werden durfte.

Dies - so Freud - sei der Ursprung des Totemismus. Entsprechend den Theorien zeitgenössischer Religionshistoriker und Ethnologen, wie etwa J. F. McLennan und James Frazer, war der Totemismus, die rituelle Verehrung von Tieren, Pflanzen oder materiellen Gegenständen, eine Urform aller Religionen, aus der letztendlich auch der jüdische und christliche Monotheismus hervorgegangen sein sollte.[715] Der schottische Ethnologe James Frazer hatte in seinem kurz vor *Totem und Tabu* publizierten Werk *Totemism and Exogamy* (1910) die Exogamie (Gebot zur Heirat außerhalb der Familie) als Kehrseite des Totemismus und als kulturelle Institution definiert, mit deren Hilfe sich "primitive Gesellschaften" vor der immer gegenwärtigen Versuchung des Inzests schützten. Freud folgt der Definition von Frazer, wonach ein Totem ein materielles Objekt ist, "welchem der Wilde einen abergläubischen Respekt bezeugt, weil er glaubt, daß zwischen seiner eigenen Person und jedem Ding dieser Gattung eine ganz besondere [heilige] Beziehung besteht".[716] Mit Bezug auf Frazer nahm Freud an, "daß der Totemismus ein System ist, welches bei gewissen primitiven Völkern ... eine Religion vertritt und die Grundzüge der sozialen Organisation abgibt."[717] Für Freud war die totemistische Form der Religion mit ihrer

715 Diese Auffassung wurde unter anderem von Wilhelm Wundt vertreten, auf den sich Freud hier bezieht: Freud (1912/13), 123. Freud hatte außerdem die Evolutionisten Herbert Spencer, Edward Tylor, Lewis H. Morgan und Johann J. Bachofen rezipiert; vgl. dazu auch Reichmayr (1995), 23-26.

716 Freud (1912/13), 125.

717 Freud (1912/13), 122.

charakteristischen Ambivalenz gegenüber dem Totemtier bzw. der Vaterfigur die Kehrseite der universellen Exogamie, die sich auf einen gemeinsamen Ursprung zurückführen ließ und letztlich eine religiös institutionalisierte Form der ödipalen Beziehung darstellte.[718]

Die von einem tyrannischen Mann beherrschte Urhorde hält Freud für die "Urform der menschlichen Gesellschaft".[719] Ihre Geschichte ist die Urgeschichte der Verinnerlichung äußerer Gewalt. Für Freud folgt daraus, daß die Menschen nicht nur unter dem Druck ihrer eigenen Gegenwart stehen, sondern zugleich die vorgeschichtlichen Taten und Katastrophen als "archaische Erbschaft" in sich tragen.[720] Die Internalisierung von äußerer Gewalt im Verlauf der Menschheitsgeschichte und Kulturentwicklung geht dabei einher mit einer Verringerung der Ambivalenz. Während der hohe Grad der Ambivalenz auf den "primitiven" Kulturstufen kollektive Abwehrvorgänge aggressiver Strebungen begünstigt, veranlaßt das niedrigere Ambivalenzniveau bei den "höheren Kulturstufen" im wesentlichen individuelle Abwehrbildungen. Das Tabuverbot wird in diesem Zusammenhang als das Resultat einer *kollektiven* Abwehr von Gefühlsambivalenz aufgefaßt, während demgegenüber die Neurosen als *individuelle*, "asoziale Bildungen" durch "Triebkräfte sexueller Herkunft" gedacht werden.

Freuds *Totem und Tabu* ist damit eine Fortsetzung des bereits 1908 in Umrissen formulierten Gedankens, daß die kulturellen Institutionen auf erzwungenem Triebverzicht aufgebaut sind. Das Postulat des Verzicht wird jedoch nun nicht mehr nur auf den Sexualtrieb, sondern auch auf den Aggressionstrieb ausgedehnt. Die zunehmende Internalisierung von äußerer Gewalt im Verlauf der Menschheitsgeschichte und der Kulturentwicklung geht einher mit einer zunehmenden Individualisierung von psychischen Abwehrvorgängen. Dieser Prozeß liefert den Kern einer Erklärung für die Herausbildung der modernen Form der Individualität (ein Gedanke, der später im Werk von Norbert Elias weiterentwickelt wird).

Während im Aufsatz von 1908 die Auswirkungen des Triebverzichts auf die individuelle Befindlichkeit im Vordergrund stehen, werden in *Totem und*

---

718 Freud (1912/13), 160.

719 Freud(1921), 136. Diese Idee hat Freud von Darwin und von dem Religionshistoriker James Atkinson übernommen; vgl. Ellenberger (1973), 729; Sulloway (1982), 510-511.

720 Freud (1921), 147.

Tabu einerseits ein mythischer Ursprung des Triebverzichts, andererseits aber auch - als Resultate des Triebverzichts - die Entstehung von Ritualen, Symbolen und Normen,[721] mithin der Bereich gesellschaftlich-kultureller Phänomene thematisiert. Auch bei der Analyse von Kultur, Geschichte und Gesellschaft in ihrem Verhältnis zur individuellen Psyche beschränkt sich Freud nicht auf eine einfache Unterscheidung "außen" (Kultur) versus "innen" (Psyche), sondern postuliert eine bis ins biologische Innere der Menschen hineinreichende Auswirkung der gesellschaftlichen Zwangsinstitutionen. Das bedeutet für die Theorie Freuds, daß die historischen und gesellschaftlichen Konflikte sich nicht wie eine äußere Schale um den individualpsychologischen Kern der Psychoanalyse herumlegen, sondern konstitutiv zu diesem Kern gehören.

Freuds Ausführungen in *Totem und Tabu* beruhen auf einer Reihe von Prämissen, die im Einzelnen schon von seinen Zeitgenossen identifiziert und als unhaltbar aufgewiesen wurden.[722] Zu diesen Prämissen gehören vor allem der von Frazer und Lang übernommene evolutionistische Standpunkt sowie die von Freud mit explizitem Verweis auf Darwin eingeführte Theorie von der Urhorde. Auch die Annahme einer im Verlauf des Zivilisationsprozesses abnehmenden Gefühlsambivalenz, mit welcher Freud das Verschwinden kollektiver Abwehrbildungen wie des Totemismus und des Tabuverbots erklärt, wird weder empirisch noch theoretisch begründet.

Trotz dieser gravierenden Schwächen wurde Freuds Arbeit in der zeitgenössischen Ethnologie weit rezipiert und konstruktiv verarbeitet (vgl. dazu unten, Abschnitt 7.3.). Zum Teil in Reaktion auf die geäußerte Kritik der Leser, zum Teil auch in Weiterführung der eigenen Gedanken entwickelte Freud die in *Totem und Tabu* angelegten Ideen fort. Die sich hieraus entfaltende psychoanalytische Kulturtheorie führt über das unmittelbare Anliegen und den Zeitrahmen der vorliegenden Studie hinaus. Zur Veranschaulichung einer der wirkungsgeschichtlich relevanten Nachwirkungen aus der langen Tradition psychiatrischer Zivilisationskritik des 19. Jahrhun-

---

721 "Der Verzicht ist ein im Laufe der Kulturentwicklung progressiver gewesen; die einzelnen Fortschritte desselben wurden von der Religion sanktioniert; das Stück Triebbefriedigung, auf das man verzichtet hatte, wurde der Gottheit zum Opfer gebracht; das so erworbene Gemeingut für 'heilig' erklärt ...": Freud (1908), 18.

722 Vgl. als zeitgenössische Kritik beispielsweise Kroeber (1920); einen Überblick über Freuds Voraussetzungen, und eine kurze Gegenüberstellung mit dem zeitgenössischen Stand der anthropologischen Forschung gibt Reichmayr (1995).

derts seien jedoch im folgenden, abschließenden Abschnitt die wesentlichsten Stationen dieser Kulturtheorie und ihrer Rezeption zusammengefaßt.

7.3. Umrisse der Weiterentwicklung und Rezeption der psychoanalytischen Kulturtheorie

Freuds wichtigste eigene Beiträge für die Formulierung einer psychoanalytischen Kulturtheorie waren die Schriften *Massenpsychologie und Ich-Analyse* (1921), *Die Zukunft einer Illusion* (1927) sowie *Das Unbehagen in der Kultur* (1930).

In *Massenpsychologie und Ich-Analyse* nimmt Freud nach der psychiatrischen Zivilisationskritik, dem zeitgenössischen Sexualitätsdiskurs und der evolutionistischen Ethnologie und Religionswissenschaft einen weiteren Traditionsfaden aus dem 19. Jahrhundert auf: Den der psychologischen Analyse von Massenerscheinungen. In Verarbeitung vor allem der *Psychologie des foules* (1895) von Gustave Le Bon (1841-1931)[723] analysiert Freud zentrale massenpsychologische Phänomene wie die "kollektive Intelligenzminderung" und die "Steigerung der Affektivität" bei den Mitgliedern von Massen.[724] Freud bestreitet, daß diese und weitere Phänomene wie etwa die Hypnose auf die Suggestion als "Grundtatsache menschlichen Seelenlebens" zurückgeführt werden können. Vielmehr seien auch die Charakteristika von kollektivpsychologischen Phänomenen die Resultate von "Liebesbeziehungen", oder libidinösen Bindungen.[725]

Nach der Freudschen Konzeption besteht die Masse aus einer Anzahl von Individuen, die sich mit ein und demselben Objekt (dem Führer der Masse) identifiziert haben und in der Folge individuelle Idealbildungen ("Ichideal") und intellektuelle Fähigkeiten (vorübergehend) aufgegeben haben.[726] Die Hypnose sei ein Sonderfall der Massenpsychologie, in welchem das Ver-

723 Vgl. zur Geschichte der Massenpsychologie im 19. Jahrhundert Moscovici (1986) sowie van Ginneken (1992).

724 Freud (1921), 74-94.

725 Freud (1921), 96.

726 Freud (1921), 128.

hältnis zwischen Massenmitglied und Führer isoliert auftrete.[727] In diesem Kontext entwickelt Freud auch - mit Rekurs auf *Totem und Tabu* - eine für sein gesamtes weiteres Werk relevante Systematisierung des Begriffs der Identifizierung.[728]

Die Implikationen der Massenpsychologie für eine psychoanalytische Theorie von Gesellschaft und Kultur werden deutlich, wenn Freud seine Überlegungen und Begriffe auf "organisierte Massen" wie etwa Kirche und Heer anwendet. Die in *Totem und Tabu* formulierte Hypothese von der Urhorde und der nun entwickelte Begriff der Identifizierung ermöglichen es Freud, den Übergang zwischen Individual- und Massenpsychologie, und damit Phänomene der Gruppenbildung und Normsetzung zu erklären.[729] Die systematisierten Weltdeutungen und Normen von kollektiven Weltanschauungen und insbesondere der Religion versteht Freud als Illusionen im psychopathologischen Sinne, welche als Ersatzbildungen libidinöser Strebungen einerseits der Abfuhr, oder Entladung psychischer Energie, andererseits zur Beschwichtigung und Ablenkung von menschlichen Nöten dienen. Diese Nöte sind teilweise das Resultat von Eigenschaften, die bereits in der Natur des Menschen - vor allem in Form des Aggressions- oder Destruktionstriebes - angelegt sind; teilweise sind sie jedoch auch Produkt der Kulturbildungen selbst, da diese den Triebaufschub oder Triebverzicht zur Bedingung haben und damit eine unmittelbare Befriedigung elementarer Bedürfnisse beeinträchtigen.

Diese Ambivalenz der Kultur - als Medium zur Ermöglichung von sozialem Leben, und als restriktive Instanz mit Zwangscharakter - ist das Thema der beiden folgenden Schriften Freuds, *Die Zukunft einer Illusion* - nämlich der Religion -, und *Das Unbehagen in der Kultur*. Ausgangspunkt für Freud sind hier die von ihm bezeichneten drei Quellen des Leidens: Die äußere Natur, der menschliche Körper, und die Unzulänglichkeiten des sozialen Lebens. Als wesentlichste Leidensquelle identifiziert er die moderne Zivilisation, den historischen Gipfelpunkt des sozialen Lebens. Die Zivilisation - bei Freud synonym mit Kultur - verlangt die Unterdrückung des Sexualtriebes, der elementarsten Quelle für menschliches Glück und Zufriedenheit. Die Institutionen des gesellschaftlichen Lebens können ebenso wie

---

727 Freud (1921), 126-127.
728 Freud (1921), 115-121; vgl. Laplanche und Pontalis (1973), 219-223.
729 Freud (1921), 138-139.

die Werke von Wissenschaft und Kunst nur durch einen Aufschub der Triebbefriedigung und eine Umleitung ("Sublimierung") der libidinösen Energie ins Leben gerufen werden. Kultur ist somit obligat nur durch Triebverzicht möglich und damit auch immer mit einer Einbuße von Glück und Zufriedenheit verbunden.

Im Gegensatz zu Freud wurde in einem Traditionsstrang der Psychoanalyse-Rezeption, vor allem bei Wilhelm Reich (1897-1957) und Herbert Marcuse (1898-1979), bestritten, daß *jegliche* Form von Vergesellschaftung und Kultur notwendigerweise mit einem Verzicht auf sexuelle Befriedigung einhergehen müsse. In dieser Perspektive waren es lediglich die bisher bekannten Gesellschaftsformen, und insbesondere die moderne kapitalistische Gesellschaft, die auf Triebverzicht aufgebaut waren. Wähend Reich von dieser Prämisse ausgehend das Programm einer radikalen sexuellen Befreiung entwarf und in diesem Zusammenhang aus der kommunistischen Partei ausgeschlossen wurde, fand Marcuses Position vor allem während der Studentenunruhen in den 1960er Jahren eine erhebliche Resonanz.[730]

Marcuse gilt neben Theodor W. Adorno und Max Horkheimer als einer der wichtigsten Repräsentanten der "Frankfurter Schule", die durch eine Verbindung der psychoanalytischen Kulturtheorie und hermeneutischen Methodik mit Prinzipien der abendländischen Vernunftkritik und des Marxismus das Programm einer "kritischen Theorie" der Philosophie und Gesellschaftswissenschaften verfolgte. Das Freudsche Postulat einer engen Wechselwirkung zwischen Sozial- und Persönlichkeitsstruktur, der Kern der psychiatrischen Zivilisationskritik des 19. Jahrhunderts, inspirierte zentrale Fragestellungen und Forschungsprojekte von Protagonisten der "Frankfurter Schule", wie etwa die Untersuchungen zum autoritären Charakter der Arbeitsgruppe um Adorno. Noch in der zweiten Generation der "Frankfurter Schule", repräsentiert vor allem durch Jürgen Habermas, ist die Freudsche Kulturtheorie als Bezugsrahmen präsent, wenn auch durch Erkenntnisse der modernen Wissenschaftstheorie und Sprachtheorie deutlich relativiert.

In der Ethnologie wurde Freuds *Totem und Tabu* bereits kurz nach der Publikation kritisch aufgenommen und rezensiert, etwa durch den für die weitere Rezeption wegweisenden Essay von Alfred Kroeber in *American*

---

730 Vgl. zur "Freudschen Linken" die detaillierte Studie von Dahmer (1982), sowie insbesondere zu Reich den Sammelband von Nitzschke (1997).

Anthropologist, der führenden amerikanischen Zeitschrift für Ethnologie.[731] Während Kroeber vor allem die evolutionistischen Prämissen in Freuds Arbeit in Frage stellte, kritisierte Bronislaw Malinowski, der führende britische Anthropologe, aufgrund seiner eigenen Feldforschungen in einer matrilinearen (die Abstammung über die Mutter zuschreibenden) Gesellschaft die biologistische Annahme von der Universalität des Ödipuskonflikts.[732] Diese Kritik führte zu einer Auseinandersetzung zwischen Malinowski und Ernest Jones, einem der prominentesten Psychoanalytiker der ersten Generation und späteren Freud-Biographen.[733]

Über die angedeutete breite Diskussion fanden die Ideen der psychoanalytischen Kulturtheorie in modifizierter Form Eingang auch in die Theoriebildung der "Culture and Personality School" (Kultur- und Persönlichkeitsforschung), eine von mehreren Strömungen innerhalb der amerikanischen Ethnologie, die jedoch in den 1930er und 1940er Jahren zur dominierenden Schule der Cultural Anthropology wurde. Im Anschluß an die Argumentation Malinowskis und den Kulturrelativismus in der Folge von Franz Boas und Alfred Kroeber wurden die psychoanalytischen Kategorien nun nicht mehr als biologisch fundiert, sondern auf das ontologisch vorgeordnete "soziale System" bezogen und damit als Funktion der Sozialstruktur verstanden. Unter Beibehaltung wesentlicher psychoanalytischer Prämissen wurde damit beispielsweise der Ödipuskomplex zum "Familienkernkomplex" modifiziert, wonach sich etwa in matrilinearen Gesellschaften die Rivalität und Identifikation des Sohnes nicht wie bei Freud auf den biologischen Vater, sondern auf die gesellschaftlich relevante Autoritätsfigur, hier den Bruder der Mutter, richten kann. Die grundsätzliche kulturstiftende Bedeutung dieses Kernkomplexes wurde damit nicht in Frage gestellt. Repräsentanten dieser Schule, wie etwa Ruth Benedict, Margaret Mead oder Abram Kardiner, versuchten in großangelegten empirischen Forschungsprogrammen, den Charakter ganzer Kulturen über die Formen frühkindlicher Sozialisation zu erschließen.[734]

Über Malinowski und die ethnologische Diskussion der Psychoanalyse rezipierte auch Talcott Parsons, die dominierende Persönlichkeit der amerika-

---

731 Kroeber (1920); vgl. auch Kroeber (1939), wo die zwischenzeitliche Diskussion zu *Totem und Tabu* in der amerikanischen Ethnologie zusammengefaßt ist.

732 Malinowski (1924).

733 Vgl. Reichmayr (1995), 42-51.

734 Vgl. Adler (1993), 1-72; Reichmayr (1995), 51-64.

nischen Soziologie im mittleren Drittel dieses Jahrhunderts, zentrale Elemente der Freudschen Kulturtheorie. In seiner Version des Struktur-Funktionalismus leisteten die psychoanalytischen Begriffe der Identifikation und des "Über-Ichs" (einer intrapsychischen Instanz, die die Normen der Gesellschaft repräsentiert) einen wesentlichen Beitrag zur Systematisierung einer *Theory of Action* (1951), welche für die nächsten Jahrzehnte sowohl für die amerikanische Soziologie als auch für die Cultural Anthropology relevant wurde.[735]

Nach der Emigration der jüdischen Psychoanalytiker in der Folge des Nationalsozialismus kam es im deutschsprachigen Raum über Jahrzehnte zu einem Sistieren der systematischen Anwendung psychoanalytischer Begriffe und Methoden auf Fragen der Kultur und Gesellschaft. Alexander Mitscherlich begann in den fünfziger Jahren, psychoanalytische Diagnosen der deutschen Gegenwartsgesellschaft in die aktuelle politische Debatte einzuführen. Grundlegende theoretische Beiträge erfolgten dann durch die Schweizer Paul Parin und Fritz Morgenthaler, die unter Einbeziehung von Theorieansätzen aus der frühen Ich-Psychologie einen Arbeitszweig der Ethnologie begründeten, der heute unter dem Begriff Ethnopsychoanalyse durch Mario Erdheim und Maya Nadig auch universitär etabliert ist.[736]

Ein weiterer Rezeptionsstrang der psychoanalytischen Kulturtheorie im Bereich der Sozialwissenschaften wurde durch die Zivilisationstheorie von Norbert Elias (1897-1990) begründet. Elias rekurriert in seinem Hauptwerk *Über den Prozeß der Zivilisation* (zuerst 1939) wesentlich auf Freuds Idee von der zunehmenden Internalisierung äußerer Zwänge im Verlauf der Menschheitsgeschichte.[737] Die Wiederentdeckung von Elias' Lebenswerk nach einer jahrzehntelangen Latenzzeit hat - vermittelt über die Soziologie und eine historische Anthropologie - inzwischen auch in den Geschichtswissenschaften zu einer fruchtbaren Verarbeitung und Weiterentwicklung der Freudschen Hypothesen zur Kulturentwicklung geführt.[738]

Die vorangegangenen Ausführungen zur Rezeption der Freudschen Kulturtheorie sollten einige Grundlinien skizzieren, über welche sich die traditionsreiche psychiatrische Zivilisationskritik aus dem 19. Jahrhundert, vermittelt und gebrochen durch vielerlei politische und institutionsgeschicht-

735 Vgl. Reimann (1991), 53-60.

736 Vgl. Adler (1993), Reichmayr (1995).

737 Vgl. Elias (1976); dazu Bogner (1988).

738 Vgl. zur Wirkungsgeschichte von Elias den Sammelband von Rehberg (1996).

liche Zäsuren und diskursive Neuverknüpfungen, auch in unterschiedlichen Diskussionskontexten des 20. Jahrhunderts wiederfindet. Neben diesen hier angedeuteten Traditionslinien wäre - in viel breiterer Perspektive - auf die fast unüberschaubare Rezeption der psychoanalytischen Vorstellungen von der Interaktion zwischen Individuum, Gesellschaft und Kunst hinzuweisen, ohne welche etwa die Geschichte der Literatur und der bildenden Künste, aber auch etwa der Pädogogik im 20. Jahrhundert nicht denkbar wäre. Eine eigenständige Analyse zur Rezeptionsgeschichte der psychoanalytischen Kulturtheorie steht allerdings noch aus.

8. Übersicht und Schlußbetrachtung

Ausgangspunkt der vorliegenden Untersuchung war die von Doris Kaufmann formulierte These, daß die Entstehung der Psychiatrie als eigenständige Disziplin in engem Zusammenhang mit der Konstituierung der bürgerlichen Gesellschaft (ca. 1770-1850) erfolgte: Das Heraustreten aus den ständischen Bindungen und die damit einhergehende Individualisierung von Selbstwahrnehmung und Lebensführung seit der zweiten Hälfte des 19. Jahrhunderts führten zu neuen Formen der Bewußtseins- und Gefühlseinstellungen sowie zu neuen Verhaltens- und Kommunikationsstrukturen. Die sozialstrukturellen Veränderungen gingen einher mit einer ausführlichen und systematischen Thematisierung des individuellen "Selbst" auf der diskursiven Ebene. Dieser für das bürgerliche Selbstverständnis zentrale Diskurs fokussierte vor allem die *Gefährdungen* des "Selbst" und versuchte sowohl begrifflich als auch institutionell die Grenzlinien gegenüber dem "Anderen der Vernunft" festzulegen. Die Psychiatrie kann in diesem Sinne als eine institutionalisierte Form der bürgerlichen Selbstvergewisserung verstanden werden.[739]

In Fortführung der These von Kaufmann war es das Ziel der vorliegenden Untersuchung, den Niederschlag der sich verändernden bürgerlichen Selbstwahrnehmung im psychiatrischen Diskurs darzustellen. Komplementär dazu sollte gezeigt werden, in welcher Weise die im psychiatrischen Diskurs formulierten Begriffe und Theorien die Wahrnehmungsformen und Deutungsmuster der bürgerlichen Gesellschaft beeinflußten. Dazu wurde die Thematisierung der Identität und der Gefährdungen des "Selbst" im semantischen

739 Kaufmann (1995).

Feld der Begriffe "Natur" und "Kultur" sowie "Geschichte" und "Gesellschaft" analysiert, welche konstitutive Kategorien der bürgerlichen Welt- und Selbstdeutung darstellen. Die Verursachung psychischer Krankheit durch die Lebensbedingungen in der "modernen" Gesellschaft ist dabei der zentrale Topos, der durch die Geschichte psychiatrischer Theoriebildung in der bürgerlichen Gesellschaft verfolgt wird. Die Untersuchung umfaßte den Zeitraum von der Spätaufklärung bis zur großen Krise des bürgerlichen Selbstverständnisses zwischen etwa 1880 und dem Ausbruch des Ersten Weltkriegs. Dabei zeigt sich, daß die Idee von der krankmachenden Wirkung der "modernen" Gesellschaft bereits im ausgehenden 18. Jahrhundert präsent ist.

Als feststehender Topos läßt sich diese Idee durch das gesamte 19. Jahrhundert hindurch verfolgen. Ihr Stellenwert innerhalb der Theorieentwicklung verändert sich jedoch wiederholt und kann plausibel mit der jeweils vorherrschenden Selbstwahrnehmung und Selbstdeutung des Bildungsbürgertums in Beziehung gesetzt werden. Darüberhinaus variiert die wissenschaftliche Begründung für diesen konstanten Topos mit den jeweils vorherrschenden Theorien der Psychiatrie und Neurophysiologie, ohne daß der Sachverhalt als solcher in Frage gestellt würde. Als Ursachen für diese Veränderungen lassen sich sowohl fachspezifische Herausforderungen, die sich etwa aus den sich verschiebenden Plausibilitätsanforderungen an die wissenschaftliche Theoriebildung, aber auch im Zusammenhang mit sozial- und ordnungspolitischen Aufgaben im Bereich der Irrenfürsorge ergeben, nicht zu trennen von professionspolitischen Abgrenzungsbedürfnissen gegenüber anderen wissenschaftlichen Disziplinen, theoretischen Selbstvergewisserungen, sowie von den in der breiteren Gesellschaft diskutierten Fragen nach der Individualität und Autonomie des (bildungs-) bürgerlichen Selbst, und nach dem Status des bürgerlichen Individuums innerhalb der sich verändernden Gesellschaft.

Gegen Ende des 19. Jahrhunderts, im Zusammenhang mit der Krise des bürgerlichen Selbstbewußtseins, konvergiert die zuvor im Sinne eines generellen Krankheitsrisikos diskutierte psychiatrische Zivilisationskritik schließlich in der Vorstellung von der Existenz einer "Zivilisationskrankheit" Neurasthenie, die jedoch bald darauf schon wieder durch den Gedanken einer biologischen "Entartung" der gesamten Kultur überlagert wird. Im folgenden sollen noch einmal die einzelnen Stadien dieser Entwicklung zwischen dem ausgehenden 18. und dem beginnenden 20. Jahrhundert zusammengefaßt werden, um die übergreifenden Veränderungen hervorzuheben.

Inspiriert durch das Programm der Französischen Revolution spiegelt sich im ausgehenden 18. und beginnenden 19. Jahrhundert im Werk von Johann Christian Reil die Herausforderung des preußischen Absolutismus durch die Forderung einer bürgerlichen Verfassung wieder. Reil stellte mit seiner spekulativen Neurophysiologie ein Modell zur Verfügung, mit welchem die Interaktion der sozialen Umwelt mit dem "Seelenorgan" in wissenschaftliche Begriffe gefaßt werden konnte. Damit war es möglich, sowohl die krankmachenden Wirkungen der zeitgenössischen Lebensbedingungen als auch die heilsame Wirkung äußerer, über den Körper auf die Seele wirkender Maßnahmen zu thematisieren. Psychiatrische Argumente konnten nun sowohl eine präventiv wirksame bürgerliche Verfassungsforderung als auch die Anwendung disziplinierender Therapieverfahren zur Wiederherstellung der Vernunft legitimieren. Sie begründeten damit Konsolidierungsstrategien gegen die in der zeitgenössischen Wahrnehmung wesentlichen Gefährdungen und Infragestellungen des bürgerlichen Individuums: Die Vernunftlosigkeit und den autokratischen Absolutismus. Die psychiatrischen Argumente und Deutungen zum Verhältnis von Einzelnem und Gesellschaft wurden in dieser Zeit vor allem im Sinne individueller Selbstvergewisserungen sowie konkreter, d.h., situationsbezogener therapeutischer und ordnungspolitischer Handlungslegitimationen wirksam. In der weiteren bildungsbürgerlichen Öffentlichkeit wurden diese Begriffe und Argumente jedoch nicht als spezifisch psychiatrische Gesellschaftdeutungen aufgenommen oder gar zu einem dominierenden Deutungsmodell für die Gesellschaft schlechthin.

In der Restaurationszeit und im Vormärz (1815/18 bis 1845) entsteht dann ein differenziertes begriffliches Repertoire zur Diskussion des Zusammenhangs zwischen "modernem" Leben und Seelenstörung. In der Kontroverse zwischen dem "Psychiker" Johann Christian Heinroth und dem "Somatiker" Christian Friedrich Nasse war die anthropologische Fundierung von Psychologie und Psychopathologie das gemeinsame Anliegen, welches Vorrang vor den Daten empirischer Beobachtung und Forschung hatte. Die religiös inspirierte Auffassung von der Unsterblichkeit der Seele war die unhinterfragte Prämisse beider Positionen. Damit verschob sich im Zeitalter der politischen Zensur und der Rücknahme bürgerlicher Mitgestaltungsansprüche der Fokus des psychiatrischen Diskurses auf das Innere des Menschen, auf die Interaktion zwischen Körper und Seele (Nasse) oder die Dynamik der seelischen Instanzen (Heinroth). Die soziale Welt wurde weitgehend aus der Diskussion ausgeklammert und tauchte allenfalls im Sinne einer nicht kritisch befragbaren höchsten Autorität auf, gegenüber welcher sich der Einzelne zu verantworten hat. Im Anschluß an das Prozeßdenken der idealistischen Naturphilosophie findet sich darüberhinaus bei Heinroth ein diskursives Element, das kurze Zeit später in der Degenerationstheorie von Benedict Morel konstitutiv wird: Die Historisierung und Moralisierung sowohl von Natur als auch von psychopathologischen Entitäten.

Diese Klärung von Begriffen und Positionen war das Resultat von Abgrenzungsbemühungen gegenüber anderen medizinischen Disziplinen, aber auch gegenüber angrenzenden Wissensgebieten wie etwa Psychologie, Theologie und Philosophie. Sie war aber auch die Reaktion auf von außen gestellte Problemstellungen vor allem im Kontext forensischer Fragen über die Zurechnungsfähigkeit von Straftätern. Die intensive Gutachtertätigkeit von Psychiatern, die etwa für Heinroth dokumentiert werden kann, weist komplementär auch darauf hin, daß der psychiatrischen Expertise - und mithin einer Problemformulierung und -ausdeutung im Sinne dieser medizinischen Disziplin - offensichtlich im juristischen Denken der Zeit ein hoher Stellenwert eingeräumt wurde.

Nach der französischen Juli-Revolution 1830 erhielten auch im deutschen Sprachraum die bürgerlich-liberalen, auf eine Verfassung abzielenden Bestrebungen neuen Aufwind. Die Politisierung der größeren Öffentlichkeit ging einher mit einer Politisierung des akademischen Lebens, wobei Akademiker selbst, wie etwa Wilhelm Griesinger, häufig treibende Kraft waren. Griesinger formulierte in dieser Situation das Programm einer "physiologischen" Psychiatrie. Danach bedeutete empirische Erforschung der psychischen Krankheiten eine Erforschung ihrer materiellen Bedingungen. Griesinger forderte eine quasi demokratische Beachtung aller Naturphänomene ohne Selektion oder Hierarchisierung aufgrund vorgefaßter - etwa religiöser - Dogmen. Für ihn war eine solche Forschung untrennbar verknüpft mit einer auf Vernunft- und Naturrecht aufbauenden Politik und Anthropologie im Sinne bürgerlicher Wertvorstellungen. Selbstkontrolle und die Möglichkeit des Vernunftgebrauchs waren zentrale Kriterien der psychischen Gesundheit. Der soziale Status wurde als prädisponierender Faktor psychischer Krankheit diskutiert. Geschichte wurde dagegen nur im Sinne der Lebensgeschichte des einzelnen Menschen relevant. Eine Zunahme der psychischen Krankheiten aufgrund der modernen "Civilisation" wurde von Griesinger zwar für möglich gehalten, jedoch als statistisch nicht gesichert eingeordnet. Das bürgerliche Fortschrittsverständnis wurde nicht mit psychiatrischen Argumenten in Frage gestellt; vielmehr lieferten für ihn moderne Wissenschaft und Medizin ein immer besseres Handwerkszeug zur Prävention und Behandlung der Gehirnkrankheiten.

Mit einem solchen Verständnis traten Psychiater wie Griesinger in der politischen Arena mit einem sozialreformerischen Programm auf. Ein solcherart "physiologisch" geprägtes Menschenbild lieferte individuelle Motivation und gesellschaftliche Legitimation für aktives politisches Engagement, ohne daß jedoch die psychiatrischen Konzepte selbst zu wesentlichen expliziten Argumenten im öffentlichen Diskurs geworden wären.

Inspiriert durch die zeitgenössische politische Debatte in Frankreich sowie durch Sozialphilosophie und Naturgeschichte formulierte Morel 1857 die Theorie der Degeneration als zentrales Modell für die Entstehung und Klassifikation der psychischen Krankheiten. In der französischen Rezeption dieser Theorie waren von Anfang an die moralisch-wertenden und auch die kollektivierenden Bedeutungskomponenten des Degenerationsbegriffs präsent und wirkungsgeschichtlich relevant, was in der Sekundärliteratur vor allem auf die Enttäuschung der bürgerlichen Öffentlichkeit und der intellektuellen Avantgarde über das Scheitern der Revolution von 1848 und die sich anschließende pessimistische Stimmung zurückgeführt wird.[740]

Im Gegensatz zur französischen Situation wurde der Degenerations- oder Entartungsbegriff im deutschen Sprachraum in einer ersten Rezeptionsstufe zunächst in einer entpolitisierten und individualisierten Form aufgenommen. Dies geschah in den liberalen 1860er Jahren sowie in der Gründerzeit des deutschen Kaiserreichs, wo wirtschaftlicher Aufschwung, positivistisches Wissenschaftsverständnis und Fortschrittsoptimismus Hand in Hand mit einem erstarkten und konsolidierten bürgerlichen Selbstbewußtsein gingen. Griesinger verwendete in seinem Spätwerk (1861-1868) den Degenerationsbegriff, um eine zuvor schon existierende nosologische Kategorie - nämlich die über die Symptomatik definierte "neuropathische Disposition" - auch ätiologisch plausibel zu machen. Damit, und insbesondere mit der Untergruppe der "nervösen Disposition", war eine Krankheitseinheit geschaffen, auf die sich später die Diskussion um die pathologischen Auswir-

740 Pick (1989).

kungen der "Moderne" konzentrierte. Gleichzeitig bot das Degenerationskonzept durch das Prinzip der Progressivität für Griesinger die Möglichkeit, Übergangszustände zwischen Krankheit und Gesundheit zu konzeptualisieren und damit den Kompetenzbereich psychiatrischer Deutung auch auf Befindlichkeitsstörungen und Lebensformen außerhalb psychiatrischer Institutionen auszudehnen. Die Ausweitung des Geltungsbereichs psychiatrischer Begriffe und Deutungen findet sich parallel zur zunehmenden Bedeutung der Medizin als Stimme und Autorität imbildungsbürgerlichen Diskurs, etwa in Form der Präsenz in politischen und allgemeinbildenden Journalen.

Die bei Griesinger angelegte Psychiatrisierung des Alltaglebens wurde von Heinrich Schüle, Richard von Krafft-Ebing und Paul Julius Möbius fortgeführt und bereitete den Boden für eine Reaktualisierung des kollektiven Bedeutungsgehalts sowohl des Degenerationsbegriffs als auch anderer psychopathologischer Kategorien, sobald sich die politischen Rahmenbedingungen änderten und kulturelle Selbstverständlichkeiten bis hin zur Geltung des tradierten Kulturbegriffs selbst in Frage gestellt wurden.

Das im psychiatrischen Diskurs vorbereitete und weit ausgreifende Deutungsangebot für Befindlichkeitsstörungen traf in den letzten beiden Jahrzehnten des 19. Jahrhunderts auf die "erste Modernisierungskrise"[741] der industrialisierten bürgerlichen Gesellschaft. In der vorliegenden Untersuchung wurden zwei Phasen dieser Modernisierungskrise im deutschen Sprachraum unterschieden. In der *ersten* Phase konvergieren europaweit zu beobachtende Veränderungen wie die Folgen von Urbanisierung, Industrialisierung und Technisierung der Alltagswelt, mit der spezifischen innenpolitischen Entwicklung im deutschen Kaiserreich: Hier ging die Hinwendung zum autoritären Interventions- und Sozialstaat einher mit einer Desillusionierung des Bürgertums über die Möglichkeiten der politischen Partizipation. Die unter Führung von Bismarck initiierte Allianz zwischen Großindustrie und adligen Großgrundbesitzern sowie das Sozialistengesetz (1878) indizierten eine Schwächung des Liberalismus als Ordnungsprinzip von Wirtschaft und Politik. Der liberal-bürgerliche Elan war damit gebrochen, die Artikulation selbstbewußter politischer Ansprüche gelähmt.

Eine *zweite* Phase dieser Modernisierungskrise läßt sich ab etwa Anfang der 1890er Jahre datieren. Die sich verschärfenden Auswirkungen von In-

741 Hobsbawm (1989), 275-345.

dustrialisierung und Urbanisierung wurden nun immer weniger als bedrängende, prinzipiell jedoch lösbare sozialpolitische Probleme, sondern als eine grundlegende Krise und Infragestellung der durch bürgerliche Werte konstituierten Kultur wahrgenommen. Neben den klassischen Deutungsmustern Bildung und Kultur[742] traten nun neue, konkurrierende "Säkularreligionen" in der öffentlichen Debatte in den Vordergrund.[743] Dazu gehörten neben dem aufkommenden Nationalismus insbesondere der durch Ernst Haeckel popularisierte (Sozial-) Darwinismus sowie pessimistische "Vulgärphilosophien" (Wehler) im Anschluß an Schopenhauer und Nietzsche, die wiederum ihrerseits ein neues, vor allem in der französischen künstlerischen Avantgarde ausgeprägtes Lebensgefühl (Décadence) in spezifischer Weise assimilierten.

Im psychiatrischen Diskurs lassen sich für diese zwei Phasen unterschiedliche Deutungsangebote rekonstruieren, die jedoch jeweils an bereits vorhandene Begriffe und Argumentationsmuster anknüpfen: Die *Neurasthenie* als spezifische Krankheit der modernen Zivilisation, sowie der kollektivierte *Entartungs*begriff, der nun auch auf soziale Gruppen, Institutionen, sowie auf die moderne Kunst und Zivilisation schlechthin angewendet wurde.

Die Konzeptualisierung der Neurasthenie als Zivilisationskrankheit hatte nicht nur die Krise des bürgerlichen Selbstbewußtseins und damit eine neue *Nachfrage* nach Welt- und Selbstdeutungen, sondern auch eine spezifische Weiterentwicklung des wissenschaftsinternen Diskurses über die Interaktion zwischen "Selbst", Nervensystem und Außenwelt zur Voraussetzung, in deren Folge ein geeignetes Deutungs*angebot* zur Verfügung gestellt werden konnte. Die "Elektrifizierung" des Nervensystems als zentrales Charakteristikum in der Entwicklung der Neurophysiologie des 19. Jahrhunderts liefert den Schlüssel für ein solches Deutungsangebot. Die aus Labor und Klinik stammenden empirischen Erkenntnisse etwa von Emil Du Bois-Reymond, Hermann von Helmholtz, Robert Remak, Guillaume Duchenne und Wilhelm Erb resultierten in einem Verständnis von Gehirn, Nervenbahnen und Körper, welches externe energetische Stimuli nicht nur theoretisch integrieren konnte, sondern zu konstitutiven Faktoren für die normale Funktion des Nervensystems machte. Das so verstandene Nervensystem war - wie zeitgenössische Urteile eindrucksvoll dokumentieren - unabdingbar auf

742 Assmann (1993), Bollenbeck (1994).

743 W. Mommsen (1994).

die Elektrizitätslehre für den klinschen Umgang, aber auch für die wissenschaftliche Erforschung der Nervenkrankheiten angewiesen. Konsequent verstanden sich viele Neurologen des ausgehenden 19. Jahrhunderts zunächst als Elektrophysiologen und -therapeuten.

Das von dem amerikanischen Elektrotherapeuten George M. Beard um 1880 formulierte Konzept von der Neurasthenie als eigenständiger und spezifischer Zivilisationskrankheit kann als direkte Anknüpfung an diesen "elektrifizierenden" Diskurs über das Nervensystem verstanden werden. Von Beard selbst und den an ihn anschließenden deutschsprachigen Autoren war dieses Konzept zunächst für den unmittelbaren medizinischen Kontext, die Arzt-Patienten Interaktion, entworfen und propagiert worden: Die neue diagnostische Kategorie erlaubte es, vorübergehende und bisher schwer einzuordnende Befindlichkeitsstörungen begrifflich zu fassen und in Beziehung zur aktuellen Lebenssituation des Patienten zu setzen. Für die Kranken ergab sich die Möglichkeit, die als belastend empfundenen Auswirkungen des modernen Lebens in den Kategorien der neuen Deutungsmacht Medizin[744] plausibel ausdrücken zu können und durch diese medizinische Interpretation vorübergehend von den Alltagsforderungen entlastet zu werden.

Beards Konzept selbst und der an die Elektrizitätslehre anknüpfende deutschsprachige Neurasthenie-Diskurs, etwa bei Wilhelm Erb, stellten in den 1880er Jahren ein zunächst unabhängig vom Degenerationsgedanken existierendes Deutungsmuster für die Auswirkungen des modernen Lebens auf die individuelle Befindlichkeit dar. Durch das Modell der Elektrizität war dabei die Thematisierung der Wirkung von Außenreizen obligatorischer Bestandteil des Neurasthenie-Konzepts, so daß die Krankheitsentstehung durch körperexterne Faktoren und insbesondere soziale Aspekte ohne weiteres in die nosologische Begriffsbildung integriert werden konnten.

Diese neue Deutungsmöglichkeit war so attraktiv, daß sie im deutschen Sprachraum innerhalb kürzester Zeit nicht nur in der medizinischen Publizistik, sondern auch im Alltagssprachschatz und in der Literatur, etwa bei Theodor Fontane, weite Verbreitung fand. Hier nun, im Diskurs der breiteren, außer-medizinischen Öffentlichkeit, kam es zu einer erneuten Transformation der Idee vom Zusammenhang zwischen modernen Lebensbedingungen und psychischer Krankheit. Diese Veränderung erfolgte durch eine

---

744 Labisch und Spree (1989).

Konvergenz des Degenerationsbegriffs mit den neuen Deutungsangeboten aus den Bereichen der Ästhetik (Décadence) und der Biologie (Sozialdarwinismus). Zentrale, öffentlichkeitswirksame Vermittler solcher Deutungen waren Friedrich Nietzsche und Ernst Haeckel. Durch diese Amalgamierung wurde der Degenerationsgedanke in einer zweiten Rezeptionsstufe auch auf Kollektive angewendet und stark normativ aufgeladen.

Eine zusätzliche Voraussetzung für die Kompatibilität des erweiterten Degenerationsbegriffs mit der psychopathologischen Terminologie und Klassifikation war die Neuformulierung der psychiatrischen Nosologie durch Emil Kraepelin. Kraepelin hatte aufgrund einer wesentlich professionspolitisch motivierten, vor-empirischen Entscheidung bereits am Beginn seiner beruflichen Karriere eine an den neuen Laborwissenschaften Physiologie und Bakteriologie orientierte Krankheitslehre formuliert. Diese prägte in der Folge auch sein empirisch-klinisches Forschungsprogramm und dessen Resultate, darunter die noch heute gebräuchlichen diagnostischen Kategorien der Dementia praecox (Schizophrenie nach Eugen Bleuler) und des manisch-depressiven Irreseins. Sie entwickelte sich rasch zu einer maßgeblichen Referenz in der deutschsprachigen Psychiatrie.

Die von Kraepelin formulierte Krankheitslehre implizierte aufgrund ihrer Prämissen eine Tendenz, soziale Faktoren bei der Krankheitsverursachung zu marginalisieren oder sie sogar umgekehrt als abhängige Variable von biologischen Gegebenheiten zu interpretieren. Diese Tendenz machte sich nicht nur in der neuen Klassifikation bemerkbar, sondern auch, als Kraepelin sich in die Diskussion um den Zusammenhang zwischen modernen Lebensbedingungen und psychischer Krankheit einschaltete. Das geschah auf dem Höhepunkt der Krise des bürgerlichen Selbstbewußtseins, in welcher das Bürgertum die von ihm verkörperten Werte wie Selbstdisziplin, Bildung und Kultur und auch seine Existenz als relevante soziale Formation bedroht sah. Kraepelins biologisch-orientierte Krankheitslehre lieferte eine professionell-psychiatrische Fundierung für die in der breiteren Öffentlichkeit - beispielsweise bei Max Nordau - schon vorweggenommene Anwendung des Degenerationsbegriffs auf soziale Phänomene sowie die moderne Kultur und Zivilisation als Ganzes. Für Kraepelin waren Verhaltensweisen und Institutionen, die nicht dem bürgerlichen Wertekanon entsprachen, nicht *Folgen* von Industrialisierung, Urbanisierung und neuen Techniken; vielmehr faßte er umgekehrt die biologisch verstandene Degeneration als *Ursache* von normabweichenden Lebensformen, Geburtenschwund und psychischer Krankheit auf. Auch das Neurasthenie-Konzept erfuhr eine zunehmende Umdeutung im Sinne eines erblichen, über die Generationen progressiven Leidens.

Der nun erweiterte und psychiatrisch legitimierte Degenerationsbegriff brachte eine entscheidende Wende in die gesamte Diskussion über den Zusammenhang zwischen modernem Leben und dem Auftreten von psychischen Störungen: Der Fokus der Debatte verschob sich von der zwei Jahrzehnte zuvor "entdeckten" Zivilisationskrankheit Neurasthenie zur Degeneration, von individueller Befindlichkeitsstörung zu kollektiver Pathologie der Nation.

Der neue Deutungsansatz Kraepelins stand im Einklang mit anderen, zeitgleich formulierten Gesellschafts"diagnosen" psychiatrischer Autoritäten, wie etwa Auguste Forel. Er wurde in besonders prägnanter Weise von Kraepelins Schüler und Mitarbeiter Ernst Rüdin weitergeführt und im Kontext der rassenhygienischen Bewegung massiv politisch instrumentalisiert. Die professionell legitimierte Diagnose einer Entartung der modernen Kunst und einer ebenfalls drohenden Entartung des gesamten Volkskörpers wurde schließlich zweieinhalb Jahrzehnte später zu einem zentralen Schlagwort der nationalsozialistischen Politik.[745] Die Folgen für stigmatisierte soziale Gruppen sind bekannt und betreffen in entscheidender Weise auch die weitere Geschichte und das heutige Selbstverständnis von Psychiatrie und Psychotherapie.

Kraepelins Auffassungen zur psychiatrischen Nosologie im Allgemeinen und zur Degeneration im Speziellen wurden jedoch bereits von Zeitgenossen kritisch kommentiert: Vor allem Oswald Bumke stellte diese Auffassungen sowohl mit methodischen als auch mit empirischen Argumenten in großer Gründlichkeit in Frage. Alternativ zu Kraepelin formulierte Bumke ein multidimensionales Modell psychischer Störungen, das sozialen und psychischen Variablen für die Krankheitsentstehung und -ausgestaltung einen breiten Raum einräumte. Bumke stellte in diesem Kontext auch ein eigenes, sehr differenziertes Deutungsangebot für die in der bürgerlichen Öffentlichkeit wahrgenommenen Bedrohungen durch das moderne Leben zur Verfügung, welches jedoch in den folgenden Jahrzehnten außerhalb der psychiatrischen Öffentlichkeit nur auf geringe Resonanz stieß. Dagegen wurde das multidi-

745 Weindling (1989).

mensionale Krankheitsmodell zur Grundlage des von Bumke edierten *Handbuchs der Geisteskrankheiten*, welches fachintern eine breite Wirkungsgeschichte entfaltete.

Die Krise des bürgerlichen Selbstbewußtseins um die Jahrhundertwende wurde somit durch mehrere psychiatrisch-nervenärztliche Deutungsangebote beantwortet. Neben den Konzepten der Neurasthenie und der Degeneration entstand noch eine weitere rezeptionsgeschichtlich relevante Antwort auf diese offensichtlich drängende Fragestellung der Zeit: Auch Sigmund Freud knüpfte bei der Begründung der Psychoanalyse an den von Beard und Erb propagierten Neurasthenie-Begriff an. Ähnlich wie Kraepelin, jedoch mit anderen Prämissen und Intentionen verwarf er den zu breiten und unscharfen Gebrauch des Begriffs und forderte eine Krankheitsklassifikation auf der Grundlage spezifischer Krankheitsursachen. In Anknüpfung an den zeitgenössischen Sexualitätsdiskurs postulierte er verschiedene Formen der sexuellen Ätiologie als Basis für eine neue Klassifikation der Neurosen. Die Einführung der Sexualität in die Ätiologie der Neurosen eröffnete über den Begriff der "kulturellen Sexualmoral" auch die Möglichkeit, die zeitgenössischen Lebensbedingungen und das bürgerliche Wertesystem als Krankheitsfaktoren zu thematisieren. Freuds Reformulierung der Neurosenlehre und insbesondere seine Arbeiten zur Neurasthenie stellen damit eine bisher übersehene Verbindung zwischen der langen Tradition psychiatrischer Gesellschafts- und Zivilisationsdiagnosen und der späteren psychoanalytischen Kulturtheorie dar. Diese Kulturtheorie fand im Laufe des 20. Jahrhunderts sowohl in den Geistes- als auch in den Sozialwissenschaften eine breite, wiederholt allerdings auch sehr kontroverse Rezeption. Darüberhinaus befruchtete sie in besonderer Weise die Geschichte der Ethnologie, wo sie in der Mitte des 20. Jahrhunderts im Kontext der amerikanischen Culture and Personality School (Kultur- und Persönlichkeitsforschung) zeitweilig bestimmend für die Theoriebildung wurde und in Form der Ethnopsychoanalyse auch heute noch einen Zweig der anthropologischen Forschung inspiriert.

Die Analyse der psychiatrischen Theoriebildung und insbesondere die psychiatrische Thematisierung des Zusammenhangs zwischen dem "modernen" Leben und dem Auftreten psychischer Erkrankungen vom ausgehenden 18. bis zum beginnenden 20. Jahrhundert erfolgte in der vorliegenden Arbeit auf dem Hintergrund der Geschichte der bürgerlichen Gesellschaft. Dabei wurde als vermittelnde Instanz zwischen Politik- und Sozialgeschichte einerseits und psychiatrischem Diskurs andererseits die Ebene der Selbstwahrnehmung und -deutung des Bildungsbürgertums mit der Geschichte der psychiatrischen Theoriebildung in Beziehung gesetzt. Als Mitglieder des Bildungsbürgertums nahmen die Psychiater und Nervenärzte am Wahrnehmungsprozess und an der Formulierung von Deutungsmodellen für individuelle und kollektive Befindlichkeit des Bürgertums teil. Als Ergebnis der Studie zeigt sich, daß die psychiatrische Theoriebildung und insbesondere die Geschichte der Kategorien "Natur", "Kultur", "Gesellschaft" und "Geschichte" im psychiatrischen Diskurs in enger Wechselbeziehung zur Geschichte der bürgerlichen Selbstwahrnehmung stehen. Politische und soziale Veränderungen finden eine ständige Reflektion auf der diskursiven Ebene, und zwar sowohl in der breiten Öffentlichkeit als auch innerhalb der medizinischen Disziplin Psychiatrie. Komplementär, und davon nicht zu trennen werden diese Reflektionen, und in der Zeit um die Jahrhundertwende in besonderem Maße die durch die Autorität der Medizin und der Naturwissenschaften legitimierten Deutungsmodelle aus der Psychiatrie wiederum im Bereich von Politik und öffentlichem Leben wirksam.

Der hier gewählte theoretische Ansatz zeigt - bei allen Veränderungen im Detail - bis zum Beginn des 19. Jahrhunderts zurückreichende langfristige thematische Kontinuitäten innerhalb des psychiatrischen Diskurses, die dann in einer spezifischen Situation am Ausgang des 19. und beginnenden 20. Jahrhunderts eine besondere Dynamik entwickelten und in der Folge bis in unsere Gegenwart hinein in verschiedenen Bereichen des weiteren politischen und intellektuellen Lebens wirksam wurden.

9. Literatur

Ackerknecht, Erwin H. (1957): *Kurze Geschichte der Psychiatrie*. Stuttgart: Ferdinand Enke; zitiert nach der 3. Aufl. 1985.

Adler, Matthias (1993): *Ethnopsychoanalyse: Das Unbewußte in Wissenschaft und Kultur*. Stuttgart/ New York: Schattauer.

Albers, J[ohann] F[riedrich] H[ermann] (1851): *Christian Friedrich Nasse. Nekrolog, vorgetragen im Auftrage der niederrheinischen Gesellschaft für Natur- und Heilkunde*. Köln: DuMont-Schauberg.

Altner, Günter (Hg.)(1981): *Der Darwinismus. Die Geschichte einer Theorie*. Darmstadt: Wissenschaftliche Buchgesellschaft.

Anz, Thomas (1989): *Gesund oder krank? Medizin, Moral und Ästhetik in der deutschen Gegenwartsliteratur*. Stuttgart: J. B. Metzler.

von Archenholz, Johann Wilhelm (1790): Bemerkungen ueber die Sittenaenderungen in Europa. In: *Berlinische Monatsschrift* 15, S. 66-71.

von Archenholz, Johann Wilhelm (1806): Ist der Character der Deutschen ausgeartet? In: *Minerva - Ein Journal historischen und politischen Inhalts* Jg. 1806, Bd. 1, S. 1-15.

[von Archenholz, Johann Wilhelm] (1811): Ueber den Bericht ueber die Fortschritte der Geschichte und der alten Litteratur seit 1789, und ihren gegenwärtigen Zustand. In: *Minerva - Ein Journal historischen und politischen Inhalts* Jg. 1811, Bd. 2, S. 447-470.

[von Archenholz, Johann Wilhelm] (1811): Gegenwaertiger Zustand des wissenschaftlichen Strebens in Deutschland. In: *Minerva - Ein Journal historischen und politischen Inhalts* Jg. 1811, Bd. 2, S. 506-516.

Asendorf, Christoph (1989): *Ströme und Strahlen. Das langsame Verschwinden der Materie um 1900*. Berlin: Anabas (= Werkbund-Archiv Bd. 18).

Ash, Mitchell G. (1995): *Gestalt psychology in German culture, 1890-1967. Holism and the quest for objectivity*. Cambridge: Cambridge University Press.

Assmann, Aleida (1993): *Arbeit am nationalen Gedächtnis. Eine kurze Geschichte der deutschen Bildungsidee*. Frankfurt/M.: Campus.

van Bakel, A.H.A.C. (1994): "Ueber die Dauer einfacher psychischer Vorgänge". Emil Kraepelins Versuch einer Anwendung der Psychophysik im Bereich der Psychiatrie. In: *Objekte, Differenzen und Konjunkturen. Experimentalsysteme im historischen Kontext.* hg. v. Michael Hagner, Hans-Jörg Rheinberger und Bettina Wahrig-Schmidt. Berlin: Akademie, S. 83-105.

Bardili, Christoph Gottfried (1792): Ueber die Grenzen der "empirischen Psychologie". In: *Berlinische Monatsschrift* 20, S. 66-72.

Baudelaire, Charles (1990): *Der Künstler und das moderne Leben. Essays, "Salons", Intime Tagebücher*. Leipzig: Reclam.

Bausinger, Hermann (1987): Bürgerlichkeit und Kultur. In: Jürgen Kocka (Hg.): *Bürger und Bürgerlichkeit im 19. Jahrhundert.* Göttingen: Vandenhoeck & Ruprecht, S. 121-142.

Beard, George M. (1869): Neurasthenia or nervous exhaustion. In: *Boston Medical and Surgical Journal* 80, 217-221.

Beard, George M. (1880): *A Practical Treatise on Nervous Exhaustion (Neurasthenia).* New York: William Wood; zitiert nach der deutschen Übersetzung von M. Neisser: *Die Nervenschwäche (Neurasthenia), ihre Symptome, Natur, Folgezustände und Behandlung.* 2. Aufl. Leipzig: F. C. W. Vogel, 1883.

Beard, George M. (1881): *American Nervousness, its causes and consequences. A supplement to Nervous Exhaustion (Neurasthenia).* New York: G.P. Putnam's Sons.

Beard, George M. (1882): The case of Guiteau - A psychological study. In: *Journal of Nervous and Mental Disease* 9, S. 90-125.

Beard, George M. (1884): *Sexual Neurasthenia (Nervous Exhaustion); its hygiene, causes, symptoms and treatment with a chapter on diet for the nervous,* hg. von A. D. Rockwell. New York; zitiert nach der deutschen Übersetzung (1885): *Die sexuelle Neurasthenie, ihre Hygiene Aetiologie, Symptome und Behandlung.* Wien: Toeplitz und Deuticke.

Beard, George M. und Alphonse D. Rockwell (1871): *A practical treatise on the medical uses of electricity.* New York: W. Wood.

Bendick, Christoph (1989): *Emil Kraepelins Forschungsreise nach Java im Jahr 1904 Ein Beitrag zur Geschichte der Ethnopsychiatrie.* Diss. Med. Univ. Köln (= *Arbeiten der Forschungsstelle des Instituts für Geschichte der Medizin der Universität zu Köln*, Bd. 49).

Benz, Ernst (1970): *Theologie der Elektrizität. Zur Begegnung und Auseinandersetzung von Theologie und Naturwissenschaft im 17. und 18. Jahrhundert* (= *Akademie der Wissenschaften und der Literatur Mainz. Abhandlungen der geistes- und sozialswissenschaftlichen Klasse* 12). Wiesbaden Steiner.

Benzenhöfer, Udo (1993): *Psychiatrie und Anthropologie in der ersten Hälfte des 19. Jahrhunderts.* Hürtgenwald: Guido Pressler.

Berrios, German E. und Renate Hauser (1988): The early development of Kraepelin's ideas on classification: a conceptual history. In: *Psychological Medicine* 18, S. 813-821.

Berrios, German E. und Renate Hauser (1995): Kraepelin. Clinical Section. In: German E. Berrios und Roy Porter (Hg.): *A History of Clinical Psychiatry. The Origin and History of Psychiatric Disorders.* London: Athlone, S. 280-291.

Berrios, German E. and Dominic Beer (1995): Unitary Psychosis Concept. Clinical Section. In: German E. Berrios und Roy Porter (Hg.): *A History of Clinical Psychiatry. The Origin and History of Psychiatric Disorders.* London: Athlone, S. 313-335.

[Biester, Johann Erich] (1797): [Kritisches zu] Tissot: Ueber des verstorbenen Hofraths und Ritters Zimmermann Leben. In: *Berlinische Blätter* 1, S. 225-256.

[Biester, Johann Erich] (1800): Ueber die Geburts- und Sterbestatistiken von Berlin im Jahre 1799. In: *Neue Berlinische Monatsschrift* 3, S. 234-239.

[Biester, Johann Erich] (1810): Einige Gedanken ueber die Nothwendigkeit historischer Studien bei den philosophischen. In: *Neue Berlinische Monatsschrift* 23, S. 3-21.

Binding, Karl und Alfred Hoche (1920): *Die Freigabe der Vernichtung lebensunwerten Lebens. Ihr Mass und ihre Form.* Leipzig: Felix Meiner.

Birnbaum, Karl (1928): Geschichte der psychiatrischen Wissenschaft. In: Oswald Bumke (Hg.): *Handbuch der Geisteskrankheiten.* Berlin: Julius Springer, Bd.I.1, S. 11-49.

Blackbourn, David (1991): The German bourgeoisie: an introduction. In: David Blackbourn and Richard J. Evans (Hg.): *The German bourgeoisie: Essays on the social history of the German middle class from the late eighteenth to the early twentieth century.* London/ New York: Routledge, S. 1-45.

Blashfield, Robert K. (1984): *The classification of Psychopathology. Neo-Kraepelinian and Quantitative Approaches.* New York and London: Plenum Press 1984.

Blasius, Dirk (1980): *Der verwaltete Wahnsinn. Eine Sozialgeschichte des Irrenhauses.* Frankfurt/M.: S. Fischer.

Blasius, Dirk (1994): *"Einfache Seelenstörung". Geschichte der deutschen Psychiatrie 1800-1945.* Frankfurt/M.: S. Fischer.

Bleker, Johanna (1981): *Die Naturhistorische Schule 1825-1845. Ein Beitrag zur Geschichte der klinischen Medizin in Deutschland.* Stuttgart/ New York: Gustav Fischer.

Bleker, Johanna (1983): Die Stadt als Krankheitsfaktor. Eine Analyse ärztlicher Auffassungen im 19. Jahrhundert. In: *Medizinhistorisches Journal* 18, S. 118-136.

Bodamer, Joachim (1953): Zur Entstehung der Psychiatrie als Wissenschaft im 19. Jahrhundert. In: *Fortschritte der Neurologie, Psychiatrie und ihrer Grenzgebiete* 21, 511-535.

Bogner, Artur (1988): *Zivilisation und Rationalisierung. Ein Vergleich der Zivilisationstheorien Max Webers, Norbert Elias', Max Horkheimers und Theodor Adornos.* Opladen: Westdeutscher Verlag.

Boldt, Arnold (1936): *Über die Stellung und Bedeutung der "Rapsodien über die Anwendung der psychischen Curmethode" von Johann Christian Reil (1759-1813) in der Geschichte der Psychiatrie* (= Abhandlungen zur Geschichte der Medizin und der Naturwissenschaften, H. 12). Berlin: Emil Ebering.

Bollenbeck, Georg (1994): *Bildung und Kultur. Glanz und Elend eines deutschen Deutungsmusters.* Frankfurt/M. und Leipzig: Insel.

Bourdieu, Pierre (1987): *Sozialer Sinn. Kritik der theoretischen Vernunft* (1980). Frankfurt/M.: Suhrkamp.

Bowler, Peter J. (1984): *Evolution. The History of an Idea.* Berkeley etc.: University of California Press.

Bowler, Peter J. (1988): *The Non-Darwinian Revolution. Reinterpreting a Historical Myth.* Baltimore/ London: The Johns Hopkins University Press.

Bowler, Peter J. (1990): *Charles Darwin. The Man and His Influence.* Cambridge: Cambridge University Press.

Brazier, Mary A. B. (1988): *A History of Neurophysiology in the 19th Century.* New York: Raven Press.

Brod, Max (1932): Christian von Ehrenfels zum Gedenken. In: *Kantstudien* 37, S. 313-314.

vom Bruch, Rüdiger (1989): Gesellschaftliche Funktionen und politische Rollen des Bildungsbürgertums im Wilhelminischen Reich. Zum Wandel von Milieu und politischer Kultur. In: Jürgen Kocka (Hg.): *Bildungsbürgertum im 19. Jahrhundert. Teil IV: Politischer Einfluß und gesellschaftliche Formation.* Stuttgart: Klett-Cotta, S. 146-179.

vom Bruch, Rüdiger (1995): Emil Kraepelin. In: Wolfgang U. Eckart und Christoph Gradmann (Hg.): *Ärzte-Lexikon.* München: C. H. Beck, S. 219-220.

vom Bruch, Rüdiger (1997): Von der Sozialethik zur Sozialtechnologie? Neuorientierungen in der deutschen Sozialwissenschaft um 1900. In: Gangolf Hübinger, Rüdiger vom Bruch und Friedrich W. Graf (Hg.)(1997): *Kultur und Kulturwissenschaften um 1900, Bd. II: Idealismus und Positivismus.* Stuttgart: Franz Steiner, S. 260-276.

vom Bruch, Rüdiger, Friedrich W. Graf und Gangolf Hübinger (1989): Einleitung: Kulturbegriff, Kulturkritik und Kulturwissenschaften um 1900. In: Rüdiger vom Bruch, Friedrich W. Graf und Gangolf Hübinger (Hg.): *Kultur und Kulturwissenschaften um 1900. Krise der Moderne und Glaube an die Wissenschaft.* Stuttgart: Franz Steiner, S. 9-24.

Bryan, Bettina (1996): Wilhelm Erb (1840-1921) und seine elektrotherapeutische Station an der medizinischen Klinik in Heidelberg. In: *Schriftenreihe der Deutschen Gesellschaft für Geschichte der Nervenheilkunde*, Band 1, Würzburg: Königshausen u. Neumann, S. 43-50.

Bucher, Heini W. (1958): *Tissot und sein Traité des nerfs.* Zürich: Juris (= *Zürcher medizingeschichtliche Abhandlungen*, N.R. 1).

Bumke, Oskar (1912 a): *Über nervöse Entartung.* Berlin: Julius Springer.

Bumke, Oskar (1912 b): Zur Frage der funktionellen Psychosen. In: *Fortschritte der naturwissenschaftlichen Forschung* 6, S. 131-152.

Bumke, Oskar (1920): "Die Spielbreite der Symptome beim manisch-depressiven Irresein und bei den Degenerationspsychosen." Eine persönliche Bemerkung. In: *Monatsschrift für Psychiatrie und Neurologie* 47, S. 369-372.

Bumke, Oskar (1922): *Kultur und Entartung.* 2., überarbeitete Auflage, Berlin: Julius Springer.

Bumke, Oswald (1924): Die Auflösung der Dementia praecox. In: *Klinische Wochenschrift* 3, S. 437-440.

Bumke, Oskar (1925): Die Revision der Neurosenfrage. In: *Münchener Medizinische Wochenschrift* 72, S. 1815-1819.

Burgener, Peter (1964): *Die Einflüsse des zeitgenössischen Denkens in Morels Begriff der "dégénérescence".* Zürich: Juris (= *Zürcher Medizingeschichtliche Abhandlungen*, N.R. Nr. 16).

Burke, Peter (1990): *The French Historical Revolution: The 'Annales' School 1929-89.* Cambridge/ Oxford: Polity Press.

Burleigh Michael (1994): *Death and Deliverance. "Euthanasia" in Germany c. 1900-1945.* Cambridge: Cambridge University Press.

Burnham, John (1994): The transit of medical ideas: changes in citation of European publications in USA biomedical journals. In: Juan L. Carillo und Guillermo Olagüe de Ros (Hg.): *Actas del XXXIII Congreso Internacional de Historia de la Medicina.* Sevilla, S. 101-112.

Busse, Walter (1952): *Der Hypochondrist in der deutschen Literatur der Aufklärung.* Phil. Diss., Universität Mainz.

Caneva, Kenneth L. (1990): "Teleology with Regrets. Essay Review of T. Lenoir, *The Strategy of Life*". In: *Annals of Science* 47, S. 291-300.

Canguilhem, Georges (1974): *Das Normale und das Pathologische.* München: Carl Hanser (franz. Originalausg.: 1966)

Castel, Robert (1988): *The Regulations of Madness: The Origins of Incarceration in France.* Cambridge: Polity Press (Originalpubl. in Französisch: 1976).

Clark, Michael J. (1981): The Rejection of Psychological Approaches to Mental Disorder in Late Nineteenth-Century British Psychiatry. In: Andrew Scull (Hg.): *Madhouses, Mad-Doctors, and Madmen. The Social History of Psychiatry in the Victorian Era.* London: Athlone Press, S. 271-312.

Clarke, Edwin und L. S. Jacyna (1987): *Nineteenth-Century Origins of Neuroscientific Concepts.* Berkeley etc.: University of California Press.

Codell Carter, K. (1980): Germ Theory, Hysteria, and Freud's Early Work in Psychopathology. In: *Medical History* 24, S. 259-274.

Codell Carter, K. (1987): Edwin Klebs' Criteria for Disease Causality. In: *Medizinhistorisches Journal* 22, S. 80-89.

Cohen, Mark N. (1989): *Health and the Rise of Civilization.* New Haven/London: Yale University Press.

Coleman, Williams und Frederic L. Holmes (Hg.)(1988): *The Investigative Enterprise. Experimental Physiology in nineteenth-century medicine.* Berkeley etc.: University of California Press.

Colp, Robert (1995): History of Psychiatry. In: *Comprehensive Textbook of Psychiatry*, 6th ed., vol.II, ed. by H.I. Kaplan and B. J. Sadock. Baltimore: Williams & Wilkins, S. 2777-2801.

Corsi, Pietro (Hg.)(1991): *The Enchanted Loom. Chapters in the History of Neuroscience.* New York/ Oxford: Oxford University Press.

Craig, Gordon A. (1989): *Deutsche Geschichte 1866-1945.* München: C. H. Beck (engl. Originalausg.: Oxford 1978).

Cunningham, Andrew und Perry Williams (Hg.)(1992): *The laboratory revolution in medicine.* Cambridge: Cambridge University Press.

Dahmer, Helmut (1982): *Libido und Gesellschaft. Studien über Freud und die Freudsche Linke.* 2. erw. Auflage. Frankfurt/M.: Suhrkamp.

Dahmer, Helmut (1994): *Pseudonatur und Kritik. Freud, Marx und die Gegenwart.* Frankfurt/-M.: Suhrkamp.

Danek, Karel (1967): Grundsätzliches zur Entwicklung des Begriffs der "Zivilisationskrankheiten". In: *Scripta medica* (Brno/Brünn) 40, S. 59-62.

Daniel, Ute (1993): "Kultur" und "Gesellschaft": Überlegungen zum Gegenstandsbereich der Sozialgeschichte. In: *Geschichte und Gesellschaft* 19, S. 69-99.

Daniel, Ute (1997): Clio unter Kulturschock. Zu den aktuellen Debatten der Geschichtswissenschaft. In: *Geschichte in Wissenschaft und Unterricht* 48, S. 195-219 und 259-278.

Danziger, Kurt (1990): *Constructing the Subject. Historical origins of psychological research.* Cambridge: Cambridge University Press.

Dening, Tom R. and German E. Berrios (1991): Introduction to *Alfred Hoche, The significance of symptom complexes in psychiatry* [Engl. transl.]. In: *History of Psychiatry* 2, S. 329-333.

Dinges, Martin (Hg.)(1996): *Medizinkritische Bewegungen im Deutschen Reich (ca. 1870 - ca. 1933).* Stuttgart: Franz Steiner (= *Medizin, Gesellschaft und Geschichte*, Beiheft 9).

Dörner, Klaus (1969): *Bürger und Irre. Zur Sozialgeschichte und Wissenschaftssoziologie der Psychiatrie.* Frankfurt/M.: Europäische Verlagsanstalt, zitiert nach [3]1995.

Dougherty, Frank W. P. (1990): Buffons Bedeutung für die Entwicklung des anthropologischen Denkens im Deutschland der zweiten Hälfte des 18. Jahrhunderts. In: Gunter Mann und Franz Dumont (Hg.): *Die Natur des Menschen. Probleme der Physischen Anthropologie und Rassenkunde (1750-1850)* (= *Soemmering-Forschungen*, Bd. VI). Stuttgart/New York: Gustav Fischer, S. 221-279.

Dowbiggin, Ian R. (1991): *Inheriting Madness. Professionalization and Psychiatric Knowledge in Nineteenth-Century France.* Berkeley/ Los Angeles/ Oxford: University of California Press.

Du Bois-Reymond, Emil (1848/49): *Untersuchungen über thierische Elektricität*, 2 Bände. Berlin: G. Reimer.

Du Bois-Reymond, Emil (1878): *Culturgeschichte und Naturwissenschaft. Ein Vortrag.* Leipzig.

Dubos, René (1971): The Diseases of Civilization: Achievements and Illusions. In: Lester S. King (Hg.): *Mainstreams of Medicine. Essays on the social and intellectual context of medical practice.* Austin: University of Texas Press, S. 39-52.

van Dülmen, Richard (1988): Protestantismus und Kapitalismus. Max Webers These im Licht der neueren Sozialgeschichte. In: Christian Gneuss und Jürgen Kocka (Hg.): *Max Weber. Ein Symposion.* München: dtv, S. 88-101.

Eckart, Wolfgang U. (1994): "Die wachsende Nervosität unserer Zeit" - Medizin und Kultur um 1900 am Beispiel einer Modekrankheit. In: Fritz Reimer (Hg.): *Psychiatrie um die Jahrhundertwende.* Heilbronn: Weissenhof, S. 9-38; wieder abgedruckt in: Gangolf Hübinger, Rüdiger vom Bruch und Friedrich W. Graf (Hg.)(1997): *Kultur und Kulturwissenschaften um 1900, Bd. II: Idealismus und Positivismus.* Stuttgart: Franz Steiner, S. 207-226.

Eckart, Wolfgang U. (1995): Wilhelm Wundt. In: Wolfgang U. Eckart und Christoph Gradmann (Hg.): *Ärztelexikon.* München: C.H. Beck, S. 386-388.

Edinger, L., L. Laquer, E. Asch, A. Knoblauch (Hg.)(1892): *Elektrotherapeutische Streitfragen. Verhandlungen der Elektrotherapeuten-Versammlung zu Frankfurt a.M., 27. September 1891.* Wiesbaden: J. F. Bergmann.

von Ehrenfels, Christian (1907): *Sexualethik.* Wiesbaden (= *Grenzfragen des Nerven- und Seelenlebens*, Bd. 56).

Elias, Norbert (1976): *Über den Prozeß der Zivilisation. Soziogenetische und psychogenetische Untersuchungen.* 2 Bände, Frankfurt/M.: Suhrkamp.

Ellenberger, Henry F. (1973): *Die Entdeckung des Unbewußten.* 2 Bände. Bern etc.: Hans Huber.

Emminghaus, Hermann (1878): *Allgemeine Psychopathologie zur Einführung in das Studium der Geistesstörungen.* Leipzig: F.C.W. Vogel.

von Engelhardt, Dietrich (1979): *Historisches Bewußtsein in der Naturwissenschaft von der Aufklärung bis zum Positivismus.* Freiburg/München: Karl Alber.

von Engelhardt, Dietrich (1980 a): Polemik und Kontroversen um Haeckel. *In Medizinhistorisches Journal* 15, S. 284-304.

von Engelhardt, Dietrich (1980 b): Schuberts Stellung in der romantischen Naturforschung. In: Alice Rössler (Hg.): *Gotthilf Heinrich Schubert. Gedenkschrift zum 200. Geburtstag des romantischen Naturforschers.* Erlangen: Universitäts-Bund Erlangen Nürnberg, S. 11-36.

von Engelhardt, Dietrich (1985): Mesmer in der Naturforschung und Medizin der Romantik. In: Heinz Schott (Hg.): *Franz Anton Mesmer und die Geschichte des Mesmerismus.* Stuttgart: Franz Steiner, S. 88-107.

von Engelhardt, Dietrich (1987): *Wissenschaftsgeschichte auf den Versammlungen der Gesellschaft Deutscher Naturforscher und Ärzte 1822-1972.* Stuttgart: Wissenschaftliche Verlagsgesellschaft.

von Engelhardt, Dietrich (1991): Romantische Mediziner. In: Dietrich von Engelhardt und Fritz Hartmann (Hg.): *Klassiker der Medizin. Zweiter Band: Von Philippe Pinel bis Viktor von Weizsäker.* München: C.H.Beck, S. 95-118, 404-408.

von Engelhardt, Dietrich (1993): Causality and Conditionality in Medicine around 1900. In: Corinna Delkeskamp-Hayes und Mary Ann Gardell Cutter (Hg.): *Science, Technology, and the Art of Medicine* (=*Philosophy and Medicine*, vol.44). Dordrecht etc.: Kluwer, S. 75-104.

von Engelhardt, Dietrich (1994): Wissenschaft und Philosophie der Natur um 1800. Prizipien, Dimensionen, Perspektiven. In: Kai Torsten Kanz (Hg.): *Philosophie des Organischen in der Goethezeit. Studien zu Werk und Wirkung des Naturforschers Carl Friedrich Kielmeyer (1765-1844).* Stuttgart: Franz Steiner, S. 252-269.

von Engelhardt, Dietrich und Heinrich Schipperges (1980): *Die inneren Verbindungen zwischen Philosophie und Medizin im 20. Jahrhundert.* Darmstadt: Wissenschaftliche Buchgesellschaft.

Engelhardt, Ulrich (1986): *"Bildungsbürgertum". Begriffs- und Dogmengeschichte eines Etiketts.* Stuttgart: Klett-Cotta.

Engels, Eve-Marie (1995): Biologische Ideen von Evolution im 19. Jahrhundert und ihre Leitfunktionen. In: Eve-Marie Engels (Hg.): *Die Rezeption von Evolutionstheorien im 19. Jahrhundert.* Frankfurt/M.: Suhrkamp, S. 13-66.

Engstrom, Eric J. (1991): Emil Kraepelin: psychiatry and public affairs in Wilhelmine Germany. In: *History of Psychiatry* 2, S. 111-132.

Engstrom, Eric J. (1997): Kulturelle Dimensionen von Psychiatrie und Sozialpsychologie: Emil Kraepelin und Willy Hellpach. In: Gangolf Hübinger, Rüdiger vom Bruch und Friedrich W. Graf (Hg.): *Kultur und Kulturwissenschaften um 1900, Bd. II: Idealismus und Positivismus.* Stuttgart: Franz Steiner, S. 164-189.

Engstrom, Eric J. (1998): Die Heidelberger psychiatrische Universitätsklinik am Ende des 19. Jahrhunderts: Institutionelle Grundlagen der klinischen Psychiatrie In: *Jahrbuch für Universitätsgeschichte*, Bd. 1., hg. v. Rüdiger vom Bruch. Stuttgart: Franz Steiner, S. 49-68.

Erb, Wilhelm (1875): Ein Fall von Bleilähmung. In: *Archiv für Psychiatrie und Nervenkrankheiten*, Bd. 5, nachgedruckt und zitiert nach *Gesammelte Abhandlungen* (1910), Bd. 1. Leipzig: F. C. W. Vogel, S. 133-141.

Erb, Wilhelm (1880): *Ueber die neuere Entwicklung der Nervenpathologie und ihre Bedeutung für den medicinischen Unterricht.* Leipzig: F. C. W. Vogel.

Erb, Wilhelm (1882): *Handbuch der Elektrotherapie* (= Handbuch der Allgemeinen Therapie, hg. v. H. v. Ziemssen, Bd. 3). Leipzig: F. C. W. Vogel.

Erb, Wilhelm (1893): *Ueber die wachsende Nervosität unserer Zeit.* Heidelberg: J. Hörning.

Erdheim, Mario und Maya Nadig (1983): Ethnopsychoanalyse. In: Wolfgang Mertens (Hg.): *Psychoanalyse: Ein Handbuch in Schlüsselbegriffen.* München/ Wien: Urban & Schwarzenberg, S. 129-135.

Eriksson, Gunnar (1988): Romanticism in Scandinavia. In: Roy Porter und Mikulás Teich (Hg.): *Romanticism in National Context.* Cambridge etc.: Cambridge University Press, S. 172-190.

Esquirol, Jean Etienne Dominique (1824): Existe-t-il de nos jours un plus grand nombre de fous qu'il-y-a quarante ans? *Académie royale de Médecine*, séance du 23 Juillet 1824; publ. ibid., Bd. 6, Octob., 290-293.

Esquirol, Jean Etienne Dominique (1838): *Des maladies mentales, considérées sous les rapports médical, hyiénique et médico-légal.* Paris: L.-B. Baillière.

Eulner, Hans-Heinz (1960): Johann Christian Reil, Leben und Werk. In: *Johann Christian Reil 1759-1813*, hg. v. Rudolph Zaunick (= *Nova Acta Leopoldina*, N. F., Nr. 144, Bd. 22), Leipzig: Johann Ambrosius Barth, S. 7-50.

Eulner, Hans-Heinz (1970): *Die Entwicklung der medizinischen Spezialfächer an den Universitäten des deutschen Sprachgebietes.* Stuttgart: Ferdinand Enke.

Fallend, Karl und Bernd Nitzschke (Hg.)(1997): *Der "Fall" Wilhelm Reich. Beiträge zum Verhältnis von Psychoanalyse und Politik.* Frankfurt/M.: Suhrkamp.

Felt, Ulrike, Helga Nowotny und Klaus Taschwer (1995): *Wissenschaftsfoschung: eine Einführung.* Frankfurt/M etc.: Campus.

Fichtner, Gerhard (1980): *Psychiatrie zur Zeit Hölderlins.* Ausstellungskatalog. Tübingen.

Finger, Stanley (1994): *Origins of Neuroscience. A History of Explorations into Brain Function.* New York/ Oxford: Oxford University Press.

Fink-Eitel, H. (1989): *Foucault zur Einführung.* Hamburg: Junius.

Fisch, Jörg (1992): Zivilisation, Kultur. In: *Geschichtliche Grundbegriffe*, Bd. 7, hg. v. Otto Brunner, Werner Conze und Reinhart Koselleck. Stuttgart: Klett-Cotta, S. 679-774.

Fischer, Jens Malte (1977): Dekadenz und Entartung: Max Nordau als Kritiker des Fin de Siècle. In: Roger Bauer et al. (Hg.): *Fin de Siècle*. Frankfurt/M.: Klostermann, S. 93-111.

Fischer, Max (1924): Heinrich Schüle, 1840-1916. In: Theodor Kirchhoff (Hg.): *Deutsche Irrenärzte*. Berlin: Julius Springer, S. 184-195.

Fischer-Homberger, Esther (1970): *Die Hypochondrie. Melancholie bis Neurose: Krankheiten und Zustandsbilder*. Bern/Stuttgart/Wien: Hans Huber.

Fischer-Homberger, Esther (1971): Der Begriff des freien Willens in der Geschichte der traumatischen Neurose. In: *Clio Medica* 6, S. 121-137.

Fischer-Homberger, Esther (1975): *Die traumatische Neurose. Vom somatischen zum sozialen Leiden*. Bern/ Stuttgart/ Wien: Hans Huber.

Fischer-Homberger, Esther (o.J. [1977?]: Vergessene Zivilisationskrankheiten. In: *Umwelt und Mensch. Studium Universale*, hg. v. Universität Bern. Bern: Peter Lang.

Foucault, Michel (1969): *Wahnsinn und Gesellschaft. Eine Geschichte des Wahns im Zeitalter der Vernunft* (1961). Frankfurt/M.: Suhrkamp.

Foucault, Michel (1973): *Archäologie des Wissens*. Frankfurt/M.: Suhrkamp.

Fox, Robin (1967): Totem and taboo reconsidered. In: Edmund Leach (Hg.): *The Structural Study of Myth and Totemism*. London: Tavistock, S. 161-178.

Freeman, Derek (1969): Totem and Taboo: A Reappraisal. In: Warner Muensterberger (Hg.): *Man and His Culture*. London: Rapp & Whiting, S. 53-80.

Freud, Sigmund (1890): Psychische Behandlung (Seelenbehandlung). In: *Gesammelte Werke* Bd. 5, S. 289-315.

Freud, Sigmund (1893): Charcot [Nachruf]. In: *Wiener medizinische Wochenschrift* 43, S. 1513-1520 (= *Gesammelte Werke* Bd. 1, S. 19-35).

Freud, Sigmund (1895): Über die Berechtigung, von der Neurasthenie einen bestimmten Symptomenkomplex als "Angstneurose" abzutrennen. In: *Neurologisches Centralblatt* 14, S. 50-66 (= *Gesammelte Werke* Bd. 1, S. 313-342).

Freud, Sigmund (1896): L'hérédité et l'étiologie des névroses. In: *Revue Neurologique* 4, S. 161-169 (= *Gesammelte Werke* 1, 405-422).

Freud, Sigmund (1898): Die Sexualität in der Ätiologie der Neurosen. In: *Wiener klinische Rundschau* 12, S. 21-22, 55-57, 70-72, 103-105 (= *Gesammelte Werke* Bd. 1, S. 489-516).

Freud, Sigmund (1900): *Die Traumdeutung*. Leipzig und Wien: Franz Deuticke.

Freud, Sigmund (1905): *Der Witz und seine Beziehung zum Unbewußten*. Wien: Franz Deuticke (= *Gesammelte Werke* Bd. 6).

Freud, Sigmund (1908): Die "kulturelle" Sexualmoral und die moderne Sexualität. In: *Mutterschutz* (N.F.), *Sexual-Probleme* 4, S. 763-779 (= *Gesammelte Werke* Bd. 7, S. 141-167).

Freud, Sigmund (1912/13): *Totem und Tabu. Über einige Übereinstimmungen im Seelenleben der Wilden und Neurotiker*. Leipzig und Wien: Hugo Heller (= *Gesammelte Werke*, Bd. 9).

Freud, Sigmund (1913): Das Interesse an der Psychoanalyse. In: *Gesammelte Werke* Bd. 8, S. 389-420.

Freud, Sigmund (1921): *Massenpsychologie und Ich-Analyse.* Leipzig/ Wien/ Zürich: Internationaler Psychoanalytischer Verlag (= *Gesammelte Werke*, Bd. 13, S. 71-161).

Freud, Sigmund (1927): *Die Zukunft einer Illusion.* Leipzig/ Wien/ Zürich: Internationaler Psychoanalytischer Verlag (= *Gesammelte Werke* Bd. 14, S. 325-380).

Freud, Sigmund (1930): *Das Unbehagen in der Kultur.* Wien: Psychoanalytischer Verlag (= *Gesammelte Werke* Bd. 14, S. 421-506).

Freud-Bibliographie mit Werkkonkordanz (1989). Bearbeitet von Ingeborg Meyer-Palmedo und Gerhard Fichtner. Frankfurt/M.: S. Fischer.

Friedreich, J[ohann] B[aptist] (1836): *Historisch-kritische Darstellung der Theorien über das Wesen und den Sitz der psychischen Krankheiten.* Leipzig: Otto Wigand.

Frommer, Sabine (1994): Bezüge zu experimenteller Psychologie, Psychiatrie und Psychopathologie in Max Webers methodologischen Schriften. In: Gerhard Wagner und Heinz Zipprian (Hg.): *Max Webers Wissenschaftslehre: Interpretation und Kritik.* Frankfurt/M.: Suhrkamp, S. 239-258.

Gadebusch Bondio, Mariacarla (1995): *Die Rezeption der kriminalanthropologischen Theorien von Cesare Lombroso in Deutschland von 1880-1914.* Husum: Matthiesen (= Abhandlungen zur Geschichte der Medizin und der Naturwissenschaften, H. 70).

Galton, Francis (1883): *Inquiries into human faculty and its development.* London/ New York: Macmillan.

Gatlin, Stephen H. (1995): Charles Darwins Idee der natürlichen Selektion im "Journal of Mental Science". In: *Die Rezeption von Evolutionstheorien*, hg. v. Eve-Marie Engels. Frankfurt/M.: Suhrkamp, S. 262-280.

Gaupp, Robert (1909): Die wachsende Nervosität unsrer Zeit. In: *Deutsche Revue* 11, S. 154-166.

Gaupp, Robert (1919): Der nervöse Zusammenbruch und die Revolution. In: *Blätter für Volksgesundheitspflege* 19 (no 5/6): S. 43-46.

Gay, Peter (1989): *Freud. Eine Biographie für unsere Zeit.* Frankfurt/M.: S. Fischer (amerik. Originalausgabe 1987).

Gay, Peter (1994): *Freud für Historiker.* Tübingen: edition diskord (amerik. Originalausgabe 1985).

Geertz, Clifford (1987): Religion als kulturelles System (amerik. Originalausg.: 1966). In: Ders.: *Dichte Beschreibung. Beiträge zum Verstehen kultureller Systeme.* Frankfurt/M.: Suhrkamp, S. 44-95.

Genil-Perrin, Georges (1913): *Histoire des Origines et de L'Evolution de L'Idée de Dégénérescence en Médecine Mentale.* Paris: Alfred Leclerc.

Giddens, Anthony (1981): Die klassische Gesellschaftstheorie und der Ursprung der modernen Soziologie. In: *Geschichte der Soziologie. Studien zur kognitiven, sozialen und historischen Identität einer Disziplin*, Bd. 1, hg. v. Wolf Lepenies. Frankfurt/M.: Suhrkamp, S. 96-136.

van Ginneken, Jaap (1992): *Crowds, psychology, and politics 1871-1899.* Cambridge: Cambridge University Press.

Göckenjan, Gerd (1985): *Kurieren und Staat machen. Gesundheit und Medizin in der bürgerlichen Welt.* Frankfurt/M.: Suhrkamp.

Goldstein, Jan (1987): *Console and Classify. The French Psychiatric Profession in the Nineteenth Century.* Cambridge: Cambridge University Press.

Gosling, Francis G. (1987): *Before Freud: Neurasthenia and the American Medical Community, 1870-1910.* Urbana/Chicago: University of Illinois Press.

Gradmann, Christoph (1993): Naturwissenschaft, Kulturgeschichte und Bildungsbegriff bei Emil Du Bois-Reymond. In: *Tractrix* 5, 1-16.

Gregor, Adalbert (1921 a): Johann Christian Reil, 1759-1813. In: *Deutsche Irrenärzte. Einzelbilder ihres Lebens und Wirkens*, Theodor Kirchhoff (Hg.) Berlin: Julius Springer, S. 28-42.

Gregor, Adalbert (1921 b): Johann Christian August Heinroth, 1773-1843. In: Theodor Kirchhoff (Hg.): *Deutsche Irrenärzte. Einzelbilder ihres Lebens und Wirkens.* Berlin: Julius Springer, S. 58-75.

Gregory, Frederick (1995): Gotthilf Heinrich Schubert and the dark side of natural science. In: *NTM - Internationale Zeitschrift für Geschichte und Ethik der Naturwissenschaften, Technik und Medizin*, N.S. 3, S. 255-269.

Griesinger, Wilhelm (1842): Herr Ringseis und die naturhistorische Schule. In: Ders., *Gesammelte Abhandlungen* (2 Bde.), hg. v. Carl August Wunderlich, Berlin: Hirschwald 1872, Bd. 2, S. 14-67.

Griesinger, Wilhelm (1843): Ueber psychische Reflexactionen. Mit einem Blick auf das Wesen der psychischen Krankheiten. In: Ders., *Gesammelte Abhandlungen* (2 Bde.), hg. v. Carl August Wunderlich, Berlin: Hirschwald 1872, Bd. 1, S. 3-45.

Griesinger, Wilhelm (1844): Neue Beiträge zur Physiologie und Pathologie des Gehirns. In: Ders.: *Gesammelte Abhandlungen* (2 Bde.), hg. v. Carl August Wunderlich, Berlin: Hirschwald 1872, Bd. 1, S. 46-79.

Griesinger, Wilhelm (1845): *Die Pathologie und Therapie der psychischen Krankheiten, für Aerzte und Studirende.* Stuttgart: Adolph Krabbe.

Griesinger, Wilhelm (1861): *Die Pathologie und Therapie der psychischen Krankheiten, für Aerzte und Studirende*, 2. umgearbeitete und sehr vermehrte Auflage. Stuttgart, zitiert nach der 3., unveränderten Auflage 1867.

Griesinger, Wilhelm (1866): Vortrag zur Eröffnung der Klinik für Nerven- und Geisteskrankheiten in der Königl. Charité in Berlin. In: Ders., *Gesammelte Abhandlungen* (2 Bde.), hg. v. Carl August Wunderlich, Berlin: Hirschwald 1872, Bd. 1, S. 107-126.

Griesinger, Wilhelm (1868 a): Vorwort. In: *Archiv für Psychiatrie und Nervenkrankheiten* 1, S. III-VIII.

Griesinger, Wilhelm (1868 b): Ueber Irrenanstalten und deren Weiter-Entwickelung in Deutschland. In: *Archiv für Psychiatrie und Nervenkrankheiten* 1, S. 8-43.

Griesinger, Wilhelm (1868 c): Vortrag zur Eröffnung der psychiatrischen Klinik zu Berlin am 2. Mai 1867. In: *Archiv für Psychiatrie und Nervenkrankheiten* 1, S. 143-158.

Griesinger, Wilhelm (1868 d): Ueber einen wenig bekannten psychopathischen Zustand. In: *Archiv für Psychiatrie und Nervenkrankheiten* 1, S. 626-635.

Griesinger, Wilhelm (1868 e): Vortrag zur Eröffnung der psychiatrischen Clinik zu Berlin für das Sommer-Semester 1868. In: *Archiv für Psychiatrie und Nervenkrankheiten* 1, S. 636-654.

Grimm, Dieter (1990): Verfassung II. In: *Geschichtliche Grundbegriffe*, Bd. 6, hg. v. Otto Brunner, Werner Conze und Reinhart Koselleck. Stuttgart: Klett-Cotta, S. 863-898

Gruber, Max (1903): Führt die Hygiene zur Entartung der Rasse? In: *Münchener Medizinische Wochenschrift* 50, S. 1713-1718 und 1781-1785.

Gumbrecht, Hans Ulrich (1978): Modern. Modernität, Moderne. In: *Geschichtliche Grundbegriffe*, Bd. 4, hg. v. Otto Brunner, Werner Conze und Reinhart Koselleck. Stuttgart: Klett-Cotta, S. 93-131.

Güse, Hans-Georg und Norbert Schmacke (1976): *Psychiatrie zwischen bürgerlicher Revolution und Faschismus.* 2 Bände, Kronberg: Athenäum.

Gutting, Gary (1994): Michel Foucault's Phänomenologie des *Krankengeistes.* In: Mark S. Micale und Roy Porter (Hg.): *Discovering the History of Psychiatry.* New York/Oxford: Oxford University Press, S. 331-347.

Guttstadt, Albert (1886): *Krankenhaus-Lexikon für das Königreich Preussen*, 2. Teil. Berlin: Hirschwald.

Habermas, Jürgen (1982): *Strukturwandel der Öffentlichkeit. Untersuchungen zu einer Kategorie der bürgerlichen Gesellschaft* (1962). Darmstadt/Neuwied: Luchterhand.

Haeberle, Erwin J. (Hg.)(1983): *Anfänge der Sexualwissenschaft. Historische Dokumente.* Berlin/ New York: de Gruyter.

Haffter, Carl (1979): Die Entstehung des Begriffs der Zivilisationskrankheiten. In: *Gesnerus* 36, S.228-237.

Hagner, Michael (1993): Die elektrische Erregbarkeit des Gehirns. Zur Konjunktur eines Experiments. In: Hans-Jörg Rheinberger und Michael Hagner (Hg.): *Die Experimentalisierung des Lebens. Experimentalsysteme in den biologischen Wissenschaften 1850/1950.* Berlin: Akademie Verlag, S. 97-115.

Hagner, Michael (1997): *Homo cerebralis. Der Wandel vom Seelenorgan zum Gehirn.* Berlin: Berlin Verlag.

Hagner, Michael, Hans-Jörg Rheinberger und Bettina Wahrig-Schmidt (Hg.)(1994): *Objekte, Differenzen und Konjunkturen: Experimentalsysteme im historischen Kontext.* Berlin: Akademie.

Haltern, Utz (1985): *Bürgerliche Gesellschaft: Sozialtheoretische und sozialhistorische Aspekte.* Darmstadt: Wissenschaftliche Buchgesellschaft.

Hansen, Leeann (1993): From Enlightenment to Naturphilosophie: Marcus Herz, Johann Christian Reil, and the Problem of Border Crossings. In: *Journal of the History of Biology* 26, S. 39-64.

Hardtwig, Wolfgang (1985): *Vormärz: Der monarchische Staat und das Bürgertum.* München: dtv.

Hardtwig, Wolfgang und Hans-Ulrich Wehler (Hg.)(1996): *Kulturgeschichte heute.* Göttingen: Vandenhoeck & Ruprecht (= *Geschichte und Gesellschaft*, Sonderheft 16).

Harrington, Anne (1991): Interwar "German" Psychobiology: Between Nationalism and the Irrational. In: *Science in Context* 4, S. 429-447.

Heilbron, J. L. (1979): *Electricity in the 17th and 18th centuries. A study of early modern physics*. Berkeley etc.: University of California Press.

Heinroth, Johann Christian (1818 a): *Lehrbuch der Störungen des Seelenlebens oder der Seelenstörungen und ihrer Behandlung. Vom rationalen Standpunkt aus entworfen*. Leipzig: Fr. Chr. Wilh. Vogel.

Heinroth, Johann Christian (1818 b): Krankheitsberichte. In: *Zeitschrift für psychische Aerzte* 1, S. 231-254.

Heinroth, Johann Christian (1821): Versuch, eine neue Ansicht über die Natur des sogenannten Wahnsinns aufzustellen. In: *Beilagen vom Uebersetzer* zu M. Georget: *Ueber die Verrücktheit: ihren Sitz; ihre Ursachen; ihren Gang und ihre Ausgänge; ihre Verschiedenheit vom hitzigen Delirium; ihre Behandlung; nebst Resultaten von Leichen=Oeffnungen*, übersetzt von Johann Christian August Heinroth. Leipzig: Weidmann, S. 349-433.

Heinroth, Johann Christian August (1823/24): *Lehrbuch der Seelengesundheitskunde. Zum Behuf academischer Vorträge und zum Privatstudium*. Erster Theil: 1823, Zweiter Theil: 1824. Leipzig: Friedr. Christ. Wilh. Vogel.

Heinroth, Johann Christian August (1825): *System der psychisch-gerichtlichen Medicin*. Leipzig: Hartmann.

Heinroth, Johann Christian August (1827): Kritische und erläuternde Zusätze zu *Esquirol's allgemeine und specielle Pathologie und Therapie der Seelenstörungen*. Frei bearbeitet von Karl Christian Hille. Leipzig: C. H. F. Hartmann.

Heinroth, Johann Christian August (1833): *Grundzüge der Criminalpsychologie oder: die Theorie des Bösen in ihrer Anwendung auf die Criminal Rechtspflege*. Berlin: Dümmler.

Heinroth, Johann Christian August (1847): *Gerichtsärztliche und Privat-Gutachten*, hg. von H. T. Schletter. Leipzig: Fest.

Heintz, Bettina (1993): Wissenschaft im Kontext. Neuere Entwicklungstendenzen der Wissenschaftssoziologie. In: *Kölner Zeitschrift für Soziologie u. Sozialpsychologie* 45, S. 528-552.

Hellpach, Willy (1902): *Nervosität und Kultur*. Berlin: Johannes Räde (= *Kulturprobleme der Gegenwart*, Bd. V).

Hellpach, Willy (1902/03): Soziale Ursachen und Wirkungen der Nervosität. In: *Politisch-anthropologische Revue* 1, S. 43-53 und 126-134.

Hellpach, Willy (1907): *Technischer Fortschritt und seelische Gesundheit*. Halle/S.: Carl Marhold.

Henkelmann, Thomas (1992): Zur Geschichte der Psychosomatik in Heidelberg. V. v. Weizsäcker und A. Mitscherlich als Klinikgründer. In: *Psychotherapie, Psychosomatik, medizinische Psychologie* 42, S. 175-186.

Hepp, Cornelia (1987): *Avantgarde. Moderne Kunst, Kulturkritik und Reformbewegungen nach der Jahrhundertwende*. München: dtv.

Hildebrandt, H. (1993): Der psychologische Versuch in der Psychiatrie: Was wurde aus Kraepelins (1895) Programm? In: *Psychologie und Geschichte* 5, S. 5-30.

Hirschmüller, Albrecht (1978): *Physiologie und Psychoanalyse in Leben und Werk Josef Breuers.* (= *Jahrbuch der Psychoanalyse*, Beiheft 4) Bern/ Stuttgart: Hans Huber.

Hirschmüller, Albrecht (1991): *Freuds Begegnung mit der Psychiatrie. Von der Hirnmythologie zur Neurosenlehre.* Tübingen: edition diskord.

Hobsbawm, Eric J. (1989): *Das imperiale Zeitalter 1875-1914.* Frankfurt/M.: Campus; zitiert nach der Taschenbuchausgabe (1995), Frankfurt/M.: Fischer.

Hoche, Alfred (1906): Kritisches zur psychiatrischen Formenlehre. In: *Allgemeine Zeitschrift für Psychiatrie* 63, S. 559-563.

Hoche, Alfred (1910): *Geisteskrankheit und Kultur.* Freiburg/Leipzig: Speyer & Kerner.

Hoche, Alfred (1912): Die Bedeutung der Symptomenkomplexe in der Psychiatrie. In: *Zeitschrift für die gesamte Neurologie und Psychiatrie* 12, S. 540-551.

Hoche, Alfred (1915): *Krieg und Seelenleben.* Freiburg/Br. und Leipzig: Speyer & Koerner.

Hoff, Paul (1985): Zum Krankheitsbegriff bei Emil Kraepelin. In: *Nervenarzt* 56, S. 510-513.

Hoff, Paul (1994): *Emil Kraepelin und die Psychiatrie als klinische Wissenschaft.* Berlin/ Heidelberg/ New York: Springer.

Hoffmann, Dieter und Hubert Laitko (Hg.)(1991): *Ernst Mach. Studien und Dokumente zu Leben und Werk.* Berlin: Deutscher Verlag der Wissenschaften.

Horch, Hans Otto (1978): Fontane und das kranke Jahrhundert: Theodor Fontanes Beziehungen zu den Kulturkritikern Friedrich Nietzsche, Max Nordau und Paolo Mantegazza. In: Hans P. Bayerdörfer, Karl O. Conrady und Helmut Schanze (Hg.): *Literatur und Theater im Wilhelminischen Zeitalter.* Tübingen: Niemeyer 1978, S. 1-34.

Horn, Ernst (1812): *Rechtfertigendes [!] Erkenntniß des Königlich Preußischen Kammergerichts in der wider mich geführten Criminal-Untersuchung.* Berlin: C. Sulfeld.

Huber, Gerd (1987): *Psychiatrie.* 4. Auflage, Stuttgart/ New York: Schattauer.

Hübinger, Gangolf (1988): Hochindustrialisierung und Kulturwerte des deutschen Liberalismus. In: Dieter Langewiesche (Hg.): *Liberalismus im 19. Jahrhundert. Deutschland im europäischen Vergleich.* Göttingen: Vandenhoeck & Ruprecht, S. 193-208.

Huerkamp, Claudia (1985): *Der Aufstieg der Ärzte im 19. Jahrhundert. Vom gelehrten Stand zum professionellen Experten: Das Beispiel Preußens.* Göttingen: Vandenhoeck & Ruprecht.

Huschke, Emil (1854): *Schaedel, Hirn und Seele des Menschen und der Thiere nach Alter, Geschlecht und Race. Dargestellt nach neuen Methoden und Untersuchungen.* Jena.

Iggers, Goerg G. (1993): *Geschichtswissenschaft im 20. Jahrhundert.* Göttingen: Vandenhoeck & Ruprecht.

Inglis, Brian (1981): *The Diseases of Civilisation.* London: Hodder and Stoughton.

Jacob, Francoise (1995): Madness and politics: French nineteenth- century alienists' response to revolution. In: *History of Psychiatry* 6, 421-429.

Jacobsen, Ulf (1986): *Wissenschaftsbegriff und Menschenbild bei Wilhelm Griesinger. Ein Beitrag zur Geschichte des ärztlichen Selbstverständnisses im 19. Jahrhundert.* Medizinische Dissertation, Heidelberg.

Jaeger, Friedrich (1994 a): *Bürgerliche Modernisierungskrise und historische Sinnbildung.* Göttingen: Vandenhoeck & Ruprecht.

Jaeger, Friedrich (1994 b): Bürgerlichkeit: Deutsche und amerikanische Philosophien einer Lebensform zu Beginn des 20. Jahrhunderts. In: Klaus Tenfelde, Hans-Ulrich Wehler (Hg.): *Wege zur Geschichte des Bürgertums.* Göttingen: Vandenhoeck & Ruprecht, S. 171-206.

Jaspers, Karl (1913): *Allgemeine Psychopathologie,* zitiert nach der 4. Auflage. Berlin/ Heidelberg: Springer.

Jones, Colin und Roy Porter (Hg.) (1994): *Reassessing Foucault. Power, medicine and the body.* London/New York: Routledge.

Jones, Ernest (1962): *Das Leben und Werk von Sigmund Freud.* 3 Bände, Bern etc: Hans Huber.

Kaelble, Hartmut (1988): Französisches und deutsches Bürgertum 1870-1914. In: Jürgen Kocka (Hg.): *Bürgertum im 19.Jahrhundert. Deutschland im europäischen Vergleich.* München: Deutscher Taschenbuch Verlag, S. 107-140.

Kahlbaum, Karl (1863): *Die Gruppirung der psychischen Krankheiten und die Eintheilung der Seelenstörungen.* Danzig: A. W. Kafemann.

Kaiser, Wolfram (1989): "Johann Christian Reil (1759-1813) als Medizinalorganisator und klinischer Lehrer". In: *Johann Christian Reil (1759-1813) und seine Zeit,* hg. v. Wolfram Kaiser und Arina Völker (= Martin-Luther-Universität Halle-Wittenberg, Wissenschaftliche Beiträge 1989/43, T 73), Halle, S. 8-17.

Kaiser, Wolfram und Reinhard Mocek (1979): *Johann Christian Reil.* Leipzig: Teubner (= *Biographien hervorragender Naturwissenschaftler, Techniker und Mediziner,* Bd. 41).

Kaufmann, Doris (1995): *Aufklärung, bürgerliche Selbsterfahrung und die "Erfindung" der Psychiatrie in Deutschland, 1770-1850.* Göttingen: Vandenhoeck & Ruprecht.

Kaufmann, Doris (1997): Schmerz zur Heilung des Selbst. Heroische Kuren in der Psychiatrie des frühen 19. Jahrhunderts. In: *Medizin, Gesellschaft und Geschichte* 15 (für 1996), S. 101-116.

Keil, Gundolf (1985): Deutsche psychiatrische Zeitschriften des 19. Jahrhunderts. In: Gerhardt Nissen und Gundolf Keil (Hg.): *Psychiatrie auf dem Wege zur Wissenschaft. Psychiatriehistorisches Symposium anläßlich des 90. Jahrestages der Eröffnung der "Psychiatrischen Klinik der Königlichen Universität Würzburg".* Stuttgart/New York: Georg Thieme, S. 28-35.

Kelly, Alfred (1981): *The Descent of Darwin. The Populatization of Darwinism in Germany, 1860-1914.* Chapel Hill: University of North Carolina Press.

Kersting, Franz-Werner, Karl Teppe und Bernd Walter (1993): Gesellschaft - Psychiatrie - Nationalsozialismus. Historisches Interesse und gesellschaftliches Bewußtsein. In: Franz-Werner Kersting, Karl Teppe und Bernd Walter (Hg.): *Nach Hadamar. Zum Verhältnis von Psychiatrie und Gesellschaft im 20.Jahrhundert.* Paderborn: Ferdinand Schöningh, S. 9-61.

Kick, Hermes-Andreas (1981): Der Forschungsansatz Kraepelins aus der Sicht seiner klinischen Praxis. In: *Fortschritte der Neurologie und Psychiatrie* 49, S. 259-264.

Klerman, G. L. (1978): The evolution of a scientific nosology. In: J. C. Shershow (Hg.): *Schizophrenia: Science and practice.* Cambridge/Mass: Harvard University Press.

Knobloch, Clemens (1992): Überlegungen zur Theorie der Begriffsgeschichte aus Sprach- und kommunikationswissenschaftlicher Sicht. In: *Archiv für Begriffsgeschichte* 35, S. 7-24.

Knorr-Cetina, Karin (1984): *Die Fabriaktion von Erkenntnis. Zur Anthropologie der Wissenschaft.* Frankfurt/M.: Suhrkamp.

Kocka, Jürgen (1987 a): Bürgertum und Bürgerlichkeit als Probleme der deutschen Geschchte vom späten 18. zum frühen 20. Jahrhundert. In: Jürgen Kocka (Hg.): *Bürger und Bürgerlichkeit im 19. Jahrhundert.* Göttingen: Vandenhoeck & Ruprecht, S. 21-63.

Kocka, Jürgen (Hg.)(1987 b): *Bürger und Bürgerlichkeit im 19. Jahrhundert.* Göttingen: Vandenhoeck & Ruprecht.

Kocka, Jürgen (1988 a): Bürgertum und bürgerliche Gesellschaft im 19. Jahrhundert. Europäische Entwicklungen nd deutsche Eigenarten. In: Jürgen Kocka (Hg.): *Bürgertum im 19. Jahrhundert.* München: Deutscher Taschenbuch Verlag, S. 11-76.

Kocka, Jürgen (Hg.)(1988 b): *Bürgertum im 19. Jahrhundert.* München: Deutscher Taschenbuch Verlag.

Koehler, Karl (1979): Die ältere Heidelberger Psychiatrie: Einige Aspekte ihrer Aktualität in der modernen anglo-amerikanischen Forschung. In: Werner Janzarik (Hg.): *Psychopathologie als Grundlagenwissenschaft.* Stuttgart: Ferdinand Enke, S. 178-188.

Kohl, Karl-Heinz (1981): *Entzauberter Blick. Das Bild vom Guten Wilden und die Erfahrung der Zivilisation.* Berlin: Medusa.

König, Helmut (1992): *Zivilisation und Leidenschaften. Die Masse im bürgerlichen Zeitalter.* Reinbek bei Hamburg: Rowohlt.

Koppen, Erwin (1973): *Dekadenter Wagnerismus. Studien zur europäischen Literatur des Fin de siècle.* Berlin/ New York: de Gruyter.

Koselleck, Reinhart (1979 a): Fortschritt. In: *Geschichtliche Grundbegriffe*, Bd. 2, hg. v. Otto Brunner, Werner Conze und Reinhart Koselleck. Stuttgart: Klett-Cotta, S. 351-353, 363-423.

Koselleck, Reinhart (1979 b): Geschichte, Historie. In: *Geschichtliche Grundbegriffe*, Bd. 2, hg. v. Otto Brunner, Werner Conze und Reinhart Koselleck. Stuttgart: Klett-Cotta, S. 593-717.

Koselleck, Reinhart (1979 c): *Vergangene Zukunft. Zur Semantik geschichtlicher Zeiten.* Frankfurt/M.: Suhrkamp.

Kraepelin, Emil (1882 a): Über psychische Schwaeche. Eine Studie. In: *Archiv für Psychiatrie und Nervenkrankheiten* 13, S. 382-426.

Kraepelin, Emil (1882 b): Ueber die Dauer einzelner psychischer Vorgänge. In: *Biologisches Centralblatt* 1, S. 654-672, 721-733, 751-766.

Kraepelin, Emil (1882/83): Über die Einwirkung einiger medicamentöser Stoffe auf die Dauer einfacher psychischer Vorgänge. In: *Philosophische Studien*, Bd. 1, H. 3 (1882), S. 417-462, u. H. 4 (1883), S. 573-605.

Kraepelin, Emil (1883): *Compendium der Psychiatrie.* Leipzig: Ambrosius Abel.

Kraepelin, Emil (1887 a): *Die Richtungen der psychiatrischen Forschung.* Leipzig: F.C.W. Vogel.

Kraepelin, Emil (1887 b): *Psychiatrie. Ein kurzes Lehrbuch für Studirende und Ärzte.* 2., gänzlich umgearbeitete Auflage, Leipzig: Ambrosius Abel.

Kraepelin, Emil (1889): *Psychiatrie. Einkurzes Lehrbuch für Studirende und Ärzte.* 3. Auflage, Leipzig: Ambrosius Abel.

Kraepelin, Emil (1895): Über die Wachabteilung der Heidelberger Irrenklinik. In: *Allgemeine Zeitschrift für Psychiatrie* 51, S. 1-21.

Kraepelin, Emil (1896): *Psychiatrie. Ein Lehrbuch für Studierende und Ärzte.* 5. Auflage, Leipzig: Johann Ambrosius Barth.

Kraepelin, Emil (1895): Der psychologische Versuch in der Psychiatrie. In: *Psychologische Arbeiten* 1, S. 1-91.

Kraepelin, Emil (1897): Ziele und Wege der klinischen Psychiatrie. In: *Allgemeine Zeitschrift für Psychiatrie* 53, S. 840-848.

Kraepelin, Emil (1900): *Die psychiatrischen Aufgaben des Staates.* Jena: Fischer.

Kraepelin, Emil (1901): *Einführung in die psychiatrische Praxis. Dreissig Vorlesungen.* Leipzig: Johann Ambrosius Barth.

Kraepelin, Emil (1902): Die Diagnose der Neurasthenie. In: *Münchner Medizinische Wochenschrift* 49, S. 1641-1644.

Kraepelin, Emil (1904 a): Vergleichende Psychiatrie. *Centralblatt für Nervenheilkunde und Psychiatrie* 27 (= N.F. 15), S. 433-437.

Kraepelin, Emil (1904 b): Psychiatrisches aus Java. *Centralblatt für Nervenheilkunde und Psychiatrie* 27 (= N.F. 15), S. 468-469.

Kraepelin, Emil (1908): Zur Entartungsfrage. In: *Zentralblatt für Nervenheilkunde und Psychiatrie* 31 (= N.F. 19), S. 745-751.

Kraepelin, Emil (1918): *Hundert Jahre Psychiatrie.* In: *Zeitschrift für die gesamte Neurologie und Psychiatrie* 38, S. 189-275.

Kraepelin, Emil (1919): Psychiatrische Randbemerkungen zur Zeitgeschichte. *Süddeutsche Monatshefte* 16, S. 171-183.

Kraepelin, Emil (1983): Lebenserinnerungen. Hg. v. H Hippius, G Peters G, D Ploog. Berlin/Heidelberg/New York: Springer.

von Krafft-Ebing, Richard (1867): *Beiträge zur Erkennung und richtigen forensischen Beurtheilung krankhafter Gemüthszustände für Aerzte, Richter und Vertheidiger.* Erlangen: Enke.

von Krafft-Ebing, Richard (1868): Die Erblichkeit der Seelenstörungen und ihre Bedeutung für die forensische Praxis. In: *Friedreichs Blätter für gerichtliche Medicin* 19, S. 188-211.

von Krafft-Ebing, Richard (1869): Über die prognostische Bedeutung der erblichen Anlage im Irresein. In: *Allgemeine Zeitschrift für Psychiatrie* 26, S. 438-456.

von Krafft-Ebing, Richard (1879): *Lehrbuch der Psychiatrie auf klinischer Grundlage.* Stuttgart: Ferdinand Enke (^{2}1883).

von Krafft-Ebing, Richard (1885): *Ueber gesunde und kranke Nerven.* Tübingen: Laupp, zitiert nach der 6. unveränderten Aufl. 1909.

von Krafft-Ebing, Richard (1886): *Psychopathia sexualis. Eine klinisch-forensische Studie.* Stuttgart: Ferdinand Enke.

von Krafft-Ebing, Richard (1895): Nervosität und neurasthenische Zustände. In: Hermann Nothnagel (Hg.): *Handbuch der speciellen Pathologie und Therapie*, Wien: Alfred Hölder. Bd. XII, Teil 2, S. 1-210.

Kroeber, Alfred L. (1920): Totem and Taboo: An Ethnologic Psychoanalysis. In: *American Anthropologist* 22, S. 48-55.

Kroeber, Alfred L. (1939): Totem and Taboo in Retrospect. In: *American Journal of Sociology* 55, S. 446-457.

Kronfeld, Arthur (1928): Einige Bemerkungen über die ersten psychotherapeutischen Veröffentlichungen, insbesondere J. C. Reil. In: *Allgemeine Zeitschrift für Psychotherapie* 1, S. 10-23.

Kuhn, Thomas S. (1970): *The Structure of Scientific Revolutions*. 2nd, enlarged edition. Chicago: University of Chicago Press.

Kümmel, Werner F. (1984): Der Homo litteratus und die Kunst, gesund zu leben. Zur Entfaltung eines Zweiges der Diätetik im Humanismus. In: Rudolf Schmitz und Gundolf Keil (Hg.): *Humanismus und Medizin*. Weinheim: Acta Humaniora (= *Mitteilungen der Kommission für Humanismusforschung*, Bd. 11), S. 67-85.

Kümmel, Werner F. (1985): Alexander von Humboldt und Soemmering: Das galvanische Phänomen und das Problem des Lebendigen. In: Gunter Mann und Franz Dumont (Hg.): *Samuel Thomas Soemmering und die Gelehrten der Goethezeit*. Stuttgart/New York: Gustav Fischer (= *Soemmering-Forschungen. Beiträge zur Naturwissenschaft und Medizin der Neuzeit*, Bd. I), S. 73-87.

Kümmel, Werner F. (1989): Kopfarbeit und Sitzberuf: Das früheste Paradigma der Arbeitsmedizin. In: *Jahrbuch des Instituts für Geschichte der Medizin der Robert Bosch Stiftung*, Bd. 6 für 1987, Stuttgart: Hippokrates, 53-70.

Kutzer, Michael (1991): Der pathologisch-anatomische Befund und seine Auswertung in der deutschen Psychiatrie der ersten Hälfte des 19 Jahrhunderts. In: *Medizinhistorisches Journal* 26, S. 214-235.

Labisch, Alfons (1992): *Homo Hygienicus. Gesundheit und Medizin in der Neuzeit*. Frankfurt/-New York: Campus.

Labisch, Alfons und Reinhard Spree (Hg.)(1989): *Medizinische Deutungsmacht im sozialen Wandel des 19. und frühen 20. Jahrhunderts*. Bonn.

Ladendorf, Otto (1904/5): Nervös. Ein wortgeschichtlicher Versuch. In: *Zeitschrift für deutsche Wortforschung* 6, S. 119-128.

Lange-Eichbaum, Wilhelm (1928): *Genie - Irrsinn und Ruhm*. München: Ernst Reinhardt.

Langewiesche, Dieter (1989): Bildungsbürgertum und Liberalismus im 19. Jahrhundert. In: Jürgen Kocka (Hg.): *Bildungsbürgertum im 19. Jahrhundert. Teil 4: Politischer Einfluß und gesellschaftliche Formation*. Stuttgart: Klett-Cotta, S. 95-121.

Laplanche, Jean und J.-B. Pontalis (1973): *Das Vokabular der Psychoanalyse*. Frankfurt/M.: Suhrkamp.

Latour, Bruno (1987): *Science in Action. How to follow scientists and engineers through society*. Cambridge/ Mass.: Harvard University Press.

Latour, Bruno and Steve Woolgar (1986): *Laboratory Life: The Social Construction of Scientific Facts.* 2nd edition. Princeton: Princeton University Press ([1]1979).

Lees, Andrew (1979): Critics of Urban Society in Germany, 1854-1914. In: *Journal of the History of Ideas* 40, S. 61-83.

Lefèvre, Wolfgang (1984): *Die Entstehung der biologischen Evolutionstheorie.* Frankfurt/M.: Ullstein.

Leibbrand, Werner und Annemarie Wettley (1961): *Der Wahnsinn. Geschichte der abendländischen Psychopathologie.* Freiburg/München: Karl Alber.

Lenoir, Timothy (1982): *The Strategy of Life. Teleology and Mechanics in Nineteenth Century German Biology.* Dordrecht/Boston etc.: D. Reidel.

Lenoir, Timothy (1992): Naturwissenschaft für die Klinik. Die Vorgeschichte von Carl Ludwigs Physiologischem Institut in Leipzig. In: Ders.: *Politik im Tempel der Wissenschaft. Forschung und Machtausübung im deutschen Kaiserreich.* Frankfurt/M.: Campus, S. 53-106.

Lepenies, Wolf (1969): *Melancholie und Gesellschaft.* Frankfurt/M.: Suhrkamp.

Lepenies, Wolf (1976): *Das Ende der Naturgeschichte. Wandel kultureller Selbstverständlichkeiten in den Wissenschaften des 18. und 19. Jahrhunderts.* München: Carl Hanser.

Lepenies, Wolf (1977): Probleme einer historischen Anthropologie. In: Reinhard Rürup (Hg.): *Historische Sozialwissenschaft. Beiträge zur infährung in die Forschungspraxis.* Göttingen: Vandenhoeck & Ruprecht, S. 126-159.

Lepenies, Wolf (1980): Naturgeschichte und Anthropologie im 18. Jahrhundert. In: *Historische Zeitschrift* 231, S. 21-41.

Lepenies, Wolf (1989): Historisierung der Natur und Entmoralisierung der Wisssenschaften seit dem 18. Jahrhundert (1983). In: Ders.: *Gefährliche Wahlverwandtschaften. Essays zur Wissenschaftsgeschichte.* Stuttgart: Reclam.

Lepsius, M. Rainer (1987): Zur Soziologie des Bürgertums und der Bürgerlichkeit. In: Jürgen Kocka (Hg.): Bürger und Bürgerlichkeit im 19. Jahrhundert. Göttingen: Vandenhoeck & Ruprecht, S. 79-100.

Le Rider, Jacques (1990): *Das Ende der Illusion. Die Wiener Moderne und die Krisen der Identität.* Wien: Österreichischer Bundesverlag.

Leubuscher, P. und W. Bibrowitz (1905): Die Neurasthenie in Arbeiterkreisen. In: *Deutsche Medizinische Wochenschrift* 31, S. 820-825.

Leven, Karl-Heinz (1998): Das Problem der retrospektiven Deutung von Krankheiten. In: Norbert Paul und Thomas Schlich (Hg.): *Medizingeschichte - Aufgaben, Probleme, Perspektiven.* Frankfurt/M. etc.: Campus, S. 153-185.

Lewis, Aubrey (1965): J. C. Reil: Innovator and Battler. In: *Journal of the History of the Behavioral Sciences* 1, S. 178-190.

Liégeois, Axel (1993): Hidden philosophy and theology in Morel's theory of degeneration and nosology. In: Leonie de Goei and Joost Vijselaar (Hg.): *Proceedings of the 1st European Congress on the History of Psychiatry and Mental Health Care, 's-Hertogenbosch, The Netherlands, 24-26 October 1990.* Rotterdam: Erasmus Publishing, S. 13-21.

Link-Heer, Ursula (1986): "Le mal a marché trop vite." Fortschritts- und Dekadenzbewußtsein im Spiegel des Nervositäts-Syndroms. In: Wolfgang Drost (Hg.): *Fortschrittsglaube und Dekadenzbewußtsein im Europa des 19. Jahrhunderts: Literatur - Kunst - Kulturgeschichte.* Heidelberg: Carl Winter, S. 45-67.

Lloyd, Geoffrey E. R. (1966): *Polarity and Analogy.* Cambridge: Cambridge University Press.

Loewenfeld, Leopold (1889): Kritisches und Casuistisches zur Lehre von den sogenannten traumatischen Neurosen. In: *Münchner medizinische Wochenschrift* 36, S. 643-645, 660-662 und 684-687.

Lombroso, Cesare (1863): *Genio e follia in rapporto alla medicina legale, alla critica ed alla storia.* 4. ed. Roma/ Torino: Bocca (1882).

Lütke, Werner (1991): Zur Nützlichkeit eines realitätsgerechteren Zivilisationsbegriffs in der Medizin. In: Helmut Kuzmics und Ingo Mörth (Hg.): *Der unendliche Prozeß der Zivilisation. Zur Kultursoziologie der Moderne nach Norbert Elias.* Frankfurt/M.: Campus, S. 257-267.

Lynch, Michael und Steve Woolgar (Hg.)(1990): *Representation in Scientific Practice.* Cambridge/Mass. und London: MIT-Press.

M--r (1811): Einige Worte ueber die neu errichtete Universitaet in Berlin. In: *Minerva* Jg. 1811, Bd. 1, S. 67-75.

Macmillan, M. B. (1976): Beard's concept of neurastheniea and Freud's concept of the actual neuroses. In: *Journal of the History of the Behavioral Sciences* 12, S. 376-390.

Magnan, Valentin (1891): *Psychiatrische Vorlesungen.* Deutsch von P. J. Möbius. Leipzig: Georg Thieme.

Malinowski, Bronislaw (1924): Mutterrechtliche Familie und Ödipus-Komplex. In: *Imago* 10, S. 228-277.

Mann, Gunter (1969): Medizinisch-biologische Ideen und Modelle in der Gesellschaftslehre des 19. Jahrhunderts. In: *Medizinhistorisches Journal* 4, S. 1-23.

Mann, Gunter (Hg.)(1973): *Biologismus im 19. Jahrhundert.* Stuttgart: Ferdinand Enke.

Mann, Gunter (1975): Biologie und Geschichte. Ansätze und Versuche zur biologistischen Theorie der Geschichte im 19. und beginnenden 20. Jahrhundert. In: *Medizinhistorisches Journal* 10, S. 281-306.

Mann, Gunter (1980): Ernst Haeckel und der Darwinismus: Popularisierung, Propaganda und Ideologisierung. In: *Medizinhistorisches Journal* 15, S. 269-282.

Mann, Gunter (1985): Dekadenz - Degeneration - Untergangsangst im Lichte der Biologie des 19. Jahrhunderts. In: *Medizinhistorisches Journal* 20, S. 6-35.

Mann, Gunter (1988): Organ der Seele - Seelenorgane: Kranioskopie, Gehirnanatomie und Geisteskrankheiten in der Goethezeit. In: Gunter Mann und Franz Dumont (Hg.): *Gehirn, Nerven, Seele.* Stuttgart/New York: G. Fischer, S. 133-157.

Mantegazza, Paolo (1887): *Il secolo nevrosico.* Florenz 1887; zitiert nach der "einzig rechtmäßigen Übersetzung": *Das nervöse Jahrhundert.* Leipzig: Steffens, o.J. [1888].

Marcuse, Herbert (1957): *Eros und Kultur* (später unter dem Titel *Triebstruktur und Gesellschaft*). Frankfurt/M.: Suhrkamp.

Marquard, Odo (1982): Über einige Beziehungen zwischen Ästhetik und Therapeutik in der Philosophie des 19. Jahrhunderts (1963). In: Ders.: *Schwierigkeiten mit der Geschichtsphilosophie. Aufsätze.* Frankfurt/M.: Suhrkamp, S. 85-106.

Marten, Heinz-Georg (1983): *Sozialbiologismus. Biologische Grundpositionen der politischen Ideengeschichte.* Frankfurt/M.: Campus.

Martius, Friedrich (1909): *Neurasthenische Entartung einst und jetzt. Tröstliche Betrachtungen eines Kulturoptimisten.* Leipzig/ Wien: Franz Deuticke.

Marx, Carl Friedrich Heinrich (1844): *Ueber die Abnahme der Krankheiten durch die Zunahme der Civilisation.* Göttingen.

Marx, Otto M. (1965): A Re-evaluation of the Mentalists in Early 19th Century German Psychiatry. In: *American Journal of Psychiatry* 121, S. 752-760.

Marx, Otto M. (1968): J. C. A. Heinroth (1773-1843) on Psychiatry and Law. In: *Journal of the Behavioral Sciences* 4, S. 163-179.

Marx, Otto M. (1972): Wilhelm Griesinger and the History of Psychiatry: A Reassessment. In: *Bulletin of the History of Medicine* 46, S. 519-544.

Marx, Otto M. (1990/91): German romantic psychiatry. In: *History of Psychiatry* vol. 1, S. 351-381 (part 1) and vol. 2, S. 1-25 (part 2).

Mazzolini, Renato G. (1988): *Politisch-biologische Analogien im Frühwerk Rudolf Virchows.* Marburg: Basilisken-Presse.

McHenry, Lawrence C. (1969): *Garrison's History of Neurology, revised and enlarged with a bibliography of Classical, Original and Standard Works in Neurology.* Springfield/Ill.: Charles C. Thomas.

Mocek, Reinhard (1989): "Reil und die romantische Naturphilosophie". In: *Johann Christian Reil (1759.1813) und seine Zeit*, hg. v. Wolfram Kaiser, Arina Völker (= Martin-Luther-Universität Halle Wittenberg, Wissenschaftliche Beiträge 1989/43, T 73), Halle, S. 25-31.

Mocek, Reinhard (1995): *Johann Christian Reil (1759-1813). Das Problem des Übergangs von der Spätaufklärung zur Romantik in Biologie und Medizin in Deutschland.* Frankfurt/M. etc.: Peter Lang.

Möbius, Paul Julius (1882 a): *Die Nervosität.* Leipzig: J. J. Weber.

Möbius, Paul Julius (1882 b): Ueber neuere elektrotherapeutische Arbeiten. In: *Schmidt's Jahrbücher der in- und ausländischen Gesammten Medicin* 195, S. 177-208.

Möbius, Paul Julius (1884): Ueber neuere elektrotherapeutische Arbeiten. 2. Folge. In: *Schmidt's Jahrbücher der in- und ausländischen Gesammten Medicin* 201, S. 281-297.

Möbius, Paul Julius (1887): Ueber neuere elektrotherapeutische Arbeiten. 3. Folge. In: *Schmidt's Jahrbücher der in- und ausländischen Gesammten Medicin* 213, S. 73-94.

Möbius, Paul Julius (1896): *Ueber die Behandlung von Nervenkranken und die Errichtung von Nervenheilstätten.* Berlin: S. Karger.

Möbius, Paul Julius (1900): *Ueber Entartung.* Wiesbaden: J. F. Bergmann (= *Grenzfragen des Nerven- und Seelenlebens*, Heft 3)

Mommsen, Hans (1987): Die Auflösung des Bürgertums seit dem späten 19. Jahrhundert. In: Jürgen Kocka (Hg.): *Bürger und Bürgerlichkeit im 19. Jahrhundert.* Göttingen: Vandenhoeck & Ruprecht, S. 288-315.

Mommsen, Wolfgang J. (1990): Kultur und Politik im deutschen Kaiserreich. In: Ders.: *Der autoritäre Nationalstaat. Verfassung, Gesellschaft und Kultur im deutschen Kaiserreich.* Frankfurt/M.: Fischer Taschenbuch, S. 256-286.
Mommsen, Wolfgang J. (1994): *Bürgerliche Kultur und künstlerische Avantgarde 1870-1918. Kultur und Politik im deutschen Kaiserreich.* Frankfurt/M. und Berlin: Propyläen.
von Monakow, Constantin (1924): *Fünfzig Jahre Neurologie. Zwei Vorträge.* Zürich: Orell Füssli.
von Monakow, Constantin (1970): *Vita Mea - Mein Leben.* Herausgegeben von Alfred W. Gubser und Erwin H. Ackerknecht. Bern etc.: Hans Huber.
Morel, Benedict Auguste (1857): *Traité des dégénérescences physiques, intellectuelles et morales de l' espèce humaine.* Paris: J. B. Baillière.
Morel, Benedict Auguste (1860): *Traité des maladies mentales.* Paris: Victor Masson.
Morris, Brian (1987): *Anthropological Studies of Religion.* Cambridge etc.: Cambidge University Press.
Moscovici, Serge (1986): *Das Zeitalter der Massen. Eine historische Abhandlung über die Massenpsychologie.* Frankfurt/M.: S. Fischer.
Müller, Christian (1959): Paul Dubois (1848-1918). In: Kurt Kolle (Hg.): *Grosse Nervenärzte*, Bd. 2. Stuttgart: Georg Thieme, S. 217-224.
Müller, Franz Carl (Hg.)(1893): *Handbuch der Neurasthenie.* Leipzig: F. C. W. Vogel.
Musil, Robert (1952): *Der Mann ohne Eigenschaften.* Reinbek bei Hamburg: Rowohlt (Originalausg.: 1930/1933).

Nasse, Friedrich (1818 a): Ueber die Benennung und die vorlaeufige Eintheilung des psychischen Krankseyns. In: *Zeitschrift für psychische Aerzte* 1, S. 17-48.
Nasse, Friedrich (1818 b): Ueber die Abhängigkeit oder Unabhängigkeit des Irreseyns von einem vorausgegangenen körperlichen Krankheitszustande. In: *Zeitschrift für psychische Aerzte* 1, S. 128-140 und 409-456.
Nasse, Friedrich (1820): Vereintseyn von Seele und Leib oder Einsseyn? In: *Zeitschrift für psychische Aerzte* 2, S. 6-22.
Nasse, Friedrich (1822): Grundzüge der Lehre von dem Verhältnis zwischen Seele und Leib in Gesundheit und Krankheit. In: *Zeitschrift für psychische Aerzte* 5, S. 1-35.
Neuburger, Max (1913): *Johann Christian Reil.* Gedenkrede, gehalten auf der 85. Versammlung deutscher Naturforscher und Ärzte in Wien am 26. September 1913. Stuttgart: Ferdinand Enke.
Neumann, Josef (1995): Die physische Erziehung des Kindes: Zum Verhältnis von Medizin und Pädagogik im Erziehungs- und Bildungskonzept von August Herrmann Francke (1663-1727). In: *Würzburger medizinhistorische Mitteilungen* 13, S. 267-285.
Nicolai, Friedrich (1805): Gespraech ueber das itzige verderbte Zeitalter. In: *Neue Berlinische Monatsschrift* 14, S. 92-116.
Nietzsche, Friedrich (1966): *Werke in drei Bänden.* München: Carl Hanser.
Nipperdey, Thomas (1990): *Deutsche Geschichte 1866-1918. Erster Band: Arbeitswelt und Bürgergeist.* München: C. H. Beck.

Nipperdey, Thomas (1991): *Deutsche Geschichte 1800-1866: Bürgerwelt und starker Staat.* 5. Auflage ([1]1983). München: C. H. Beck.

Nipperdey, Thomas (1992): *Deutsche Geschichte 1866-1918. Zweiter Band: Machtstaat vor der Demokratie.* München: C. H. Beck.

Nonne, Max (1956): Wilhelm Erb (1840-1921). In: Kurt Kolle (Hg.): *Grosse Nervenärzte.* Stuttgart: Georg Thieme, S. 68-80.

Noorden, Werner von (1929): *Der Kliniker Christian Friedrich Nasse, 1778-1851.* Jena: Gustav Fischer.

Noorden, Werner von (1936): *Christian Friedrich Nasse, ein Vorkämpfer und Wegbereiter des deutschen Arzttums.* Berlin: Emil Ebering.

Nordau, Max (1892/93): *Entartung.* Zwei Bände. Berlin: Duncker & Humblot.

Nye, Robert A. (1984): *Crime, Madness, and Politics in Modern France. The Medical Concept of National Decline.* Princeton: Yale University Press.

Obermeit, Werner (1980): *"Das unsichtbare Ding, das Seele heißt." Die Entdeckung der Psyche im bürgerlichen Zeitalter.* Frankfurt/M.: Syndikat.

Oppenheim, Janet (1991): *"Shattered Nerves": Doctors, Patients, and Depression in Victorian England.* Oxford/ New York: Oxford University Press.

Orth, Linda, Yonka Dutschewska-Kothes, Wolfgang Klenk, Volker Roelcke und Barbara Wolf-Braun (1994): *"Pass op, sonst küss de bei de Pelman": Das Irrenwesen im Rheinland des 19. Jahrhunderts.* Bonn: Grenzenlos.

Pauleikhoff, Bernhard (1983): *Das Menschenbild im Wandel der Zeit. Ideengeschichte der Psychiatrie und der Klinischen Psychologie. II. Die Zeit bis Kraepelin und Freud.* Hürtgenwald: Guido Pressler.

Peters, Uwe Henrik (1996): Ernst Rüdin: Ein Schweizer Psychiater als "Führer" der Nazipsychiatrie - die "Endlösung" als Ziel. In: *Fortschritte der Neurologie und Psychiatrie* 64, S. 327-343.

Petzold, Ingeborg (1957): Johann Christian Reil, Begründer der modernen Psychotherapie? In: *Sudhoffs Archiv* 41, S. 159-179.

Peukert, Detlev J. K. (1991): Die Unordnung der Dinge: Michel Foucault und die deutche Geschichtswissenschaft. In: Francois Ewald und Bernhard Waldenfels (Hg.): *Spiele der Wahrheit: Michel Foucaults Denken.* Frankfurt/M.: Suhrkamp, S. 320-333.

Pfeiffer, Wolfgang M. (1994): *Transkulturelle Psychiatrie. Ergebnisse und Probleme.* 2., neubearbeitete und erweiterte Auflage. Stuttgart: Georg Thieme.

Pick, Daniel (1989): *Faces of Degeneration. A European Disorder, c. 1848 - c. 1918.* Cambridge: Cambridge University Press.

Piechocki, Werner und Wolfram Kaiser (1976): "Gesundheitserziehung in den Schriften von Johann Christian Reil (1759-1813)". In: *NTM - Schriftenreihe für Geschichte der Naturwissenschaften, Technik und Medizin* 13, S. 51-65.

Ploetz, Alfred (1911): Die Begriffe Rasse und Gesellschaft und einige damit zusammenhängende Probleme. In: Schriften der Deutschen Gesellschaft für Soziologie Bd. 1, Tübingen, S. 111-136.

Porter, Roy (1987): *Mind-Forg'd Manacles. A History of Madness in England from the Restauration to the Regency.* London: Athlone.

Porter, Roy (1991): *Kleine Geschichte der Aufklärung.* Berlin: Klaus Wagenbach.

Porter, Roy (1993): Diseases of Civilization. In: William F. Bynum und Roy Porter (Hg.): *Companion Encyclopedia of the History of Medicine,* vol. 1. London/ New York: Routledge, S. 585-600.

Porter, Roy und Mikulás Teich (Hg.) (1988): *Romanticism in National Context.* Cambridge etc.: Cambridge University Press.

Proctor, Robert N.: *Racial Hygiene. Medicine under the Nazis.* Cambridge/Mass. and London 1988

Propping, Peter (1989): *Psychiatrische Genetik. Befunde und Konzepte.* Berlin/Heidelberg/New York: Springer.

Rabinbach, Anson (1990): *The Human Motor. Energy, Fatigue, and the Origins of Modernity.* New York: Basic Books.

Radkau, Joachim (1994): Die wilhelminische Ära als "nervöses Zeitalter", oder: Die Nerven als Netzwerk zwischen Tempo- und Körpergeschichte. In: *Geschichte und Gesellschaft* 20, S. 211-241.

Rasch, Wolfdietrich (1986): *Die literarische Décadence um 1900.* München: C. H. Beck.

Rehberg, Karl-Siegbert (Hg.)(1996): *Norbert Elias und die Menschenwissenschaften. Studien zur Entstehung und Wirkungsgeschichte seines Werkes.* Frankfurt/M.: Suhrkamp.

Reich, Eduard (1868): *Ueber die Entartung des Menschen, ihre Ursachen und Verhütung.* Erlangen: Ferdinand Enke.

Reichmayr, Johannes (1995): *Einführung in die Ethnopsychoanalyse. Geschichte, Theorien und Methoden.* Frankfurt/M.: Fischer Taschenbuch.

Reil, Johann Christian (1785/87): *Diätetischer Hausarzt.* Bd. 1: Aurich 1785, Bd. 2: o.O. 1787, zitiert nach der 2. Auflage, Frankfurt/Leipzig 1791.

Reil, Johann Christian (1788/89): "Von den Ursachen der Abnahme unsrer physischen Stärke in Vergleichung mit unsern Vorfahren". In: *Wöchentliche Hallische Anzeigen* Jg. 1788, S. 349-353, 365-367, 373-375, 377-379, 385-387, 393-394; Jg. 1789, S. 53-56, 57-59, 65-67, 69-70.

Reil, Johann Christian (1794): "Ueber die Krisen, die den wahren Nervenkrankheiten eigen sind." In: *Journal der Erfindungen* 2, St. 6, Gotha, S. 66-118.

Reil, Johann Christian (1797): "Ueber die nächste Ursache der Krankheiten". In: *Archiv für die Physiologie* 2, S. 209-231.

Reil, Johann Christian (1803): *Rhapsodieen über die Anwendung der psychischen Curmethode auf Geisteszerrüttungen.* Halle: Curt.

Reil, Johann Christian (1802): *Ueber die Erkenntniss und Cur der Fieber.* Vierter Band: *Nervenkrankheiten.* Halle: Curt; zitiert nach: Zweyte vermehrte Auflage, Halle 1805.

Reil, Johann Christian (1806): "Medicin und Pädagogik". In: *Magazin für die psychische Heilkunde*, hg. v. den Professoren Reil und Kayssler, Ersten Bandes Drittes Heft, S. 411-446.

Reil, Johann Christian (1807): Ueber die Eigenschaften des Ganglien-Systems und sein Verhältniss zum Cerebral-Systeme. In: *Archiv für die Physiologie* 7, S. 189-254.

Reil, Johann Christian (1812): Gutachten des Ober-Berg-Raths Reil, über die Ursache des am 1. Sept. erfolgten Todes der L. Thiele. In: Schmid, Carl Ernst (Hg.)(1818): *Beiträge zur Criminalrechtswissenschaft in Abhandlung und Rechtsfällen*. Jena: August Schmid und Compagnie, S. 204-300.

Reimann, Bruno W. (1991): *Der Gesellschaftsbezug der Psychoanalyse. Zur gesellschafts- und wissenschaftstheoretischen Debatte in der Psychoanalyse*. Darmstadt: Wissenschaftliche Buchgesellschaft.

Remak, Robert (1858): *Galvanotherapie der Nerven - und Muskelerkrankungen*. Berlin: August Hirschwald.

Rheinberger, Hans-Jörg (1990): Buffon: Zeit, Veränderung und Geschichte. In: *History and Philosophy of the Life Sciences* 12, S. 203-223.

Rheinberger, Hans-Jörg und Michael Hagner (Hg.)(1993): *Die Experimentalisierung des Lebens. Experimentalsysteme in den biologischen Wissenschaften 1850/1950*. Berlin: Akademie.

Rheinberger, Hans-Jörg, Michael Hagner und Bettina Wahrig-Schmidt (Hg.)(1997): *Räume des Wissens: Repräsentation, Codierung, Spur*. Berlin: Akademie Verlag.

Riedel, Manfred (1979 a): Bürgerliche Gesellschaft. In: *Geschichtliche Grundbegriffe*, Bd. 2, hg. v. Otto Brunner, Werner Conze und Reinhart Koselleck. Stuttgart: Klett-Cotta, S. 719-800.

Riedel, Manfred (1979 b): Gesellschaft, Gemeinschaft. In: *Geschichtliche Grundbegriffe*, Bd. 2, hg. v. Otto Brunner, Werner Conze, Reinhart Koselleck. Stuttgart: Klett-Cotta, S. 801-862.

Riehm, Karl (1938): "Johann Christian Reil, ein unbekannter Vorkämpfer für deutsche Volksgesundheit und Körperschulung". In: *Giebichensteiner Heimatbuch 1939*, Halle, S. 54-60.

Ritter, Johann Wilhelm (1798): *Beweis, daß ein beständiger Galvanismus den Lebensproceß in dem Thierreich begleite*. Weimar.

Ritvo, Lucille B. (1990): *Darwin's Influence on Freud. A Tale of Two Sciences*. New Haven/ London: Yale University Press.

Roelcke, Volker (1991): Die Zähmung der Psychoanalyse duch öffentliche Institutionen. Zur Gründungsgeschichte der Heidelberger Psychosomatischen Klinik. In: *Psychoanalyse im Widerspruch* H. 6, S. 13-26; erweiterte Fassung in Siegfried Zepf (Hg.): *Diskrete Botschaften des Rationalen. Psychoanalyse jenseits des common sense*. Göttingen: Vandenhoeck & Ruprecht, S. 125-143.

Roelcke, Volker (1994): Die Entwicklung der Medizingeschichte seit 1945. In: *NTM - Internationale Zeitschrift für Geschichte und Ethik der Naturwissenschaft, Technik und Medizin* (N.S.) 2, S. 193-216.

Roelcke, Volker (1995 a): Ist die Psyche antiquiert? Typen der psychotherapeutischen Zivilisationskritik im Werk von Alexander Mitscherlich (1908-1982). In: *Psychotherapie, Psychosomatik, Medizinische Psychologie* 45, S. 277-284.

Roelcke, Volker (1995 b): Zwischen individueller Therapie und politischer Intervention: Strategien gegen "Zivilisationskrankheiten" zwischen 1920 und 1960. In: *Das Gesundheitswesen* 57, S. 443-451.

Roelcke, Volker (1996 a): "Wir rücken Schritt vor Schritt dem Tollhause näher ...": Das moderne Leben und die Nervenkrankheiten bei Johann Christian Reil (1759-1813). In: *Sudhoffs Archiv* 80, S. 56-67.

Roelcke, Volker (1996 b): "Zivilisationsschäden am Menschen" und ihre Behandlung: Das Projekt einer "seelischen Gesundheitsführung" im Nationalsozialismus. In: *Medizinhistorisches Journal* 31, S. 3-48.

Roelcke, Volker (1996 c): Die wissenschaftliche Vermessung der Geisteskrankheiten. Emil Kraepelins Lehre von den endogenen Psychosen. In: Heinz Schott (Hg.): *Meilensteine der Medizin.* Dortmund: Harenberg, S. 389-395 u. 661.

Roelcke, Volker (1997): Biologizing social facts: An early 20th century debate on Kraepelin's concepts of culture, neurasthenia, and degeneration. In: *Culture, Medicine and Psychiatry* 21 (im Druck).

Roelcke, Volker (1998): Laborwissenschaft und Psychiatrie: Prämissen und Implikationen bei Emil Kraepelins Neuformulierung der psychiatrischen Krankheitslehre. In: Christoph Gradmann und Thomas Schlich (Hg.): *Strategien der Kausalität: Modelle und Institutionen ätiologischen Denkens in Medizin und Naturwissenschaften im 19. und 20. Jahrhundert.* Pfaffenweiler: Centaurus (= *Neuere Medizin- und Wissenschaftsgeschichte, Quellen und Studien*, Bd. 4)(im Druck).

Roelcke, Volker, Yonka Dutschewska-Kothes und Wolfgang Klenk (1994): "Seelenkrankheit" oder "Seelenstörung"? Rheinische Psychiater diskutieren über die Natur des Irreseins und seine Formen. In: Linda Orth, Yonka Dutschewska-Kothes, Wolfgang Klenk, Volker Roelcke und Barbara Wolf-Braun (Hg.): *Pass' op, sonst küss de bei de Pelman. Das Irrenwesen im Rheinland des 19. Jahrhunderts.* Bonn: Grenzenlos, S. 35-42.

Roelcke, Volker, Gerrit Hohendorf und Maike Rotzoll (1998): Erbpsychologische Forschung im Kontext der „Euthanasie“: Neue Dokumente und Aspekte zu Carl Schneider, Julius Deussen und Ernst Rüdin. In: *Fortschritte der Neurologie und Psychiatrie* 66, S. 331-336.

Rosen, George (1959): Social Stress and Mental Disease from the Eighteenth Century to the Present: Some Origins of Social Psychiatry. In: *The Milbank Memorial Fund Quarterly* 37, S. 5-32.

Rosenberg, Charles E. (1962): The Place of George M. Beard in Nineteenth-Century Psychiatry. In: *Bulletin of the History of Medicine* 36, S. 245-259.

Rotermundt, Rainer (1994): *Jedes Ende ist ein Anfang. Auffassungen vom Ende der Geschichte.* Darmstadt: Wissenschaftliche Buchgesellschaft.

Rothschuh, Karl Eduard (1960): Von der Idee bis zum Nachweis der tierischen Elektrizität. In: *Sudhoffs Archiv* 44, S. 25-44.

Rothschuh, Karl Eduard (1968): *Physiologie. Der Wandel ihrer Konzepte, Probleme und Methoden vom 16. bis 19. Jahrhundert.* Freiburg/ München: Karl Alber.

Rothschuh, Karl Eduard (1969): *Physiologie im Werden.* Stuttgart: Gustav Fischer.

Rothschuh, Karl Eduard (1978): *Konzepte der Medizin in Vergangenheit und Gegenwart.* Stuttgart: Hippokrates.

Rousseau, George S. (1991): Cultural History in a New Key: Towards a Semiotics of the Nerve. In: Joan H. Pittock und Andrew Wear (Hg.): Interpretation and Cultural History. New York/London: Macmillan, S. 25-81.

Rowbottom, Margaret and Charles Susskind (1984): *Electricity and Medicine. History of Their Interaction.* San Francisco: San Francisco Press.

Rüdin, Ernst (1904): Zur Rolle der Homosexuellen im Lebensprozeß der Rasse. In: *Archiv für Rassen- und Gesellschaftsbiologie* 1, S. 99-109.

Rüdin, Ernst (1909): [Rezension von] Emil Kräpelin. Zur Entartungsfrage. In: *Archiv für Rassen- und Gesellschaftsbiologie* 6, S. 254-257.

Rüdin, Ernst (1910): Über den Zusammenhang zwischen Geisteskrankheit und Kultur. In: *Archiv für Rassen- und Gesellschaftsbiologie* 7, S. 722-748.

Rüdin, Ernst (1911): Über die Beziehungen zwischen Kultur und Geisteskrankheiten. *Zeitschrift für die gesamte Neurologie und Psychiatrie* (Referate) 2, S. 648-650.

Rütten, Thomas (1994): *Geschichten vom hippokratischen Eid.* Unveröffentlichte Habilitationsschrift, Münster 1994.

Sabshin, Melvin (1990): Turning Points in Twentieth-Century American Psychiatry. In: *American Journal of Psychiatry* 147, S. 1267-1274.

Sandmann, Jürgen (1990): *Der Bruch mit der humanitären Tradition. Die Biologisierung der Ethik bei Ernst Haeckel und anderen Darwinisten seiner Zeit* (= *Forschungen zur Neueren Medizin- und Biologiegeschichte*, Bd. 2). Stuttgart/ New York: Gustav Fischer.

Schimmelpennig, Gustav W. (1993): Oswald Bumke (1877-1950). His Life and Work. *History of Psychiatry* 4, S. 483-497.

Schindler, Norbert (1984): Spuren in der Geschichte der "anderen" Zivilisation. Probleme und Perspektiven einer historischen Volkskulturforschung. In: Richard van Dülmen und Norbert Schindler (Hg.): *Volkskultur. Zur Wiederentdeckung des vergessenen Alltags (16.-20. Jahrhundert).* Frankfurt/M.: S. Fischer, S. 13-77 u. 381-394.

Schings, Hans-Jürgen (1977): *Melancholie und Aufklärung. Melancholiker und ihre Kritiker in Erfahrungsseelenkunde und Literatur des 18. Jahrhunderts.* Stuttgart: Metzler.

Schipperges, Heinrich (1959): Leitlinien und Grenzen der Psychosomatik bei Friedrich Nasse. In: *Confinia Psychiatrica* 2, S. 19-37.

Schipperges, Heinrich (1975): Zum Organismus der Anthropologie bei Christian Freidrich Nasse. In: *Sudhoffs Archiv* 59, S. 184-201.

Schivelbusch, Wolfgang (1977): *Geschichte der Eisenbahnreise. Zur Industrialisierung von Raum und Zeit im 19. Jahrhundert.* München: Hanser.

Schlich, Thomas (1996): Die Konstruktion der notwendigen Krankheitsursache: Wie die Medizin Krankheit beherrschen will. In: Cornelius Borck (Hg.): *Anatomien menschlichen Wissens. Medizin - Macht - Moleküle.* Frankfurt/M.: S. Fischer. S. 201-229.

Schlich, Thomas (1998): Die Herstellung wissenschaftlicher Fakten als Thema der Geschichtswissenschaft. In: Norbert Paul und Thomas Schlich (Hg.): *Medizingeschichte - Aufgaben, Probleme, Perspektiven.* Frankfurt/M. etc.: Campus. S. 107-129.
Schlumbohm, Jürgen (1981): 'Traditionale 'Kollektivität und 'moderne' Individualität: einige Fragen und Thesen für eine historische Sozialisationsforschung. Kleines Bürgertum und gehobenes Bürgertum in Deutschland um 1800 als Beispiel. In: Rudolf Vierhaus (Hg.): *Bürger und Bürgerlichkeit im Zeitalter der Aufklärung.* Heidelberg: Lambert Schneider (= *Wolfenbütteler Stdien zur Aufklärung*, Bd. VII), S. 265-320.
Schmidt, Paul-Otto (1982): *Asylierung oder familiale Versorgung. Die Vorträge auf der Sektion Psychiatrie der Gesellschaft Deutscher Naturforscher und Ärzte bis 1885.* Husum: Matthiesen (= *Abhandlungen zur Geschichte der Medizin und der Naturwissenschaften*, H. 44).
Schmiedebach, Heinz-Peter (1985): Zum Verständniswandel der "psychopathischen" Störungen am Anfang der naturwissenschaftlichen Psychiatrie in Deutschland. In: *Nervenarzt* 56, S. 140-145.
Schmiedebach, Heinz-Peter (1986): *Psychiatrie und Psychologie im Widerstreit. Die Auseinandersetzung in der Berliner medicinisch-psychologischen Gesellschaft (1867-1899).* Husum: Matthiesen (= *Abhandlungen zur Geschichte der Medizin und der Naturwissenschaften*, H. 51).
Schmiedebach, Heinz-Peter (1990): Mensch, Gehirn und wissenschaftliche Psychiatrie: Zur therapeutischen Vielfalt bei Wilhelm Griesinger. In: Johann Glatzel und Heinz Schott (Hg.): *Vom Umgang mit Irren: Beiträge zur Geschichte psychiatrischer Therapeutik.* Regensburg: S. Roderer, S. 83-105.
Schmiedebach, Heinz-Peter (1995): *Robert Remak (1815-1865). Ein jüdischer Arzt im Spannungsfeld von Wissenschaft und Politik.* Stuttgart etc.: Gustav Fischer (= *Medizin in Geschichte und Kultur*, Bd. 18).
Schoeps, Hans Joachim (1953): *Vorläufer Spenglers. Studien zum Geschichtspessimismus im 19. Jahrhundert* (= Beiheft I der *Zeitschrift für Religions- und Geistesgeschichte*). Leiden/ Köln: E. J. Brill.
Schorske, Carl E. (1994): *Wien - Geist und Gesellschaft im Fin de Siècle.* München: Piper (engl. Originalausg. 1980).
Schott, Heinz (1980 a): Traum und Geschichte. Zur Freudschen Geschichtsauffassung im Kontext der *Traumdeutung.* In: *Sudhoffs Archiv* 64, S. 298-312.
Schott, Heinz (1980 b): Elemente der Selbstanalyse in den "Studien über Hysterie". Erläuterungen zum Ursprung der psychoanalytischen Technik. In: *Gesnerus* 37, S. 235-256.
Schott, Heinz (1981): "Der versteckte Poet in uns": Zur Sprachtheorie in der naturphilosophischen Seelenlehre von Gotthilf Heinrich Schubert (1780-1860). In: *Sudhoffs Archiv - Zeitschrift für Wissenschaftsgeschichte* 65, S. 226-250.
Schott, Heinz (1982): Die Mitteilung des Lebensfeuers. Zum therapeutischen Konzept von Franz Anton Mesmer (1734-1815). In: *Medizinhistorisches Journal* 17, S. 195-214.
Schott, Heinz (1985 a): Mesmers Heilungskonzept und seine Nachwirkungen in der Medizin. In: Heinz Schott (Hg.): *Franz Anton Mesmer und die Geschichte des Mesmerismus.* Stuttgart: Franz Steiner, S. 233-252.

Schott, Heinz (Hg.)(1985 b): *Franz Anton Mesmer und die Geschichte des Mesmerismus.* Stuttgart: Franz Steiner.

Schott, Heinz (1985 c): *Zauberspiegel der Seele. Sigmund Freud und die Geschichte der Selbstanalyse.* Göttingen: Vandenhoeck & Ruprecht.

Schott, Heinz (1987): Heilkräfte aus der Maschine: Elektrische und magnetische Kuren im 18. Jahrhundert. In: *Gesnerus* 44, S. 55-66.

Schott, Heinz (1988): Zum Begriff des Seelenorgans bei Johann Christian Reil (1759-1813). In: *Gehirn - Nerven - Seele. Anatomie und Physiologie im Umfeld S. Th. Soemmerrings*, hg. v. Gunter Mann und Franz Dumont (=Soemmering-Forschungen, Bd. III), Stuttgart/New York: Gustav Fischer, S. 183-210.

Schott, Heinz (1991): Sigmund Freud (1856-1939). In: Dietrich von Engelhardt und Fritz Hartmann (Hg.): *Klassiker der Medizin. Zweiter Band: Von Philippe Pinel bis Viktor von Weizsäcker.* München, C. H. Beck, S. 323-335 u. 441-445.

Schott, Heinz (1992): "Die 'kranke Gesellschaft': Sozialkritische Diagnosen der Medizin". In: *Arzt und Christ* 38, S. 171-181.

Schott, Heinz (1993): Medizin um 1800 und die Pionierzeit der Bonner Fakultät. In: Heinz Schott (Hg.): *Medizin, Romantik und Naturforschung. Bonn im Spiegel des 19. Jahrhunderts.* Bonn: Bouvier, S. 11-36.

Schrenk, Martin (1973): *Über den Umgang mit Geisteskranken. Die Entwicklung der psychiatrischen Therapie vom "moralischen Regime" in England und Frankreich zu den "psychischen Curmethoden" in Deutschland.* Heidelberg/New York: Springer.

Schröder, Christina (1995): *Der Fachstreit um das Seelenheil. Psychotherapiegeschichte zwischen 1880 und 1932.* Frankfurt/M./ New York: Peter Lang.

Schubert, Gotthilf Heinrich (1808): *Ansichten von der Nachtseite der Naturwissenschaft.* Dresden: Arnold.

Schubert, Gotthilf Heinrich (1814): *Die Symbolik des Traumes.* Bamberg: Kunz.

Schüle, Heinrich (1878): *Handbuch der Geisteskrankheiten* (= Bd. 16 von Ziemssens *Handbuch der speciellen Pathologie und Therapie*). Leipzig: F.C.W. Vogel (^{2}1880).

Schüle, Heinrich (1886): Ueber die Frage der Beschränkung der Heirathsberechtigung bei belasteten und irre gewesenen Personen. In: *Allg. Zeitschrift für Psychiatrie* 42, S. 445-454.

Schüle, Heinrich (1904/1905): *Ueber die Frage des Heiratens von früheren Geisteskranken.* Leipzig (1904): Hirzel/ Berlin (1905): Reimer.

Schülein, Johannes (1975): *Das Gesellschaftsbild der Freudschen Theorie.* Frankfurt/M. und New York: Campus.

Schulte, Christoph (1989): An Infidel Jew - Bemerkungen zu Freuds Psychoanalyse der Religion. In: Aron Ronald Bodenheimer (Hg.): *Freuds Gegenwärtigkeit: Zwölf Essays.* Stuttgart: Philipp Reclam, S. 311-344.

Schulte, Christoph (1997): *Psychopathologie des Fin de siecle. Der Kulturkritiker, Arzt und Zionist Max Nordau.* Frankfurt/M: S. Fischer.

Schultz, Ulrich und Ludger Hermanns (1989): Ernst Simmels Sanatorium Schloß Tegel - Zur Geschichte und Konzeption der ersten psychoanalytischen Klinik. In: *Psychotherapie, Psychosomatik, Medizinische Psychologie* 37, S. 58-67.

Scull, Andrew (1993): *The Most Solitary of Afflictions. Madness and Society in Britain 1700-1900.* New Haven and London: Yale University Press.
Scull, Andrew (1997): Chlorpromazine is no penicillin. [Review of] Edward Shorter: A History of Psychiatry. In: *Times Literary Supplement* No. 4911, May 16, 1997, S. 8-10.
Shepherd, Michael (1992): Psychiatric journals and the evolution of psychological medicine. In: *Psychological Medicine* 22, S. 15-25.
Shepherd, Michael (1995): Two Faces of Emil Kraepelin. In: *British Journal of Psychiatry* 167, S. 174-183.
Shorter, Edward (1990): Private Clinics in Central Europe 1850-1933. In: *Social History of Medicine* 3, S. 159-195.
Shorter, Edward (1994): *Moderne Leiden. Zur Geschichte der psychosomatischen Krankheiten* (1992). Reinbek bei Hamburg: Rowohlt.
Shorter, Edward (1997): *A History of Psychiatry. From the Era of the Asylum to the Age of Prozac.* New York etc.: John Wiley.
Sicherman, Barbara (1977): The Uses of a Diagnosis: Doctors, Patients, and Neurasthenia. In: *Journal of the History of Medicine and Allied Sciences* 32, S. 33-54.
Sicherman, Barbara (1981): The Paradox of Prudence: Mental Health in the Gilded Age. In: Andrew Scull (Hg.): *Madhouses, Mad-Doctors, and Madmen. The Social History of Psychiatry in the Victorian Era.* London: Athlone Press, S. 218-240.
Sieder, Reinhard (1994): Sozialgeschichte auf dem Weg zu einer historischen Kulturwissenschaft? In: *Geschichte und Gesellschaft* 20, S. 445-468.
Sigerist, Henry E. (1952): *Krankheit und Zivilisation* (1944). Frankfurt/M.: Alfred Metzner.
Simmel, Georg (1911): *Der Begriff und die Tragödie der Kultur.* In: Ders.: *Das individuelle Gesetz. Philosophische Exkurse.* Herausgegeben und eingeleitet von Michael Landmann. Frankfurt/M.: Suhrkamp, S. 116-147.
Sioli [, Franz] (1921): Friedrich Nasse, 1778-1851. In: Theodor Kirchhoff (Hg.): *Deutsche Irrenärzte. Einzelbilder ihres Lebens und Wirkens.* Berlin: Julius Springer, S. 105-117.
Sismondo, Sergio (1993): Some Social Constructions. In: *Social Studies of Science* 23, S. 515-553.
Söder, Hans-Peter (1991): Disease and Health as Contexts of Modernity. Max Nordau as a Critic of Fin-de-siècle Modernism. In: *German Studies Review* 14, S. 473-487.
Spengler, Oswald (1918/1922): *Der Untergang des Abendlandes.* München 1972.
Spillane, John D. (1981): *The Doctrine of the Nerves. Chapters in the History of Neurology.* Oxford etc.: Oxford University Press.
Starobinski, Jean (1983): Das Wort Zivilisation. In: Jean Starobinski: *Das Rettende in der Gefahr. Kunstgriffe der Aufklärung.* Frankfurt/M.: S. Fischer 1992, S. 9-64.
Steiner, Andreas (1964): *"Das nervöse Zeitalter": Der Begriff der Nervosität bei Laien und Ärzten in Deutschland und Österreich um 1900.* Zürich: Juris (= *Zürcher Medizingeschichtliche Abhandlungen*, N.R. Nr. 21).
Still, Arthur und Irving Velody (1992): *Rewriting the History of Madness. Studies in Foucault's Histoire de la folie.* London/New York: Routledge.

Stückrath, Jörn (1995): "Die naturwissenschaftlichen Grundlagen der Poesie". Naturalistische Modelle der Wirklichkeit. In: Rolf Grimminger, Jurij Murasov und Jörn Stückrath (Hg.): *Literarische Moderne. Europäische Literatur im 19. und 20. Jahrhundert.* Reinbek bei Hamburg: Rowohlt, S. 140-168.

Sulloway, Frank J. (1982): *Freud - Biologe der Seele. Jenseits der psychoanalytischen Legende.* Köln-Lövenich: Hohenheim (amerik. Originalausgabe 1979).

Temkin, Owsei (1950): German Concepts of Ontogeny and History around 1800. In: *Bulletin of the History of Medicine* 24, S. 227-246.

Tenbruck, Friedrich H. (1986): Bürgerliche Kultur. In: Friedhelm Neidhardt, M. Rainer Lepsius und Johannes Weiss (Hg.): *Kultur und Gesellschaft* (= *Kölner Zeitschrift für Soziologie und Sozialpsychologie*, Sonderheft 27). Opladen: Westdeutscher Verlag, S. 263-285.

Tenfelde, Klaus (1994): Stadt und Bürgertum im 20. Jahrhundert. In: Klaus Tenfelde und Hans-Ulrich Wehler (Hg.): *Wege zur Geschichte des Bürgertums. Vierzehn Beiträge.* Göttingen: Vandenhoeck & Ruprecht, S. 317-353.

Thomé, Horst (1993): *Autonomes Ich und "Inneres Ausland": Studien über Realismus, Tiefenpsychologie und Psychiatrie in deutschen Erzähltexten, 1848-1914.* Tübingen: Max Niemeyer.

Tissot, Samuel-Auguste (1778): *Traité des nerfs et de leurs maladies.* Lausanne/Paris.

Toellner, Richard (1975): Der Entwicklungsbegriff bei Karl Ernst von Baer und seine Stellung in der Geschichte des Entwicklungsgedankens. In: *Sudhoffs Archiv* 59, S. 337-355.

Toennies, Ferdinand (1897): *Der Nietzsche-Kultus. Eine Kritik.* Leipzig.

Tuchman, Arleen M. (1993): *Science, Medicine, and the State in Germany. The Case of Baden, 1815-1871.* New York/Oxford: Oxford University Press.

Tutzke, Dietrich (1968): Zur Entwicklung der allgemeinen Krankheitsstatistik. In: *NTM - Schriftenreihe für Geschichte der Naturwissenschaften, Technik und Medizin* 5, S. 83-100.

Verwey, Gerlof (1985): *Psychiatry in an anthropological and biomedical context. Philosophical presuppositions and implications of German Psychiatry, 1820-1870.* Dordrecht etc.: D. Reidel.

Vogel, Paul (1970): Die Heidelberger Neurologische Schule: Friedreich - Erb - Hoffmann. In: *Heidelberger Jahrbücher* 14, S. 73-84.

Wahrig-Schmidt, Bettina (1985): *Der junge Wilhelm Griesinger im Spannungsfeld zwischen Philosophie und Physiologie. Anmerkungen zu den philosophischen Wurzeln seiner frühen Psychiatrie.* Tübingen: Gunter Narr.

Wahrig-Schmidt, Bettina (1988): "Irgendwie, jedenfalls physiologisch": Friedrich Nietzsche, Alexandre Herzen (fils) und Charles Féré. In: *Nietzsche-Studien* 17, S. 434-464.

Wahrig-Schmidt, Bettina (1991): Wilhelm Griesinger (1817-1868). In: Dietrich von Engelhardt und Fritz Hartmann (Hg.): *Klassiker der Medizin, Zweiter Band: Von Philippe Pinel bis Viktor von Weizsäker.* München: C.H.Beck, S. 172-189 und 416-420.

Wahrig-Schmidt (1996): *Staat und Organismus bei Thomas Hobbes.* Unveröffentlichte Habilitationsschrift, Medizinische Universität Lübeck.

Waldeck-Semadeni, Elisabeth Katharina (1980): *Paul Julius Moebius, 1853-1907. Leben und Werk.* Med. Diss. Universität Bern.

Waldenfels, Bernhard (1991): Michel Foucault: Ordnung in Diskursen. In: Francois Ewald und Bernhard Waldenfels (Hg.): *Spiele der Wahrheit. Michel Foucaults Denken.* Frankfurt/M.: Suhrkamp, S. 277-297.

Weber, Matthias W. (1991): "Ein Forschungsinstitut für Psychiatrie ...": Die Entwicklung der Deutschen Forschungsanstalt für Psychiatrie in München zwischen 1917 und 1945. In: *Sudhoffs Archiv* 75, S. 74-89.

Weber, Matthias W. (1993): *Ernst Rüdin. Eine kritische Biographie.* Berlin/ Heidelberg/ New York: Springer.

Weber, Max (1905): Die protestantische Ethik und der Geist des Kapitalismus. In: *Gesammelte Aufsätze zur Religionssoziologie,* Bd. I, 1920. Tübingen: J.C.B. Mohr, S. 17-206.

Weber, Max (1908/09): Zur Psychophysik der industriellen Arbeit. In: Ders. (1924): *Gesammelte Aufsätze für Soziologie und Sozialpolitik,* hg. von Marianne Weber. Tübingen: Mohr, S. 61-255.

Wehler, Hans-Ulrich (1987 a): *Deutsche Gesellschaftsgeschichte. Erster Band: Vom Feudalismus des Alten Reiches bis zur Defensiven Modernisierung der Reformära 1700-1815.* München: C.H. Beck ([2]1989).

Wehler, Hans-Ulrich (1987 b): *Deutsche Gesellschaftsgeschichte. Zweiter Band: Von der Reformära bis zur industriellen und politischen "Deutschen Doppelrevolution" 1815-1845/49.* München: C. H. Beck ([2]1989).

Wehler, Hans-Ulrich (1995): *Deutsche Gesellschaftsgeschichte. Dritter Band: Von der "Deutschen Doppelrevolution" bis zum Beginn des Ersten Weltkrieges 1849-1914.* München: C. H. Beck.

Weindling, Paul (1989): *Health, race and German politics between national unification and Nazism, 1870-1945.* Cambridge: Cambridge University Press.

Weindling, Paul (1991): Bourgeois values, doctors and the state: the professionalization of medicine in Germany 1848-1933. In: David Blackbourn and Richard J. Evans (Hg.): *The German Bourgeoisie: Essays on the sociai history of the German middle class from the late eighteenth to the early twentieth century.* London/ New York: Routledge, S. 198-223.

Weingart, Peter, Jürgen Kroll und Kurt Bayertz (1988): *Rasse, Blut und Gene. Geschichte der Eugenik und Rassenhygiene in Deutschland.* Frankfurt/M.: Suhrkamp.

Weinke, Franz Carl (1853): *Der nervöse Zustand, das Siechthum unserer Zeit.* Wien: J. G. Heubner.

Wessely, Simon (1990): Old Wine in New Bottles: Neurasthenia and ME. In: *Psychological Medicine* 20, S. 35-53.

Wessely, Simon (1995): Neurasthenia and Fatigue Syndromes. Clinical Section. In: German E. Berrios and Roy Porter (Hg.): *A History of Clinical Psychiatry. The Origin and History of Psychiatric Disorders.* London: Athlone, S. 509-532.

Wettley, Annemarie (1959 a): Zur Problemgeschichte der "Dégénérescence". In: *Sudhoffs Archiv* 43, S. 193-212.

Wettley, Annemarie (1959 b): Entartung und Erbsünde. Der Einfluß des medizinischen Entartungsbegriffs auf den literarischen Naturalismus. In: *Hochland* 52, S. 348-358.

Wettley, Annemarie (1959): *Von der "Psychopathia sexualis" zur Sexualwissenschaft.* In Verbindung mit W. Leibbrand (= *Beiträge zur Sexualforschung*, 17. Heft). Stuttgart: Ferdinand Enke.

Wetzels, Walter D. (1973): *Johann Wilhelm Ritter, Physik im Wirkungsfeld der deutschen Romantik.* Berlin: de Gruyter.

White, William A. (1916): Critical Historical Review: Reils's Rhapsodieen. In: *The Journal of Nervous and Mental Disease* 43, S. 1-22.

Wiener, Philip P. (1956): G. M. Beard and Freud on 'American Nervousness'. In: *Journal of the History of Ideas* 117, S. 269-274.

Wilson, Mitchell (1993): DSM-III and the Transformation of American Psychiatry: A History. In: *American Journal of Psychiatry* 15, S. 399-410.

Wimmer, Andreas (1996): Kultur. Zur Reformulierung eines sozialanthropologischen Grundbegriffs. In: *Kölner Zeitschrift für Soziologie und Sozialpsychologie* 48, S. 401-425.

Windholz, George (1995): Psychiatric treatment and the condition of the mentally disturbed at Berlin's Charité in the early decades of the nineteenth century. In: *History of Psychiatry* 6, 157-176.

Wunderlich, Gesa (1981): *Krankheits- und Therapiekonzepte am Anfang der deutschen Psychiatrie (Haindorf, Heinroth, Ideler).* Husum: Matthiesen (= *Abhandlungen zur Geschichte der Medizin und der Naturwissenschaften*, H. 41).

10. Register

Nachbemerkung

Das vorliegende Buch ist eine überarbeitetete Version meiner Habilitationsschrift, die unter dem Titel *Die „Entdeckung" der Zivilisationskrankheiten: Natur, Kultur und Zivilisationskritik in der Geschichte der Psychiatrie und Psychotherapie, 1790 bis 1914* im Januar 1997 bei der Medizinischen Fakultät der Universität Bonn eingereicht wurde.

Ich danke Prof. Dr. med. Dr. phil. Heinz Schott für vielfältige akademische Freiheiten sowie für die wissenschaftliche Begleitung während der Entstehungszeit der Arbeit. Thomas Shiozawa war eine wesentliche Hilfe bei der Fertigstellung der endgültigen Textfassung für den Verlag; auch ihm möchte ich an dieser Stelle meinen Dank aussprechen.